跨國界白袍紀事

半世紀臺大醫院國際醫療史

臺大醫院院長　吳明賢　總策劃
臺大醫院國際醫療中心　企劃執行
張靜慧　著

目錄 Contents

《跨國界白袍紀事》半世紀臺大醫院國際醫療史

Part 1

半世紀醫療外交緣起

利比亞

Libya

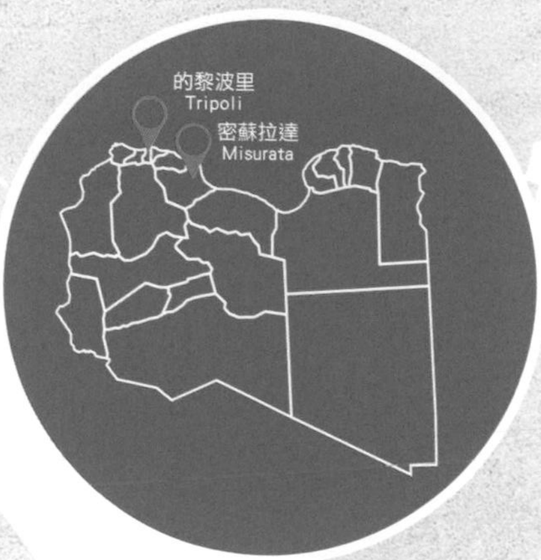

Part 2

伊斯蘭東西文化交會

沙烏地阿拉伯

Saudi Arabia

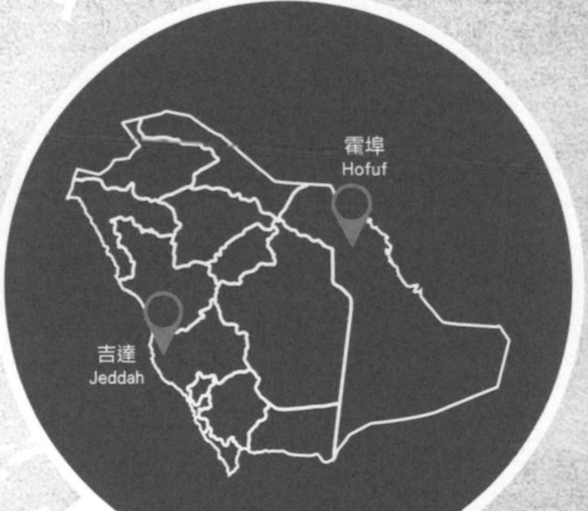

Part 3

新時代國際舞台增輝

越南

Vietnam

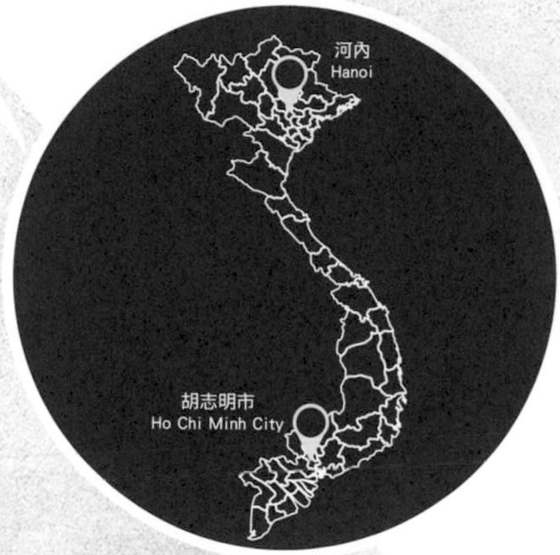

Part 4

千里外大漠醫療交流

蒙古國

Mongolia

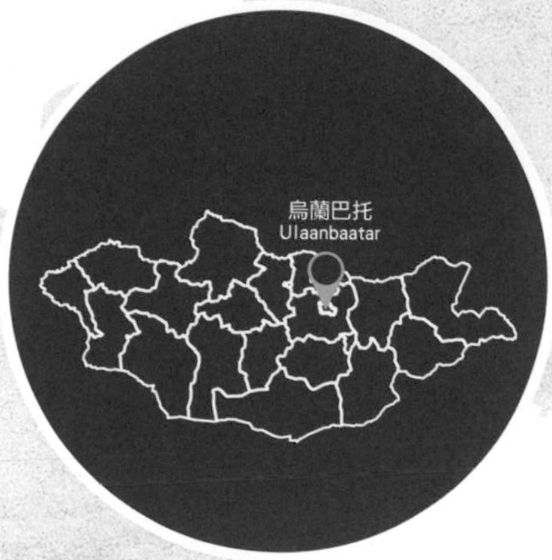

Part 5

新南向攜手產業共進

印尼

Indonesia

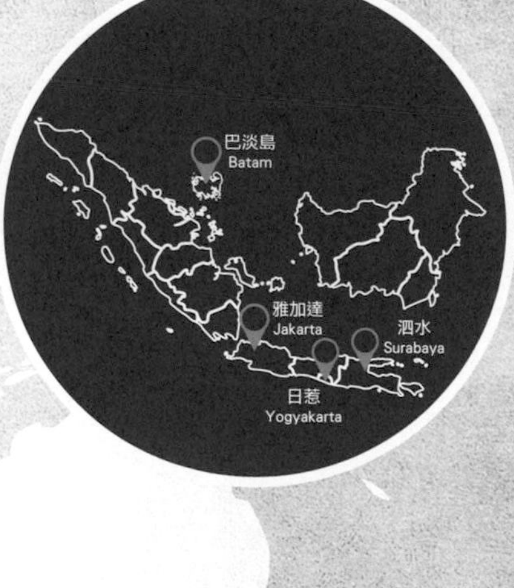

Part 6

火山下婦幼健康提升

瓜地馬拉

Guatemala

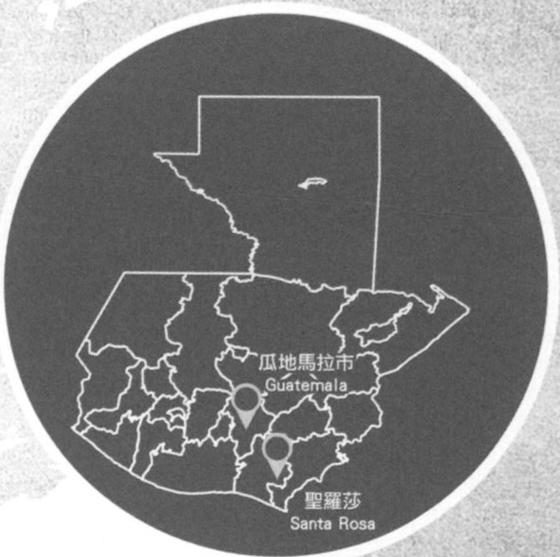

臺大醫院醫療團隊

跨國界醫療參與人員

（依受訪國家＆內文順序排列）

吳明賢 臺大醫院院長

婁培人 臺大醫院副院長

朱家瑜 臺大醫院國際醫療中心執行長

利比亞

徐茂銘 臺大醫院耳鼻喉科名譽教授

沙烏地阿拉伯

侯勝茂 新光吳火獅紀念醫院院長
前行政院衛生署署長

林芳郁 亞東紀念醫院前院長
臺大醫院、臺北榮民總醫院前院長
前行政院衛生署署長

陳明豐 臺大醫院前院長、心血管中心顧問醫師

劉秀雯 新光吳火獅紀念醫院眼科客座教授

陳文鍾 臺大醫院心臟內科主任

★ 越南

陳耀昌 臺大醫學院內科名譽教授

林凱信 臺大醫學院小兒科教授

林鶴雄 亞東紀念醫院婦產部專任主治醫師
臺大醫院婦產部兼任主治醫師、國際醫療中心首任執行長

胡瑞恒 臺大醫院創傷醫學部主任

何明志 臺大醫院新竹臺大分院外科部主任

紀乃新 臺大醫院心臟血管外科主治醫師

徐紹勛 臺大醫院胸腔外科主任、國際醫療中心副執行長

陳健弘 臺大醫院雲林分院副院長

跨國界醫療參與人員

（依受訪國家 & 內文順序排列）

蒙古國

黃政文 臺大醫院雲林分院內科部主任

吳振吉 臺大醫院新竹臺大分院醫學研究部暨綜合外科部主任

蔡力凱 臺大醫院神經部暨腦中風中心主治醫師

許榮彬 臺大醫院心臟血管外科主任

張玉娟 臺大醫院5D心臟內科病房護理長

陳思原 臺大醫院婦產部主任

何弘能 臺大醫院前院長、婦產部兼任主治醫師、臺北醫學大學總顧問

印尼

王亭貴 臺大醫院副院長、復健部主治醫師

馬惠明 臺大醫院雲林分院副院長

譚慶鼎 臺大醫院國際醫療中心前執行長

臺大醫院新竹臺大分院副院長

瓜地馬拉

陳石池　臺大醫院前院長、臺大醫學院急診醫學科教授

曹伯年　臺大醫院新生兒科主任

徐明洸　臺大醫院雲林分院婦幼醫學中心主任

陳玉蓮　臺大醫院新生兒加護病房護理長

周弘傑　臺大醫院新生兒科主治醫師

王宏慈　財團法人國際合作發展基金會人道援助處處長

臺大醫院推動國際醫療半世紀，感謝以上所有受訪醫師及護理長，共同成就本書，也感謝所有曾經參與國際醫療的醫護人員，礙於版面，難免有遺珠之憾，敬請海涵。

推薦序 1

侯勝茂

第10任行政院衛生署署長
現任新光吳火獅紀念醫院院長

讓無國界的醫療交流一直存續下去

1979年政府成立駐沙國的醫療服務團，選派第一批團員赴沙國霍埠（Hofuf）服務。當時臺大醫院肩負醫療外交的使命，外科主任洪啟仁教授組成一個外科團隊，要把該國吉達醫院外科做起來，而我是當年外科第3年住院醫師，也是第一批前往吉達醫院支援的成員之一。

1980年9月14日吉達醫院（Jeddah General Hospital）啟用，不久病

人數急速增多，大獲好評，甚至有沙國病人登報感謝。臺大醫院的醫療支援持續超過10年，直到１９９０年7月中華民國與沙國斷交，這段醫療外交才結束。

然而醫療的服務應該是連續的，若有機會長期合作，共同的進步才能帶給該國民眾長久的利益。例如新光醫院目前與緬甸合作，不僅派出醫師支援教學、義診及諮詢，也接受對方醫院派醫護人員來訓練，建立長久的關係，新光醫院也接受緬甸送來的轉診國際病人，這就是醫療外交實際效益的一部分。

我更深深瞭解醫療外交（medical diplomacy）的重要性，外交就是建立夥伴關係做朋友，透過醫療外交幫助需要幫助的國家，提供台灣另一種與其他國家結盟的機會。尤其健康是基本人權，別人可以用政治否定我們國家的存在，但不能抹滅我們對別國人民的愛，不容忽視我們對世界健康的貢獻，因此我在擔任衛生署長期間，與外交部成立臺灣國際醫衛行動團隊（TaiwanIHA, Taiwan International Health Action），一旦鄰國有公衛或災難問題，可即時給予協助，這些國際醫療人道援助，很少人會拒絕，也能贏得國際友人的肯定。沙國的援外經歷不僅帶給我們這批派駐沙國的醫護人員特別的行醫經驗與回憶，也培養了我們的世界觀。因為那時候的醫師要出國深造，不是選擇日本就是美國交流取經，反而對歐洲的醫學發展是相對陌生。我很榮幸第一次在沙國的一家貴族醫院親眼所見德國瑞士籍醫師 Dr. Ganz 受邀來開骨科的刀。因此在１９８２年，我算是台灣第一批自費去瑞士達佛斯（Davos）受訓，並加入ＡＯ研究學會的醫師。目前我是ＡＯ Foundation 的董事之一，至今我們仍有交流合作。所以到沙國支援可說大大拓展了我的視野。衷心期盼所有的醫師在行醫歷程中，能利用適當時間去海外或偏鄉服務，嘗試接受不同的挑戰，也讓視野更加宏觀。

這本超過半世紀的臺大國際醫療外交史，更是見證台灣的醫療外交歷程，我有幸參與其中，學習成長、收穫滿滿，誠摯推薦給所有關心世界的人閱讀！

推薦序 2

林芳郁

第11任行政院衛生署署長
第11任臺大醫院院長
前臺北榮民總醫院院長
前亞東紀念醫院院長

極其珍貴的醫療外交經驗

1979年，台灣為了鞏固與沙烏地阿拉伯的邦交關係，與沙國簽署中沙醫療合作計畫，當時臺大醫院醫療團隊身負重任、奉派前往該國協助霍埠、吉達兩大醫院提升醫療服務及醫學教育，更將此任務做為從總醫師升級為主治醫師的門檻，然而這樣嚴苛的條件讓許多醫師望之卻步。

當時我決定放棄在臺大醫院繼續受訓升任總住院醫師的機會，自告奮勇接下這個充滿未知數的挑戰。雖然我負責的便是我最擅長的心臟外科項目，但此行不僅是負責醫療的診治，更大目標是幫助當地的醫院建立更完整的醫院營運管理、人才培育與標準化作業流程，並導入國際更先進的技術。

那些年在沙國行醫的經驗，讓我學會一個好的醫生成長所需要的勇氣與毅力，也學會一個經營者所需要的擔當與格局，更讓我在後來擔任臺大、榮總、亞東這三家醫學中心的院長時，能有更大的胸襟與更前瞻的視野，帶領同仁一起為民眾打造更健康的醫療環境。同時也讓我反思，如何面對不同價值觀與思維，學會尊重與因地制宜。就像在治療病人時，如何用他可以接受的方式，達成診療的目標，這才是一個醫生該有的智慧。同樣的，在擔任不同醫院的院長期間，也能用這樣的彈性與包容去尊重每一家醫院不同的文化及體制，找出對醫院最好的管理方式，以提升醫院的品質。

在2004年臺大醫院任內初期，越南台商透過經建會，邀請臺大醫院評估到越南籌建台越醫院的可能性，一方面提供台商高品質及合理價位的醫療，一方面將台灣優質又有效率的醫療推展到國際，是值得發展的事業模式。當時我即把國際醫療列為院務發展方向之一，2005年11月14日正式揭牌成立「國際醫療中心」，專責發展國際醫療服務及國際醫療交流，成為國內第一間設有國際醫療中心的醫學中心。

2007年11月，國際醫療中心與臺大醫圖合作，發起「捐書到越南」的活動也得到院內同仁廣大迴響，一個月內共募得二四四六冊英文醫護書籍及雜誌，之後裝箱寄送給胡志明市大學醫學中心，助其成立專室收藏，這是臺大醫院有史以來第一次的募書援外活動，也締造國際交流的新模式。

另外，2007年在我院長任內，由李伯皇教授率領臺大肝臟移植團隊（共17人）協助越德醫院完成越南第一例成人活體肝臟移植，越南媒體也廣為報導，成為該年度越南醫療衛生的重大成就，更大大提升台灣與臺大醫院在越南的知名度與形象。

這本書不僅讓我重溫當年很珍貴的醫療外交經驗，也很值得推薦給所有的醫療同仁閱讀，相信會讓您大有收穫，進而找回從醫的初衷！

推薦序 3

陳明豐

第12任臺大醫院院長

醫療外交
是值得推動的事

我是1982年第二批臺大醫院派駐沙烏地阿拉伯醫療外交的成員之一。因早先第一批臺大醫院的醫療先鋒部隊在前一兩年就已開始協助當地醫院導入先進的醫療技術及醫院管理制度和培育人才，儼然當地醫院已具備一定的規模。由於我的專長是心臟科，因此當時得在加護病房隨時待命，但是當地醫院的加護病房中，護理師大多來自巴勒斯坦、埃及、約旦等國；

醫師也多是埃及、巴勒斯坦、利比亞、菲律賓籍。顯然醫學教育在沙國並不普及。因為是多個國家進駐當地醫院支援，就會面臨兩方對病人的處置可能不同的情形。同樣來自台灣的醫師彼此好溝通，但相較與其他國家的醫師合作時，責任歸屬就要謹慎，要懂得保護好自己，這也是我在國際醫療實務經驗中學習到的課題。

這段寶貴的醫療外交，一直滋養我的醫學之路，後來我擔任臺大醫院院長任內，正值政府推動醫療外交政策，積極與東南亞國家進行醫療交流，尤其器官移植是醫學上很重要的突破。當年外商（包括台商）進駐越南的人口眾多，對醫療的需求日益迫切；越南想提升醫療水準，器官移植是很重要的發展方向，包括骨髓移植、心臟移植、肝臟移植等項目。因此我們在2010年6月8日，啟動第一屆NTUH-HOPE臺越醫療交流計畫，派遣心臟及肝臟內外科共20位醫師分批赴越南，與越德醫院醫師共同診療病人及提供臨床指導，開啟臺越醫療外交的新頁。之後臺大醫院醫師協助越德醫院完成第一例腎動脈支架手術，還被當地媒體大幅肯定報導。隔年2011年再次派遣醫療團隊協助越德醫院完成該院首例成人心臟移植及首例大愛捐贈肝臟移植。不論腎臟、肝臟、肺臟、心臟移植，都是由臺大醫院協助醫療技術支援。越南在發展移植醫學的前幾年，也陸續派遣許多醫護人員來臺大醫院觀摩學習。

蒙古國第三中央醫院也在2011年邀請臺大醫院協助規劃設置腦中風中心，以提升腦中風的治療水準。沿用越南交流模式，讓臺大醫院醫師到蒙古國進行較長時間的醫療支援，同時也讓蒙古國醫師來臺大醫院進修，至今雙方仍有頻繁的醫療交流。

由於年輕時去沙國的行醫經驗影響我甚深，因為親身經歷，所以覺得醫療外交不論對國家或是對醫院都是很值得推動的事，只要有人帶頭去做，大家就會跟進。我鼓勵年輕醫師若有機會派駐外地，真的要去親自體驗外面的世界是什麼樣子，跟其他國家接觸交流，相信對於行醫生涯會有很大的幫助。

欣聞臺大醫院即將出版國際醫療專書，紀念五十餘年來臺大醫院為國際社會、健康福祉與醫療外交所付出的辛勤努力與心路歷程；我也有幸受訪，成為本書眾多故事之一，身為過去臺大醫院國際醫療團隊的一員，深感榮耀也感觸良多，更希望能拋磚引玉，讓更多年輕醫師願意為國際醫療付出心力，特別推薦本書！

推薦序 4

國際醫療幫助他國也有益醫師成長

何弘能

第14任臺大醫院院長
現任臺北醫學大學總顧問

本書可以說是臺大醫院半世紀國際醫療的歷史縮影，更可以看出國際醫療交流的模式如何轉變？以往跟利比亞、沙烏地阿拉伯交流，我們的作法是直接派醫療團過去看診或經營醫院，同時協助他們建立醫院制度，時間到即回台灣，缺乏後續追蹤改善；但是隨著國際醫療交流的經驗愈來愈豐富，我們發現一些問題，所以日後跟越南、蒙古國、印尼的交流模式開始改變。

臺大醫院與蒙古國和印尼的醫療交流模式，是先請蒙古國交流醫院提出他們的需求，臺大醫院也請專家去了解，然後再要求對方派醫療團隊來學習。

接著再由我們去協助他們進行醫療處置，後續仍會持續追蹤，看對方學習的成果如何？我們教的有沒有做好？學不好的癥結在哪裡？建議他們應該再派什麼人來學習？或者我們評估是否再有一批人去教導他們？因此臺大醫院過去十年來強調教育或是培育國外交流國家的醫院，提升其整體的醫學素養與醫療照護。

要培養一個好的醫師並不困難，但要培養一個好的醫療團隊，相對較不容易；尤其要傳授追求醫療品質與病人安全的文化，更是困難。每個國家的國情不同，因此臺大醫院在整個國際醫療的過程中，也需要不斷學習、逐步修正，在這個過程中，我們自己也會有所成長，在不同環境，學會如何用不同的方法來解決問題，這也是從事國際醫療最大的收穫。

本書中描述許多臺大醫院國際醫療團隊成員的心路歷程，其中有很多都是我的同學與前後屆學長姊、學弟妹，這些人在沙烏地阿拉伯奮鬥成長、學成歸國，他們的歷練與膽識，對臺大醫院具有跨時代的意義，特別是近二、三十年來，幾乎是這些遠征醫療團隊撐起臺大醫院大部分的管理、研究、教學與傳承。

這些國際醫療外交經驗，讓我們從中學習並瞭解，在不同的國家有不同的醫療需求、需要怎麼幫忙才能到位？避免單方面用我們自己的想法去思考，忽略了對方真正的需求，這樣國際醫療援助模式的成功機會才會比較高。

透過本書中描述的五十多年來臺大醫院國際醫療交流史，深深感受到過去台灣醫界前輩的醫者之心與人道關懷，在此要特別向關心全世界健康福祉與台灣醫療發展的讀者們推薦本書！

台大醫院 NTUH 臺大醫院醫療團隊

總策劃序

吳明賢

臺大醫院院長

讓回憶成為歷史

台灣最成功的外交有兩個領域，一個是顧肚子——農耕隊，一個是顧身體——醫療。食物與健康都是民生基本需求，不因政治、種族而有所差別，台灣也因此得到了肯定與友誼。

臺大醫院從１９６４年派出利比亞醫療隊開始，參與國際醫療交流已逾半世紀，見證了台灣的醫療外交，如果沒有留下紀錄，可能只是一些人的回憶，但是寫下來，它就成為歷史的一部分。

參與國際醫療交流，不只是協助政府達成外交任務、增進台灣能見度，也是善盡做為地球村的一份子。而對臺大醫院來說，也因此得到較多主治醫師的名額，留下人才，如今有很多院長級的醫師，年輕時候都曾遠赴利比亞、沙烏地阿拉伯，他們願意離開舒適圈，接受挑戰、迎向未知，不只幫助別人，也讓自己成長，藉著在異國行醫拓展視野，增加歷練，後來都成為該領域的佼佼者、醫院的領導者，甚至衛生署長，足以成為年輕醫師的典範。

教對方釣魚，才能造福當地民眾

臺大醫院推動國際醫療的方式比較不一樣，不是直接給對方魚，而是教他們怎麼釣魚。所以我們並不是派義診隊去當地幫忙看診，而是派醫療團隊去示範、教學，甚至長期接受對方派人來臺大醫院受訓，把更新的醫療技術及觀念帶回國內。這也符合臺大醫院身為醫學中心的角色——服務、教學、研究並重。

義診式的國際醫療相較之下無法永續經營，比如瓜地馬拉遠在中美洲，如果我們去幫助對方接生難產的個案，等我們回台灣後，他們再遇到難產怎麼辦？不如教會他們，才能真正幫到當地人，畢竟我們不可能永遠待在那裡，這才是更永續的做法。雖然我們沒辦法像史懷哲那樣久居非洲，為當地人看病，但我們在可以幫忙的範圍或影響的層次可以更深。

Taiwan Can Help，台灣早已做到

2020年COVID－19疫情蔓延，蔡英文總統提出「Taiwan Can

Help」的口號，其實台灣在半世紀以前就藉著國際醫療交流做到了，只是在疫情時格外凸顯台灣的醫療與公衛實力。台灣在過去半世紀培養了很多醫療跟公衛人才，甚至建立了全世界最好的健康保險系統，才能達成控制疫情的目標。

生命有保障，才會覺得幸福，能夠生存才有辦法發展。就這點來看，台灣醫界早已落實這個口號了，我們不只能把國民照顧得好，還行有餘力去幫助異國民眾，將醫學的人道精神發揮到極致。

前言

婁培人

臺大醫院副院長

推動國際醫療交流 展現台灣軟實力

《舊唐書》中說：「以銅為鏡，可以正衣冠；以古為鏡，可以知興替；以人為鏡，可以明得失。」《跨國界白袍紀事》是一本非常特殊的書，它談的不只是醫療，更涵蓋台灣的外交與歷史，也呈現台灣在全世界醫療與生技領域扮演領先的角色，不僅適合醫療從業人員閱讀，甚至全台灣民眾都可以從本書得到收穫。

臺大醫院參與國際醫療交流超過50年，為台灣的軟實力奠定了穩固的基礎。本書訪談實際參與國際醫療的醫護人員，詳細回顧與各國交流的緣起及過程，一部分是醫療，更大的一部分是外交，我們藉由醫療交流交了很多朋友，如同一部台灣醫療外交史。

展現人道精神，軟實力不容忽視

本書內容有人、有史，也讓讀者思考台灣的外交處境，例如世界衛生組織（WHO）一直沒有接納台灣成為會員國，台灣未來要如何站上世界舞台？如何利用過去的基礎，找出未來發展的方向？

事實上臺大醫院已經在做了，我們交流的國家如越南、印尼、蒙古國等，都跟台灣沒有邦交，可是我們一樣走出去，他們也派人來臺大醫院學習，這是更深層的交流。舉例來說，經由臺大醫院醫療團隊的指導、協助，越南完成了首例肺臟移植、肝臟移植，造福許多病人，也等於展現了台灣的醫療實力。

用醫療突破外交困境，正當性足夠，別人可以不讓台灣的鳳梨進口，但是我們協助其他國家完成器官移植手術，完全出於人道精神，受到的阻力小，可以放手去做。

此外，外國醫護人員來台灣學習，熟悉了這裡的醫療器材、設備，他們回國後，會想繼續使用在台灣已經用順手的東西，等於替台灣的醫療生技產業打開了市場。因此，醫療生技產業從業人員也可以從本書思考，如何藉由參與國際醫療交流來拓展市場。

前輩異域刻苦行醫，成後輩典範

醫療從業人員讀這本書，應該感受非常深刻，因為可以看到老師、師祖的足跡，給後輩很多學習的機會。

1964年，臺大醫院第一支國際醫療隊前往利比亞，那裡的環境相對沒那麼好，醫療團隊的成員願意離鄉背井，到人生地不熟的國家教學、服務，他們的使命感令人感動、敬佩。

近年臺大醫院與蒙古國交流，腦中風是該國最主要的死亡原因，雖然地理位置上他們鄰近中國、俄國，但從我們這邊學到的遠比那些地方還要多。

我們唯有這樣走出去，才能慢慢累積醫療的軟實力。光靠臺大一家醫院不夠，希望全台灣有能力的醫學中心共襄盛舉，藉國際醫療交流擴大台灣的影響力，走出自己的一條路。

世界地圖

WORLD MAP

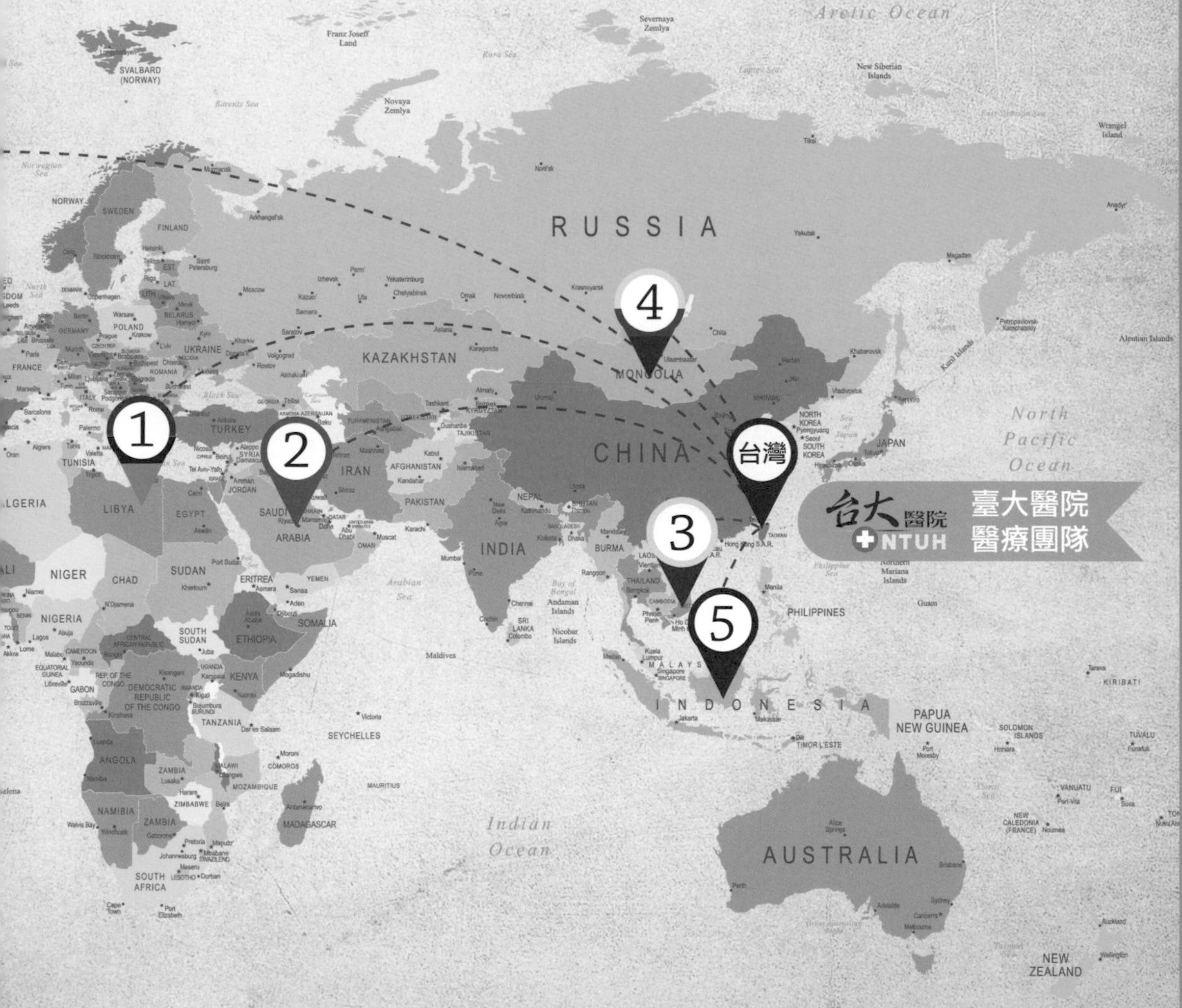

半世紀臺大醫院國際醫療足跡

1…利比亞 1964-1968
2…沙烏地阿拉伯 1975-1990
3…越南 1992-
4…蒙古國 2009-
5…印尼 2012-
6…瓜地馬拉 2016-

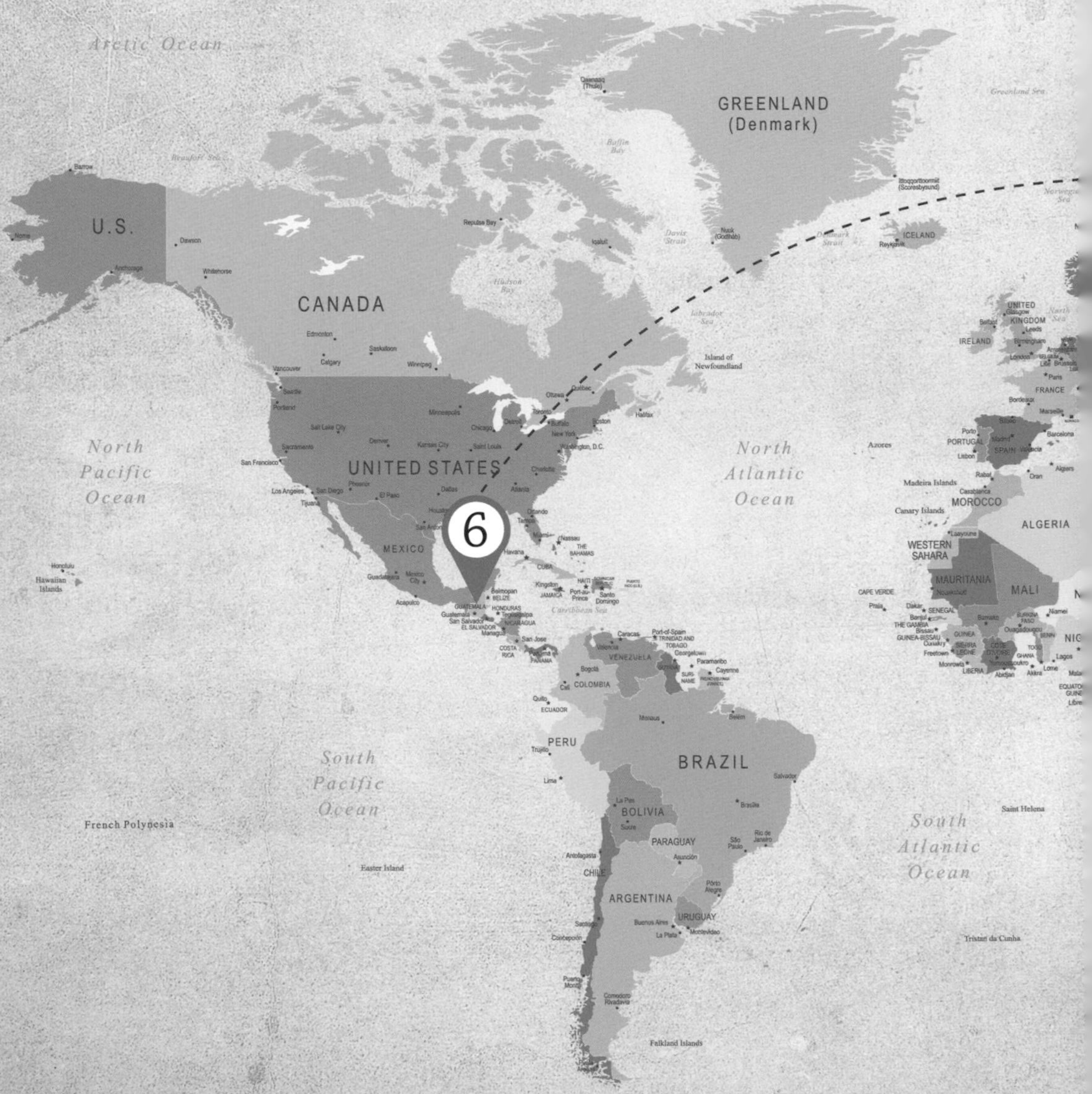

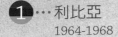

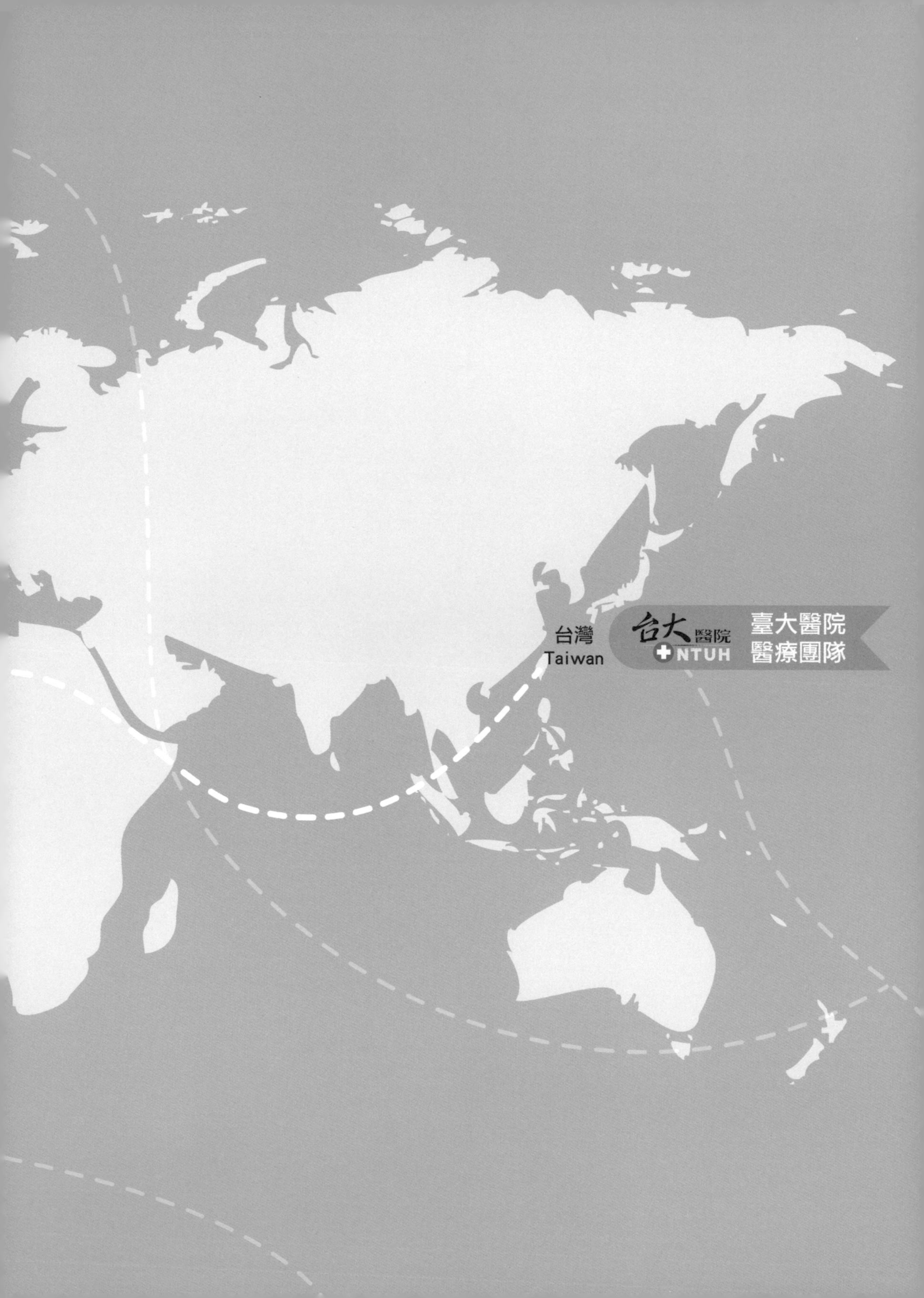
台灣
Taiwan
台大醫院
NTUH
臺大醫院
醫療團隊

Part 1

半世紀醫療外交緣起

利比亞

Libya

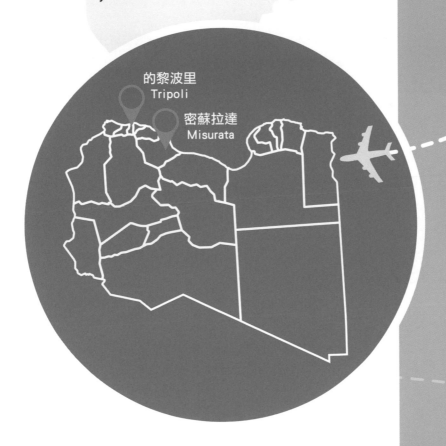

利比亞醫療服務大事紀

1959 年

- 我國與利比亞建交。

1964 年

- 臺大醫院第一支援外醫療團——利比亞醫療服務隊，1 月 1 日出發前往位於北非的利比亞。
- 1 月 19 日起，臺大醫院利比亞醫療服務隊開始在密蘇拉達醫院服務。
- 7 月 8 日，臺大醫院第二批醫療服務隊出發 。

1965 年

- 3 位醫護人員合約期滿回台。
- 莊哲彥醫師合約原已到期，經利比亞人士挽留，續約一次。

1966 年

- 徐茂銘醫師合約原已到期，經利比亞人士挽留，續約一次。

1967 年

- 徐茂銘醫師先後前往德國、法國進修耳朵顯微手術，醫術大為精進。

1968 年

- 6 月，莊哲彥醫師續約合約到期，回台。
- 7 月，徐茂銘醫師續約合約到期，回台。

利比亞 *Libya*

那是個風雨飄搖的年代。

1949年中華人民共和國建國，當時中華民國仍為聯合國會員國，雙方為了爭取在聯合國的代表權展開激烈角力，情勢對我方愈來愈不利。為了維護在聯合國的席位，必須全力維繫並拓展外交關係。

我國與利比亞在1959年建交，面對中共在外交上步步進逼，當時駐利比亞第一任大使陳質平在外交部做簡報時說：「我國家處境艱難，應多方爭取友誼，對各種可能機會，不能不設法抓緊。」為了爭取盟友，政府派出農耕、工程與醫療團至友邦服務，臺大醫院利比亞醫療服務隊便在這樣的時代背景中誕生。

當時利比亞本國籍醫師只有8位，醫護人力相當仰賴外國支援，陳質平認為這是個機會，可以藉推動醫療外交、提升與利比亞的關係，在聯合國內多一盟友，穩固中華民國的代表權。

臺大醫院身為醫界龍頭，便擔起醫療外交的重責大任。利比亞醫療服務隊在內科醫師莊哲彥[1]領軍下，一行共11人，於1964年1月1日出發，這不僅是臺大醫院的第一支國際醫療團隊，也是台灣醫療外交史上第一支民間隊伍。

從甄選人員到成行，僅僅兩個月，其中有幾個關鍵：

1、**院方的獎勵：**臺大醫院為鼓勵同仁前往利比亞服務，訂出獎勵措施：

（1）兼任主治醫師、住院醫師等參加利比亞醫療服務隊者可以優先留任。臺大醫院競爭激烈，即使表現優異，但如果沒有專任主治醫師的缺，也只

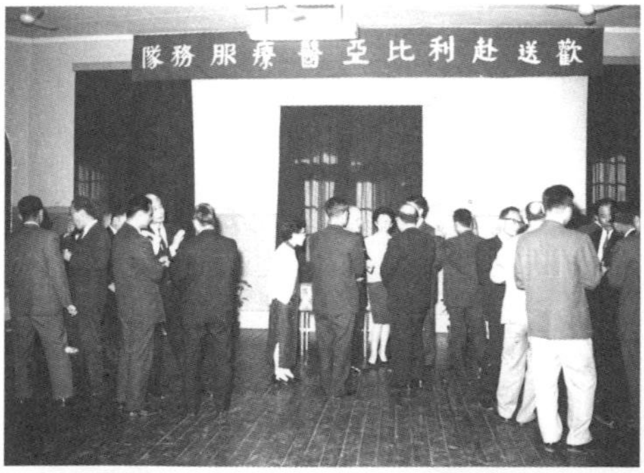

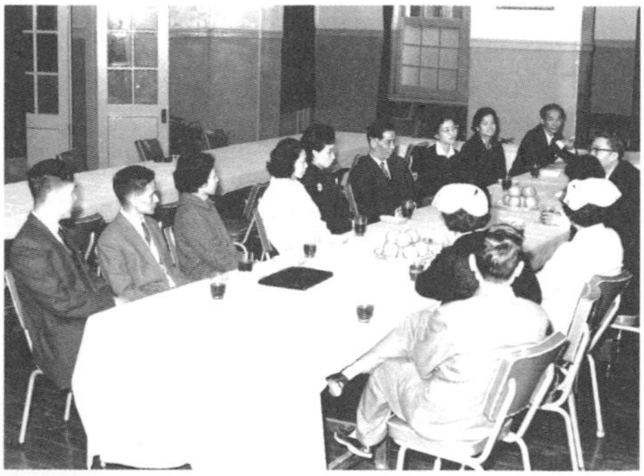

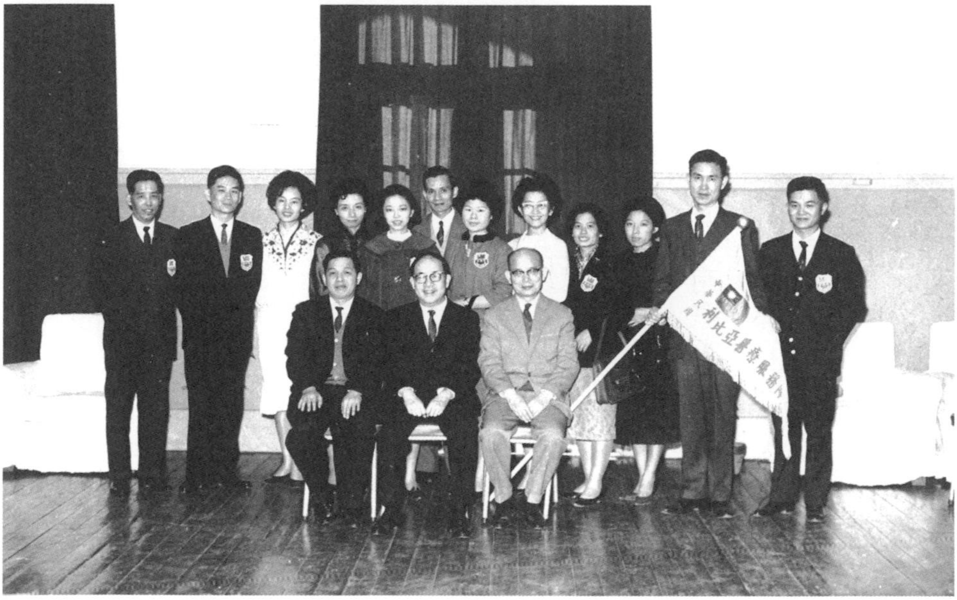

2 | 1
3

1 1963 年 12 月 21 日，邀請夏雨人先生（曾任利比亞農耕示範隊隊長）對即將啟程之利比亞醫療服務隊團員演講，讓團員對利比亞有初步認識。

2 1963 年 12 月 28 日，對即將啟程之利比亞醫療服務隊辦理歡送會。

3 1964 年 1 月 1 日，臺大醫院為配合國家政策派遣第一批利比亞醫療服務隊，這是台灣國際醫療史上的第一支民間隊伍，由莊哲彥醫師領軍，一行共 11 人，由醫學院魏火曜院長及醫院邱仕榮院長授旗出發。

能以兼任主治醫師的身分服務，不知等多久才能成為主治醫師，因此這項獎勵辦法對年輕醫師極有吸引力。

（2）參與的同仁均為留職停薪，返國後酌情晉級任用，服務年資比照國內計算；留職停薪支援則可雇用代理人代理其職務，佔其底缺支薪。

2、**待遇好且可出國旅遊：**利比亞政府提供包含眷屬在內的來回機票及含家具的住宿，醫師每月有五百美元薪水，每年可休假1個月，且當地生活簡單、物價低廉，每位醫師每月至少可存二百美元。此外，當時政府並未開放國人出國旅遊，北非距歐洲近，利用假期赴歐洲旅遊對醫護人員也是一大誘因。

3、**師長的期勉：**半世紀前，國人出國經驗少，更沒有網際網路提供無遠弗屆的資訊，連醫師都不知道利比亞是個怎樣的國家。莊哲彥曾為文寫道：「當時沒有人知道利比亞（Lybia）在北非，大家以為是各國船籍登記最多的西非賴比瑞亞（Liberia），經簡報後得悉，利比亞是北非的沙漠國家，大家震驚不已，隨之幾經醫學院院長魏火曜②、醫院代理院長邱仕榮③苦口婆心地對每一位隊員精神喊話、安慰鼓勵，於是每位以兩年為期之條件為醫院、為國家出力。」

醫界重視倫理，師長的期盼與指示對學生來說有舉足輕重的影響力，在兩位師長的精神喊話、安慰鼓勵下，利比亞醫療團服務隊順利成軍，包括內科兼任主治醫師莊哲彥、外科兼任主治醫師王箴芳、眼科主治醫師劉效蘇及護理人員等11人。

地理位置

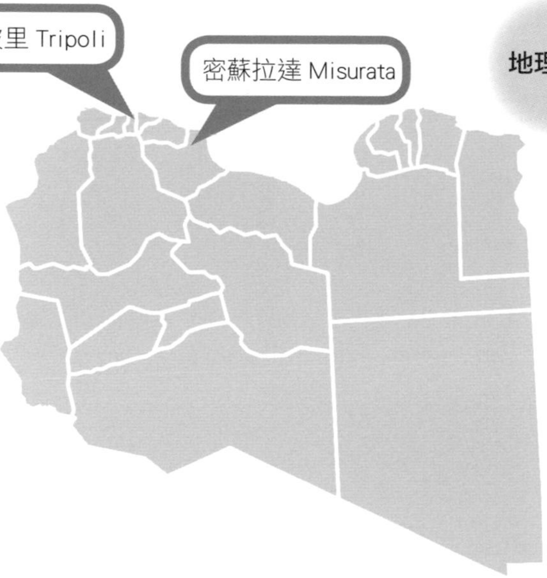

註

① 莊哲彥（1930 - 2006），曾任臺大醫院副院長，原為風濕過敏免疫科醫師，1984年末診斷出台灣首例AIDS病患後，投入AIDS防治，被譽為「台灣愛滋病之父」。

② 魏火曜（1908 - 1995），創設「小兒科醫學會」，並促進沙賓疫苗使用，使台灣小兒麻痺患者大幅減少，被譽為「台灣小兒科之父」。

③ 邱仕榮（1912 - 1998），臺大醫院第五任院長，專長婦產科學。

1964年元旦，臺大醫院利比亞醫療隊出發，經香港、曼谷、羅馬、開羅等地多次轉機，終於在1月5日抵達利比亞首都的黎波里（Tripoli）。1月19日起開始在密蘇拉達（Misurata）醫院服務，隊長莊哲彥也成為該院院長兼全科醫師，在沙漠行醫的歲月自此展開。

5位醫師負責兩百張病床，忙到沒日沒夜

密蘇拉達距的黎波里約二一一公里，車程兩個多小時，瀕臨地中海，是利比亞第3大城。密蘇拉達醫院設有內、外、小兒、婦產、耳鼻喉、牙科等科，有兩百張病床，規模不小。原有義大利籍的醫師均已調走，僅留一位西班牙籍牙醫，另有7位修女擔任護理及管理工作。

起初，這幾位修女並不看重年輕的臺大醫院醫師，直到後來，臺大醫院醫師接連幫病人開刀，病人很快康復，修女才改變態度，當地報紙也報導、讚揚，並受民

眾歡迎，還有病患在報紙刊登感謝啟事。

臺大醫院醫療服務隊除了每天早上8點到下午2點看診，有時還需到鄉下出診，非常忙碌。莊哲彥曾描述：「在這裡，就是10個人變成15個人。5名醫師要負責兩百張病床，沒有周末假期，更沒有日夜，連娛樂也沒有，醫療隊遇到阻礙重重，人手、設備都缺乏。」可見醫療隊處境艱辛。

第一批醫療隊中沒有小兒科及耳鼻喉科醫師，所以莊哲彥還兼看這兩科，到任半個月後他便寫信回報：「建議利國政府增加小兒科、耳鼻喉科、牙科醫師暨放射線科技術員及助產士，當地議員贊成，馬上得到衛生部長的承諾。」

不久後，臺大醫院即開始遴選第二批醫療服務隊，

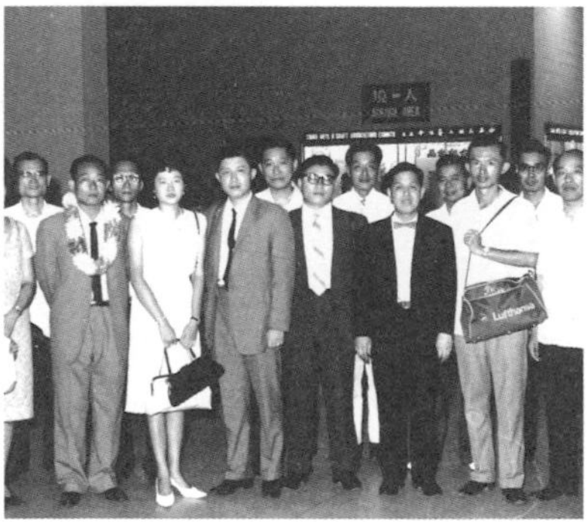

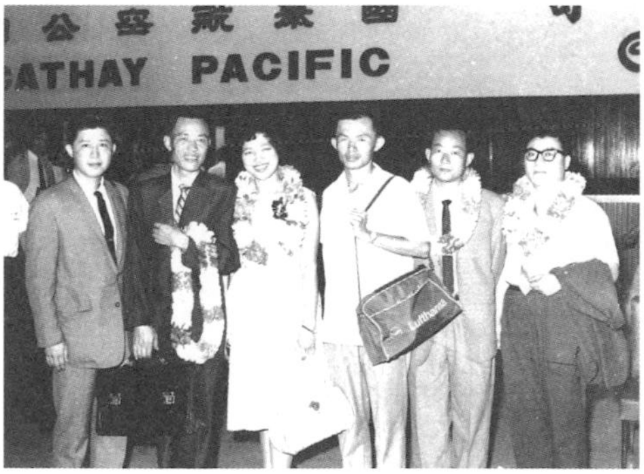

1　第二梯次利比亞醫療服務隊於 1964 年 7 月 8 日啟程，攝於機場。
2　第二梯次利比亞醫療服務隊，團員有耳鼻喉科徐茂銘（右一）、牙科莊初雄、小兒科李鍾祥、護士黃家秀及技術員劉淇澳等五位。

並在1964年7月8日出發，隊員包括：耳鼻喉科總醫師徐茂銘④、牙科住院醫師莊初雄、小兒科住院醫師李鍾祥、護理師黃家秀及X光技術員劉淇澳等5人。

徐茂銘如今已高齡86歲，仍聲音宏亮，思緒清晰地回憶起往事：1964年，他是第3年住院醫師，本來已回羅東看房子，準備返鄉開業，沒想到老師廖大栽⑤（當時為醫務祕書）的請託，打亂了徐茂銘的計畫，甚至改變了他的一生。

「徐君，既然你要去開業，晚一年也沒關係，你就去利比亞，一年就好。可以帶家眷，還可以去歐洲旅遊，」廖大栽這麼說。「老師都開口了，我就去。」徐茂銘強調，那個年代，學生非常敬重師長，

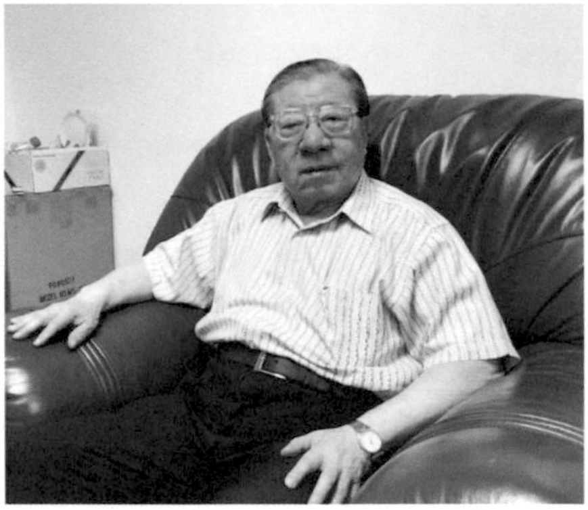

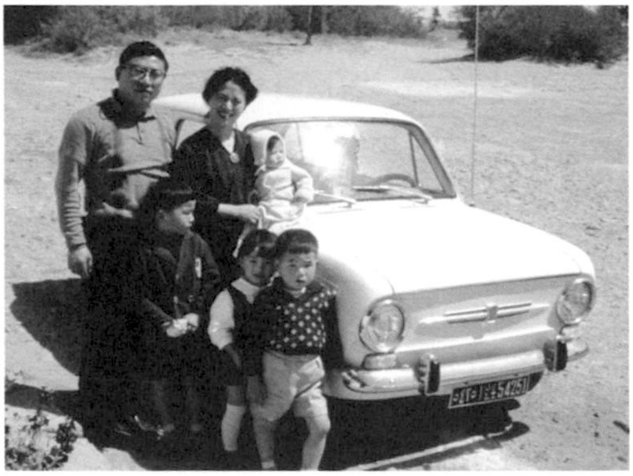

1 徐茂銘受訪，回憶往事。
2 1964 年，徐茂銘與家人攝於利比亞。

老師說什麼就是什麼，更何況出言請託。就這樣，為了國家、為了醫院、為了不負師長的信任，徐茂銘成為第二批醫療服務隊的領隊，前往不知道在哪裡的利比亞。

醫師必須「十項全能」，隨時互相支援

小兒科李鍾祥也是在師長的請託下，臨危受命前往利比亞。他在1997年出版的《沙漠行醫——苦、樂、愛》一書中寫道：「臺大醫院當時被指定派醫療隊支援北非利比亞，邱仕榮院長即積極羅致內科、外科、婦產科、小兒科、耳鼻喉科、眼科、麻醉科、檢驗科醫師及護理人員，為此事確實花了一番心血。年初在一個

註

④ 徐茂銘，臺大醫院耳鼻喉科名譽教授。

⑤ 臺大醫院1950年開始有住院醫師制度，廖大栽為臺大醫院耳鼻喉科第一任總住院醫師。

偶然的餐會中，邱院長看到我即問我：『小兒科仍找不到醫師，你去吧！』在毫無思考又突然的情況下，我立即答應，邱院長很高興地乾下一杯酒，大笑一聲：『好！』」

即使第二批醫療隊抵達，工作量仍未減輕。第一批隊員、婦產科醫師黃國恩⑥罹患肺結核，必須在家療養，他的工作便由徐茂銘、李鍾祥分擔，兩人不但要顧好原本的耳鼻喉科、小兒科，還要輪流接生、處理產科手術。也就是說，醫療隊的醫師必須「十項全能」，隨時互相補位，當全科醫生。

醫師休假都必須有職務代理人，徐茂銘代理過婦產科、外科、麻醉科，甚至牙科。

李鍾祥曾帶著急救箱，坐了40分鐘的救護車趕到難產的產婦家，當時嬰兒已出生，但胎盤還在母體中出不來，李鍾祥戴上手套，手伸入子宮，慢慢把胎盤剝離出來，終於母子均安。

註

⑥ 黃國恩，台灣首位成功做出試管嬰兒的醫師，後擔任成大醫院院長、長庚醫院名譽院長。

有了台灣醫師，利比亞病人不用再遠赴義大利

在醫療資源缺乏的環境下行醫，對年輕醫師是一大挑戰，卻也練就了本事。利比亞缺乏耳鼻喉科專門的器械，只能先用外科的器材，開頸部還可以，包括白喉的氣管切開、頸部的瘤、淋巴腺、甲狀腺等疾病，但要開嘴裡的扁桃腺就很困難。直到第二年，徐茂銘申請的器械終於到了，才能開始動口腔內的手術。

「以前他們的小孩得白喉都會死掉，但我做氣管切開，馬上就救起來，」徐茂銘記憶猶新。他也曾為喉癌病人做全喉切

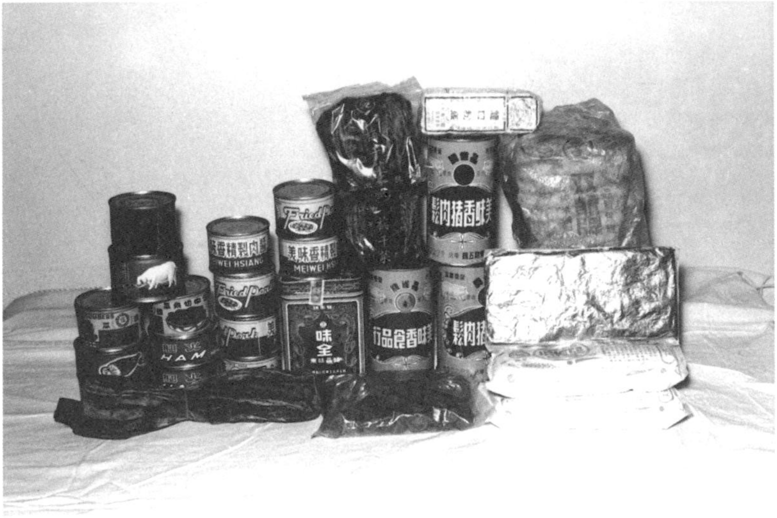

1 為 1964 年 5 月利比亞醫療服務隊團員準備的慰問品，讓他們一解鄉愁。

除手術，創了利比亞的紀錄。「以前他們沒辦法處理的病人都要送去義大利治療，我去以後就不用了，」他說。臺大醫院醫療服務隊以實力讓當地人刮目相看。

利比亞的風俗民情與華人迥異，讓醫師們體驗到完全不同的行醫經驗，豐富了人生閱歷。徐茂銘還記得最驚悚的一次出診經驗，他被臨時找去婚禮現場，新郎指控新娘不是處女，要求醫師「驗明正身」，氣氛緊張。「其實是新郎不喜歡父母挑選的新娘，」徐茂銘解釋。

當地習俗並不是放鞭炮祝賀而是開槍慶祝，雙方親友都有槍，他怎麼回答都會惹惱另一方，怕會惹禍上身，有生命危險。他急中生智表示自己不是婦產科醫師，請他們改天去醫院找婦產科醫師「鑑定」，才平安脫身。

遇見火爆少年格達費

在遙遠的北非行醫、生活，對臺大醫院醫療團隊來說是人生中特別的一段時光。莊哲彥婚後一直膝下無子，在利比亞期間有了兒子，取名「莊非洲」做為紀念。

莊哲彥與後來被稱為「利比亞狂人」的格達費（Muammar Mohammed Abu Minyar Gaddafi），曾有一段戲劇化的「緣分」。當時格達費還是高中生，是老師眼中的頭痛人物，有一次他打了英文老師，老師到醫院請求開診斷書，其他醫師都覺得為難，只有莊哲彥開了，格達費因此受到校方警告。

徐茂銘也跟格達費有過一面之緣，曾搭救護車二百多公里，去幫格達費的嫂嫂看病。出診的路上，前面有輛大車不讓路，格達費怒氣沖沖地說：「要是我有槍，就下車打死他！」徐茂銘大吃一驚，心想「這個高中生怎麼這麼兇悍！」沒想到幾年後，這個火爆的青少年以武力革命成功，年紀輕輕就成了總統。

歐洲進修，影響一生

1965年11月，莊哲彥、黃國恩等4位醫護人員決定合約期滿回台，經利比亞人士多方挽留，莊哲彥打消辭意，再簽一次合約，直到1968年6月底期滿離開。

而徐茂銘的合約原本應該在1966年中到期，但因為表現傑出，利比亞衛生部不讓他離開，等於被強迫續約2年，一共要待4年，心裡有苦說不出。不過塞翁失馬，焉知非福。他轉換心情，既然無法離開，不如利用地利之便赴歐洲旅遊、進修。

1967年6月，他先後去德國、法國進修。在法國波爾多大學（Universite de Bordeaux）參加顯微耳科學大師 Dr. Portmann 開設的耳朵顯微手術進修班時，他第一次看到新鮮的顳骨標本，忍不住激動落淚。「第一次在顯微鏡下看到顳骨標本，這才知道顳骨裡的顏面神經是什麼樣子。我們以前的學習，都是在病人身上又敲又打，用鑿子鑿，學得好辛苦。」這一星期的進修，遠超過過去5、6年的摸索。

經此衝擊，徐茂銘立志將來回台後要改變耳鼻喉科的教育訓練。「我許願為後輩創造同樣的機會，不必像我學中耳手術的過程，走得那麼遠而且辛苦。」

進修後回到利比亞，他的醫術大為精進，開了不少耳朵的疾病。直到1968年7月，他終於如願離開利比亞，因為臺大醫院增加員額，他成為專任主治醫師。1980年他實踐當年的發願，開辦顳骨手術訓練班，讓年輕醫師精進醫術，耳鼻喉科醫學教育全面現代化。可以說他的人生因利比亞而改變，而台灣的耳鼻喉科醫學界因他而改變。

醫療外交尖兵，讓台灣名揚異域

臺大醫院利比亞醫療服務隊有許多重要的意義：

1、**醫療外交先鋒：**利比亞醫療服務隊是臺大醫院的第一支國際醫療團隊，也是台灣醫療外交史上第一支民間隊伍，讓臺大醫院的醫護人員有機會到遙遠的北非行醫，名揚異域。

2、**彌補人才斷層：**代理院長邱仕榮為了安排從利比亞服務歸國的醫師，向人事行政局要了10個主治醫師的名額，一些科別因此人力較過去寬裕，老中青三代兼具，可以傳承經驗，不致產生斷層。

3、**儲備國際醫療及醫院管理人才：**在異國他鄉、風土人情迥異、語言不通的環境下行醫固然艱辛，但也增長了人生閱歷與解決問題的能力。莊哲彥到利比亞後接收密蘇拉達醫院，擔任院長半個月就因人事問題萌生辭意，但後來還是堅持住，帶領團隊以醫術獲得當地人的好評。利比亞醫療服務隊儲備了將來中沙（沙烏地阿拉伯）醫療合作計畫的人才，莊哲彥在該計畫中兩度擔任醫師顧問，後來也當過省立桃園醫院院長、臺大醫院副院長、遠東聯合診所院長，足見利比亞4年半的磨練讓他擁有豐富的醫院管理經驗。

4、**建立醫療援外服務人員升遷的模式：**參加利比亞醫療服務隊的兼任主治醫師及住院醫師，可以優先留任臺大醫院專任主治醫師，這個模式讓後來的援外醫療隊有前例可依循，為臺大醫院留住人才。

【參考資料】

《臺大醫院利比亞醫療服務隊：1964年1月至1968年6月》，張秀蓉著，臺大出版中心出版。

《台灣頭頸部腫瘤的開創者、耳鼻喉科教育現代化之父徐茂銘》梁妃儀著，中華民國癌症醫學會出版。

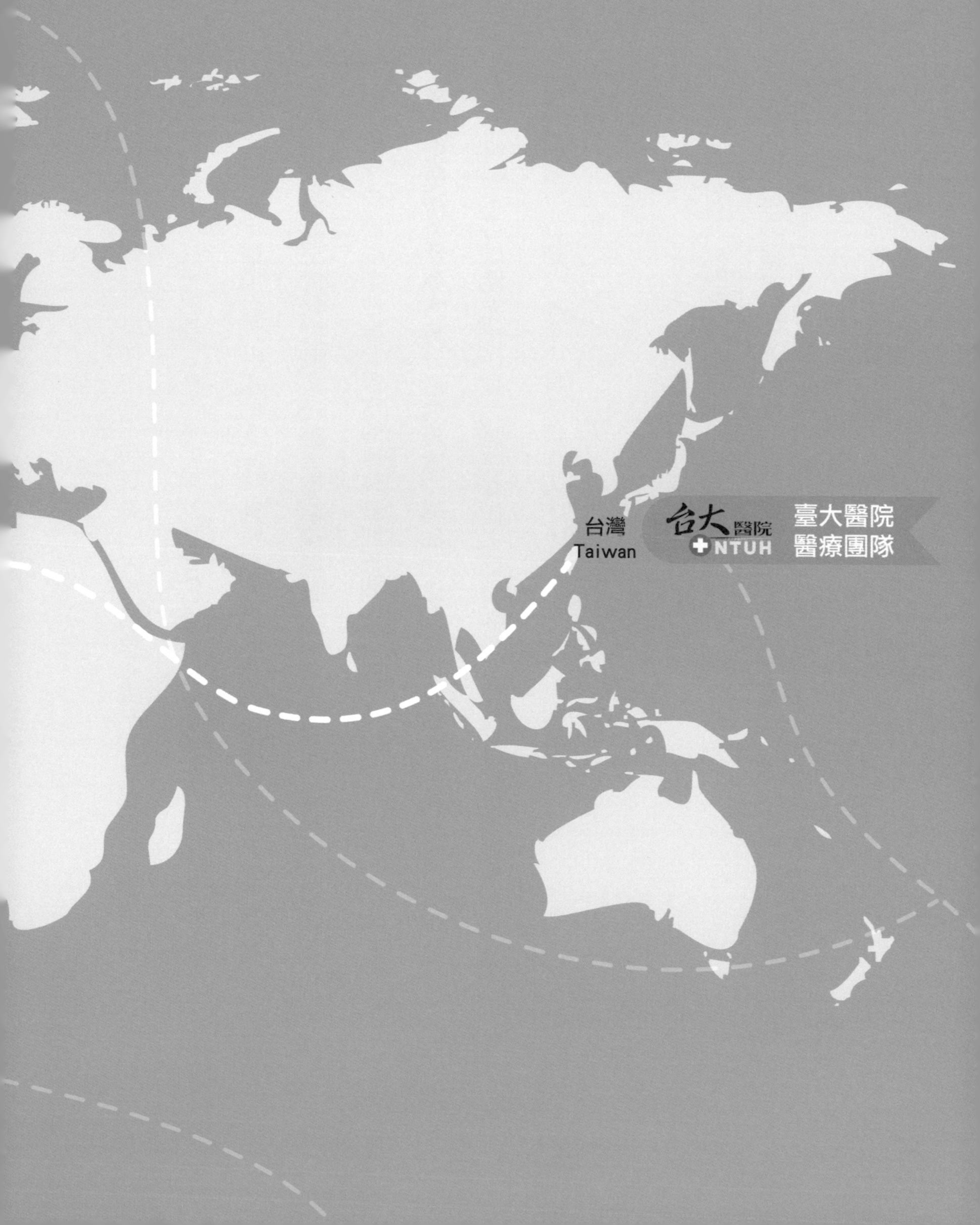
台灣
Taiwan
台大醫院
NTUH
臺大醫院
醫療團隊

Part 2

伊斯蘭東西文化交會

沙烏地阿拉伯

Saudi Arabia

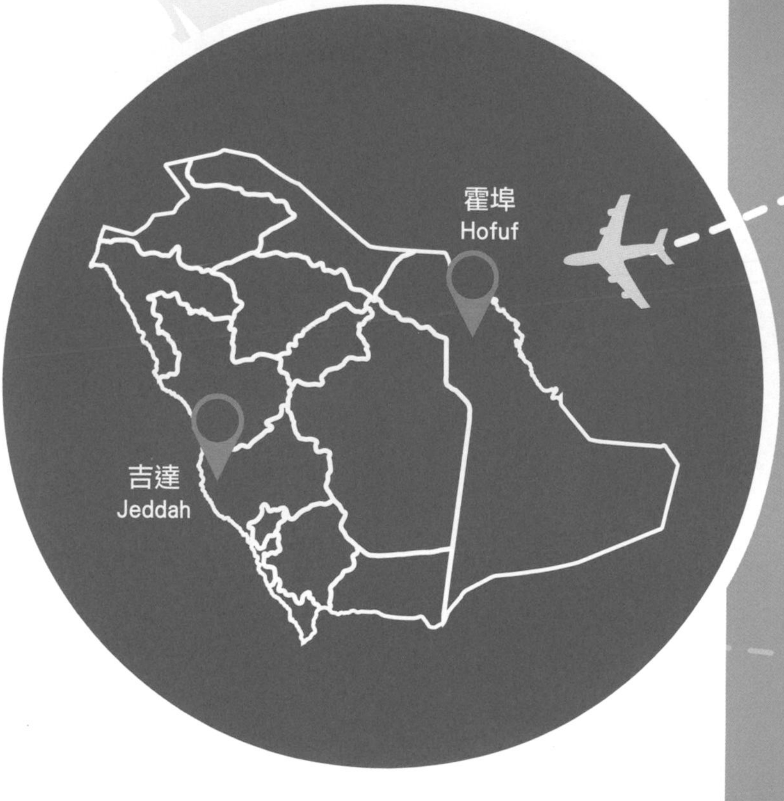

中沙醫療服務大事紀

1975 年

- 中華民國與沙烏地阿拉伯簽訂中沙經濟技術合作協定。
- 中沙兩國簽署醫療合作計畫，支援吉達（Jeddah）和霍埠（Hofuf）兩家公立醫院。

1979 年

- 行政院衛生署成立中華民國駐沙烏地阿拉伯王國醫療服務團（中沙醫療團）。
- 選派第一批醫療團員赴沙國霍埠服務。

1980 年

- 1980 年派出以臺大醫院為主力的醫療團。
- 吉達醫院啟用。

1990 年

- 中沙醫療計畫期滿不再續約。
- 我國與沙烏地阿拉伯斷交。

沙烏地阿拉伯 *Saudi Arabia*

1973年，第4次中東戰爭爆發，石油輸出國組織（OPEC）為了打擊支持以色列的國家，宣布禁運石油，造成油價大漲，全球經濟陷入恐慌，稱為「第一次石油危機」，不過物以稀為貴，產油國卻因而收入大增，成為富裕的國家。

中華民國的友邦沙烏地阿拉伯也受惠，用石油賺的錢大手筆投入基礎建設，比如請德國西門子公司在5個大城市蓋了醫院，各五百多床。

軟體跟硬體一樣重要，蓋好醫院，如何招募到大量且素質高的醫護人員成為一大挑戰。以往沙國多是招募埃及、巴基斯坦、印度等國的醫師，但數量仍不足，所以1975年沙國與中華民國簽訂經濟技術合作協定，沙國保證石油供應，我方答應支援霍埠（Hofuf）及吉達（Jeddah）兩家醫院的醫療人力。

1979年11月，中華民國醫療團抵達霍埠服務。霍埠是沙國東部的沙漠綠洲，更大的挑戰是吉達，它是沙國最大商港和城市，距聖城麥加（Mecca）不遠，來自各國的朝聖者使吉達成為國際化城市，沙國特別期待吉達醫院能動心臟手術，藉此展現醫療水準。

地理位置

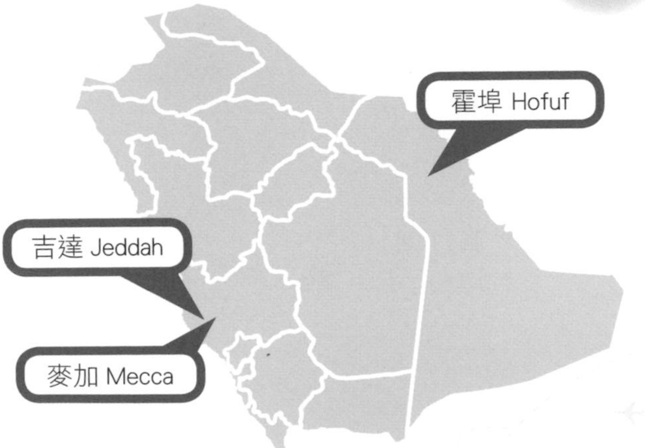

愈是疼愛的孩子，愈要讓他接受訓練

臺大醫院肩負醫療外交的使命，接下充實吉達醫院醫療人力的重責大任。當時的臺大醫院院長楊思標①親自到該院視察、了解需求後，囑咐外科主任洪啟仁②盡快「招兵買馬」。

新光醫院院長侯勝茂③當年是第3年住院醫師，是臺大醫院第一批前往吉達的醫師。年輕的他從沒有搭飛機離開過台灣，對沙烏地阿拉伯一無所知，更不了解那裡的醫療情形。「印象中那是充滿神祕、沙漠、駱駝的阿拉丁神燈地區，我還特別借了一本《國家地理雜誌》來看，上面介紹沙國『是最保守的穆斯林國家』，遵從《可蘭經》律法，偷竊要砍手，」他回憶。

註

① 楊思標擔任臺大醫院院長時期，臺大醫院首次成功完成台灣第一例、亞洲第三例的三肢坐骨連體嬰分離手術，並於1979年初帶領臺大醫院積極參與「中沙醫療團合作計畫」，擔任中沙醫療團團長。

② 洪啟仁在國內醫界有「開心巨擘」、「外科泰斗」的美譽，並曾創下多次「台灣第一例」的成功心臟手術。

③ 侯勝茂，國內骨科權威，曾任行政院衛生署署長。

洪啟仁想組成一支外科團隊，進駐吉達醫院，成為外科的主力，他認為最理想的方法是招募剛受訓完的醫師，送去服務2年。「洪教授不斷告訴我們日本的諺語：『可愛い子には旅をさせよ』，翻譯成中文意思是：『你們是我最喜愛的孩子，愈是疼愛，就要讓他外出訓練，見見世面，才會成長。』也答應大家到沙國服務兩年後，回到臺大醫院就可以擔任主治醫師。」有人不放心，問：「公務名額有限，怎麼保證我一定可以留在臺大醫院？」洪啟仁很豪爽地公開回答：「你表現好的話，沒有主治醫師缺，我的主任缺給你。」

自告奮勇，迎向充滿未知數的挑戰

亞東醫院前院長林芳郁④跟侯勝茂是同學，也在第一批醫療團中。他回憶：「台灣為了鞏固與沙烏地阿拉伯的邦交關係，派遣了各式各樣的專業團隊前往，扶植當地的發展，醫療團隊也是重點項目。當時臺大醫院不僅全力支援，更將這個任務做為從總醫師升級為主治醫師的門檻，不過這樣嚴苛的條件讓許多人望之卻步，許多人也認為這1年的耽誤，可能會錯失將來擠進臺大醫院職缺的機會，甚至寧願離開臺大醫院也不願接受這樣的任務。」

註

④ 林芳郁，心臟外科名醫，首創國內以心臟微創手術治療心室缺損。

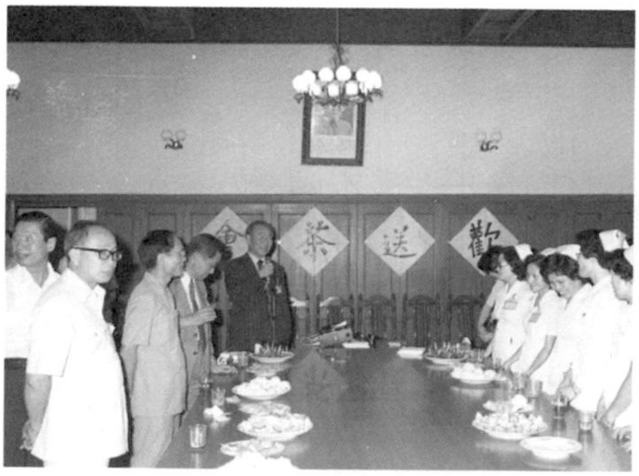

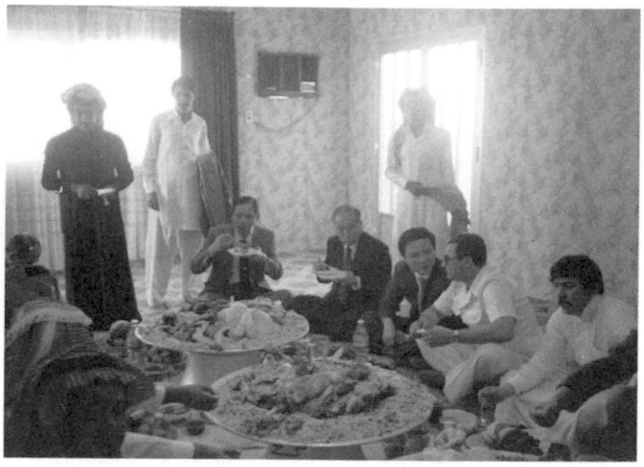

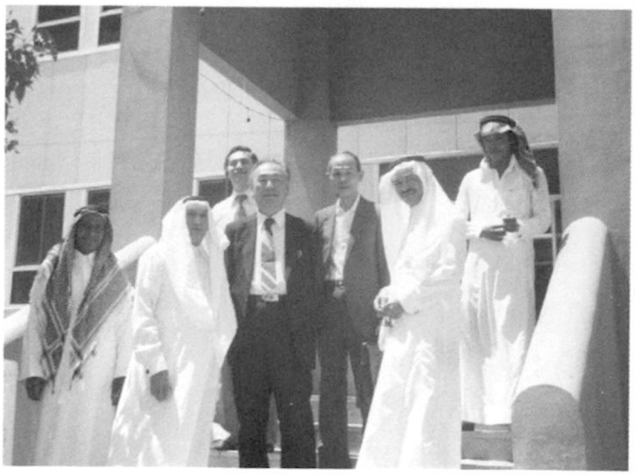

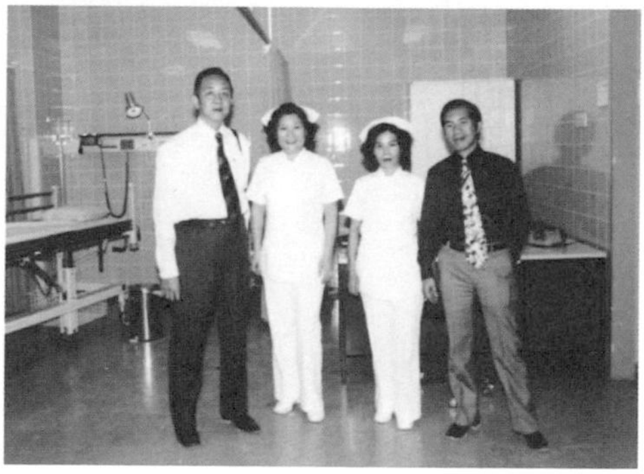

3	1
4	2

1 訪問團與當地人員交流。
2 1979年，外科教授洪啟仁（左一）與醫療團同仁於霍埠醫院內合影。
3 1981年5月1日，臺大醫院舉辦茶會歡送將赴沙烏地阿拉伯服務的醫護人員。
4 1982年，楊思標及小組成員隨同衛生署長許子秋組訪問團赴沙考察。

儘管原先他的老師洪啟仁希望他先留在台灣完成最後一年總醫師的訓練，再前往沙烏地阿拉伯，但看著老師為此煩惱不已，擔心若無人可去，將導致中沙醫療團隊就此破局，出於身為人民對國家的職責與榮譽，以及學生對師長的感激與道義，再加上「大不了回宜蘭從醫」的坦然與隨遇而安，他決定放棄在臺大醫院繼續受訓升總住院醫師的機會，自告奮勇接下這個艱鉅且充滿未知數的挑戰。

1980年夏天，以臺大醫院外科部為主力的第一批臺大醫院中沙醫療團成軍，派赴吉達醫院，成員包括：一般外科游憲章[5]及周燕輝[6]、骨科黃世傑[7]及侯勝茂、心臟外科邱英世[8]及林芳郁、耳鼻喉科林凱南[9]、整形外科林靜芸[10]、眼科劉秀雯[11]，陣容堅強，幾乎可以處理大多數的外科病患。再加上由霍埠醫院轉來的內科李麗娜[12]及田蕙芬[13]、麻醉科劉漢平[14]，1980年9月14日吉達醫院（Jeddah General Hospital）啟用，不久病人數急速增多，大獲好評，甚至有沙國病人登報稱讚、感謝。臺大醫院的醫療支援持續超過10年，直到1990年7月中華民國與沙國斷交，這段醫療外交才結束。

註

⑤ 游憲章，迷你腹腔鏡手術的權威，曾經為多位名人進行膽囊摘取手術。
⑥ 周燕輝，現任新光吳火獅紀念醫院大腸直腸外科主任。
⑦ 黃世傑，台灣知名小兒骨外科權威，現任臺北市政府衛生局局長。
⑧ 邱英世，臺大醫院心臟外科兼任主治醫師，現任彰化基督教醫院心脈血管外科醫師。
⑨ 林凱南，曾任臺大醫院耳鼻喉部主任，現任耕莘醫院耳鼻喉科顧問醫師。

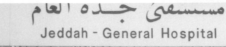

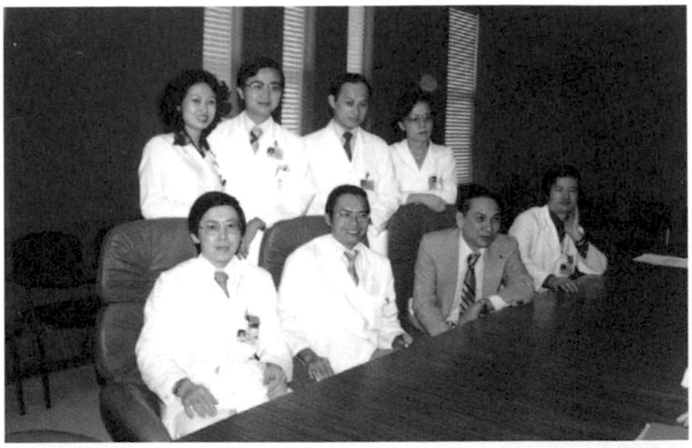

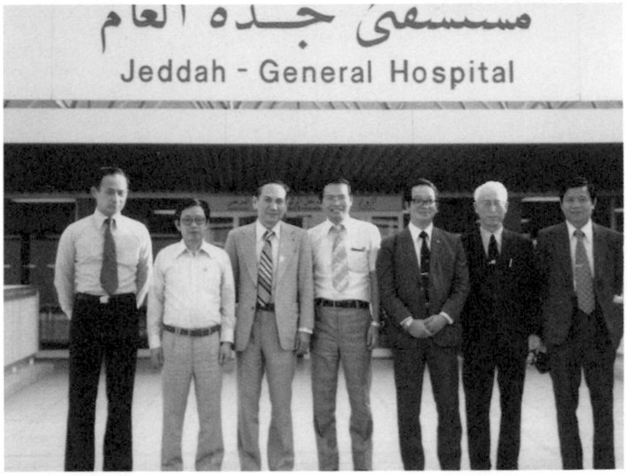

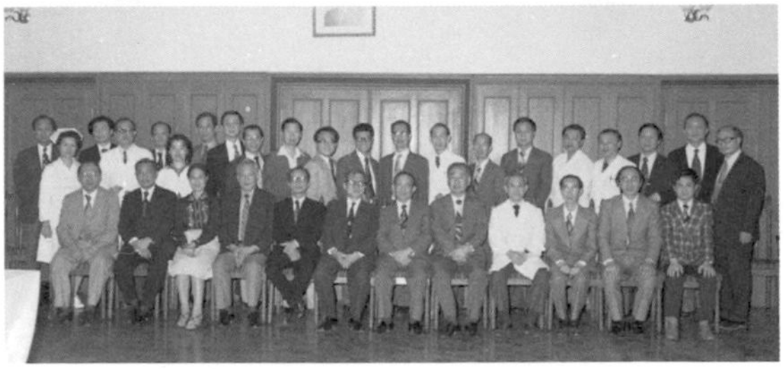

1 1980 年前往吉達醫院的第一批外科系主治醫師。
2 攝於沙國吉達醫院，左一為林芳郁。
3 1980 年 4 月 11 日，臺大醫院餐會歡送將赴沙烏地阿拉伯服務的醫療團隊。

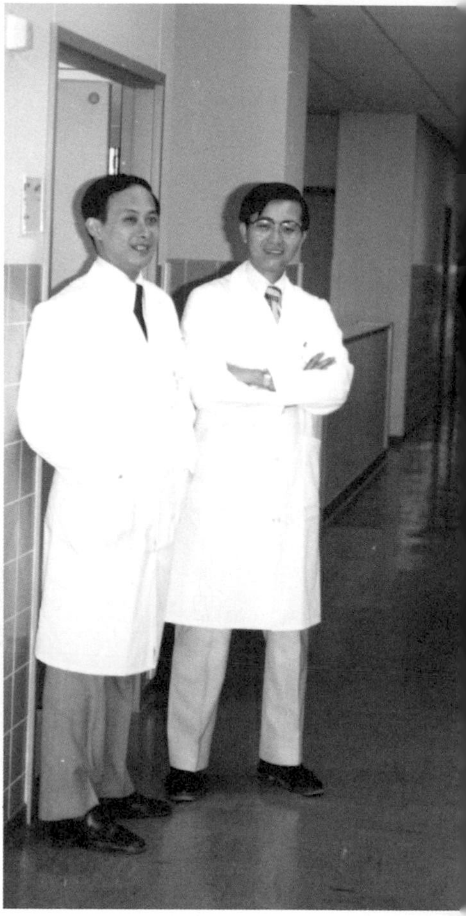

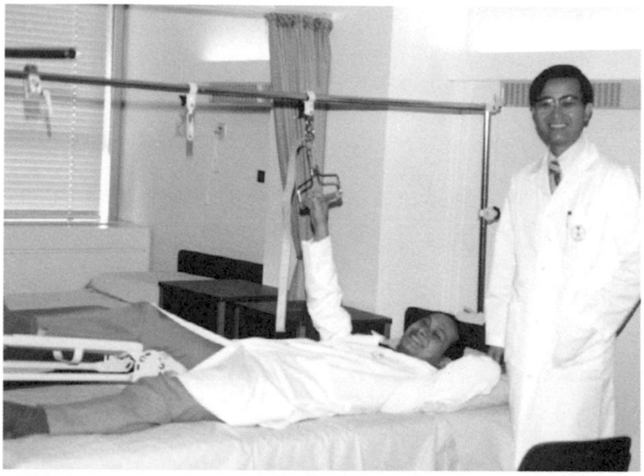

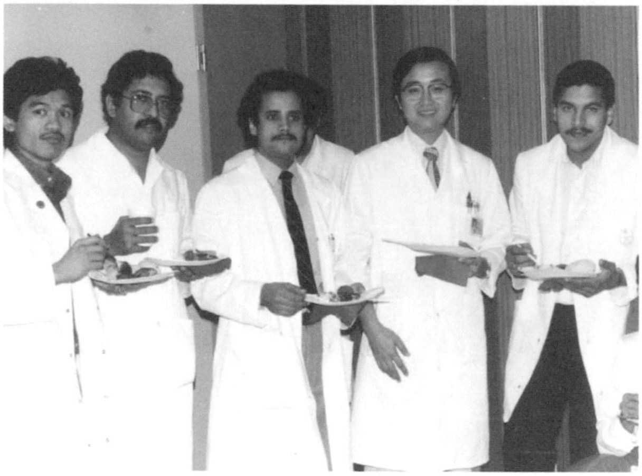

1 林芳郁（左）及侯勝茂（右）是第一批臺大醫院中沙醫療團成員。

2 1980 年林芳郁（左）及侯勝茂（右） 初抵吉達醫院，林芳郁扮演病人，讓侯勝茂練習醫療處置。

3 1980 年侯勝茂（右二）於吉達醫院，與當地醫師合影。

用實力贏得肯定，促成中沙醫療交流

林芳郁負責他最擅長的心臟外科項目，但此行不僅僅負責醫療診治，更大的目標是幫助吉達醫院建立更完整的營運、管理、人才培育的制度與標準化作業流程，並導入國際更先進的技術。

當時沙烏地阿拉伯的硬體設備已經逐漸趕上國際水準，但人才培育及醫療管理的制度都仍遠遠不足。例如藥品的分類與保存毫無章法，常常放到過期，或因為保存不當而受損。「萬事俱備，只欠東風，而我們正是那股東風，幫他們引進台灣縝密的醫院經營管理與教育制度，並帶入國際最新的技術與知識」林芳郁說。

註

⑩ 林靜芸，臺灣第一位女性外科醫師，也是臺灣整形界的先驅。
⑪ 劉秀雯，臺北市立聯合醫院第一位推動眼角膜移植之醫師，2009年「台灣醫療典範獎」得主。
⑫ 李麗娜，前臺大醫學院檢驗醫學科教授，現任輔大醫院檢驗醫學科及胸腔內科主任。
⑬ 田蕙芬，臺大醫院內科部教授，白血病權威。
⑭ 劉漢平，現任輔大醫院疼痛／麻醉科主治醫師。

第一年林芳郁前往沙烏地阿拉伯時是總醫師的身分，但沙國只有住院醫師與主治醫師的差別，所以一開始他總是被視為住院醫師，想推動許多想法以及在手術施作上，有點綁手綁腳，無法大展身手。

然而當他在第一年期滿，回臺大醫院繼續追隨洪啟仁的指導，並順利升上主治醫師，再度前往沙國，一年內便與團隊同仁一口氣開了五百個心臟手術，並且死亡率在5％以下，用實力與手術成果令沙國醫師與專家大為讚嘆，不僅在他進行手術時在旁觀摩，更對台灣的醫學人才培育與專業技術更加好奇。

他的妻子林靜芸也是中沙醫療團隊的成員，將她在歐美所學的最新整形外科技術引進沙國，進行手術時都有許多醫師在旁觀摩學習。

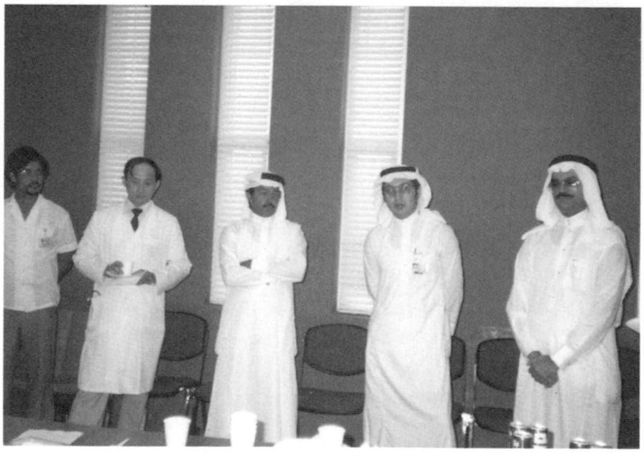

1　林芳郁（左二）與吉達醫院醫師。

建立制度、培育人才，才能真正讓民眾受益

當時沙烏地阿拉伯的醫師大部分在埃及受訓，沙國並沒有完整的醫學教育體系。但因為埃及師生的比例非常低，每位醫師受到的教育並不嚴謹，而回到醫院後的進修與培育也不完整。

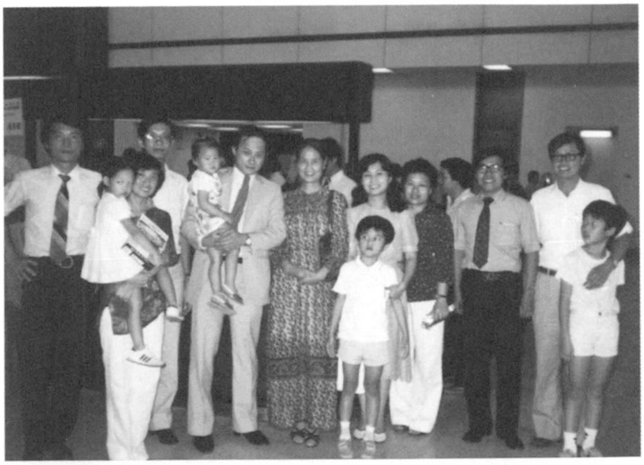

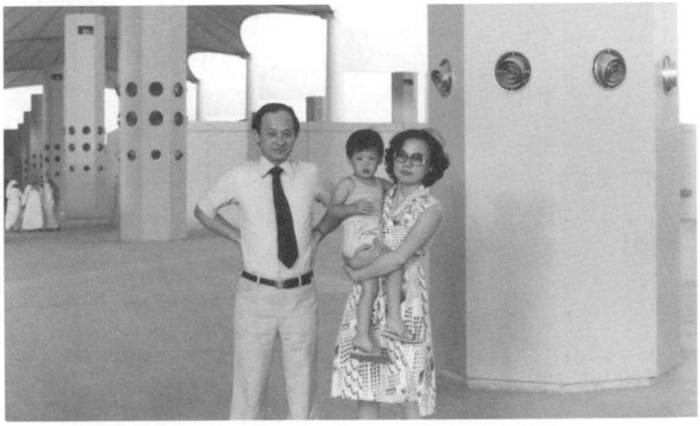

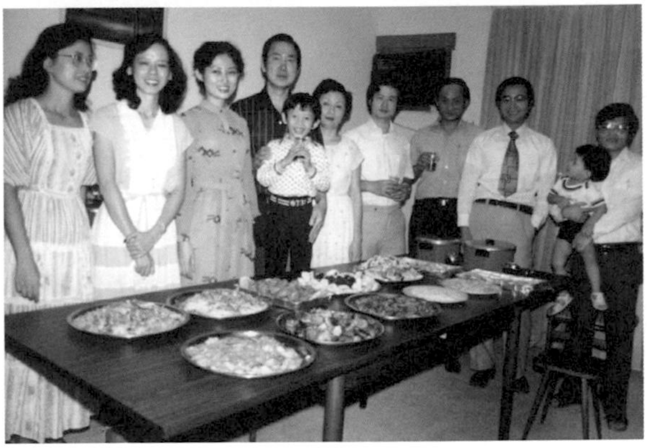

2 臺大醫院醫療團同仁至機場歡迎林芳郁回國。
3 林芳郁（左）與妻子林靜芸（右）及小孩。
4 臺大醫院中沙醫療團合影。

林芳郁說，臺大醫院醫師培訓當地的醫師時，完全比照台灣的標準化作業以及高品質水準，然而受限時間因素，無法完整培訓，「人才培育不是立竿見影的速成，但這次的中沙醫療團隊已經讓沙國看到台灣傑出的醫療實力，促成將來沙國派遣醫療團隊來台見習進修的學習契機。」

「教育是一切的基本，制度是維持運作的核心，」林芳郁強調。臺大醫院醫療團的最大目的，就是幫助沙國建立可以自主營運的醫院管理經營制度，以及提供他們更多元學習進修的機會。「這樣友好、緊密的關係，資源與人脈的連結，以及雙方合作的默契與信任，才能夠催生不僅僅是一間醫院，而是整個國家的醫療體系質變，還有機會實質幫助民眾。」

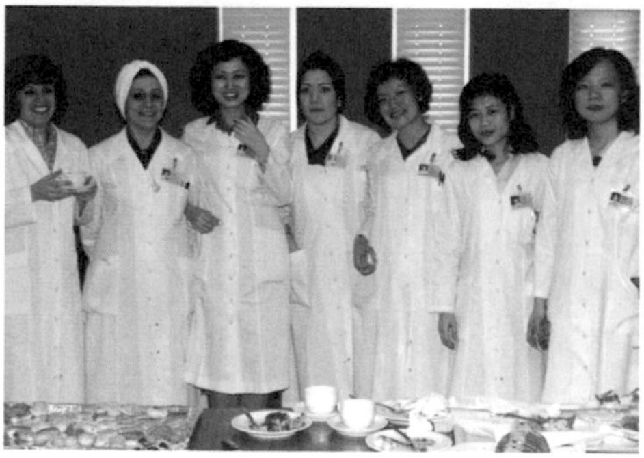

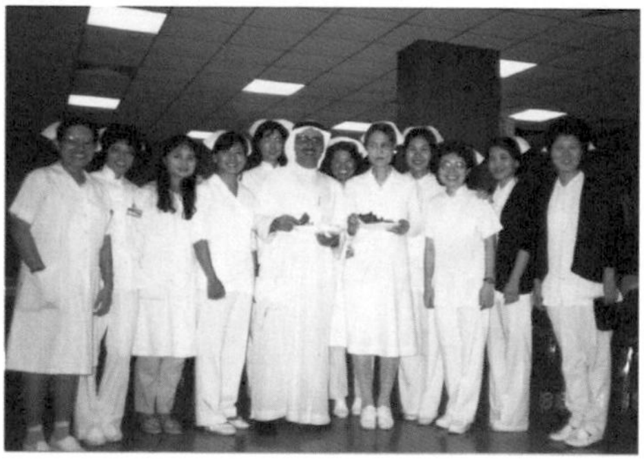

1　臺大醫院護理同仁與沙國醫師合影，攝於 1986 年。
2　臺大醫院醫師與沙國醫護人員合影。

儘管因為醫療支援的時間限制，無法撼動醫學教育體系，但臺大醫院醫療團至少促成沙國除了歐陸之外，另一個可以進修學習的機會與管道。在林芳郁回國後，沙國持續派遣醫療團隊來台進修，他也時常擔任接待者，盡力協助。

文化衝擊大，尊重、包容創造雙贏

侯勝茂說，吉達醫院的醫療主力是臺大醫院派出的醫師、護理師及檢驗師，搭配少數的埃及籍及更少數的沙烏地阿拉伯籍的住院醫師，基本上相處愉快，「因為我們很認真、很認命，在值班以及臨床需求上會超乎常理的盡責。」

最大的困難在於與病人語言的溝通，以及民俗風情的不同，所幸仰賴巴勒斯坦行政人員當翻譯及橋梁，行醫得以無礙。而臺大醫院醫療團隊也努力進修阿拉伯語，日常會話可以溝通。

沙烏地阿拉伯信奉伊斯蘭教，風俗民情與華人大不同，對臺大醫院醫療團而言也是一次次的文化體驗。「讓我印象最深刻的是文化上男女大不同，」林芳郁說，在伊斯蘭教義中，女性在服裝、言行舉止等各方面受到比男性更嚴苛的限制，例如女性在外不得展露身體的任何一部分，不像台灣女性可以自由穿著短褲、短裙，這樣在沙國將會被警察直接用警棍毆打懲處；或是女性坐公車也必須與男性分開乘坐，而女性也不得自行駕駛汽車。

「這樣的文化衝擊讓我反思的是，面對不同的價值觀與思維，能先認識、了解對方，產生退一步的尊重，再做出因地制宜的調整，」他說，就像在治療病人時，如何因應對方所熟悉的語言、用他可以接受的方式，達成自己診治的醫療目標，「這

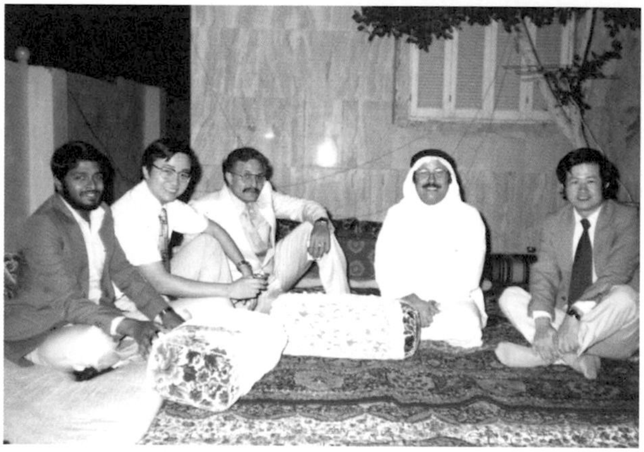

1 侯勝茂（左二）及黃世傑（右一）與沙烏地阿拉伯的友人合影。

才是一個醫生應該要有的彈性與智慧，而不是一味堅持己見，想要強行指導或控制對方，反而會激化衝突。同樣的，日後當我擔任不同醫院的院長期間，也是一樣運用這樣的彈性與包容，尊重每一間醫院不同的文化以及體制，才能找出對醫院最好的管理方式提升醫院的品質。」

共用杯子喝飲料，尊重不同風俗

臺大醫院前院長、心血管中心顧問醫師陳明豐也曾是中沙醫療團成員，他在沙國看的病人多半是心臟病跟高血壓，相對上來說是一般常見的疾病。當地很多人是近親通婚，其他團員就發現很多相關疾病。

「我們做事的想法和模式跟外國醫師一定不一樣，如何在醫療上磨合，是很重要的事情。例如雙方對病人的醫療處置可能不同，國內醫師彼此很好溝通，但跟國外醫師合作時，責任歸屬就要注意。」

他對當地風土民情至今印象深刻。剛到沙烏地阿拉伯的時候，他看到阿拉伯男人都是頭戴白色小帽子，身穿白色長袍形衣服，很像以前在初中高中歷史課本上看到古代人的相片，一時之間覺得自己是不是回到從前了。在機場看到阿拉伯婦女都是頭戴蒙面紗，只露出眼睛，身穿黑色罩袍，幾個人一起蹲著，感覺很震撼。後來看久了比較習慣，情緒才逐漸平緩下來。

他記得，有一次沙烏地阿拉伯的皇族到醫院來參訪，醫院院長率領一級主管在院長室會議室，很大、很氣派的地方迎接，主管依序排列，醫院的人員拿著一個杯子，裡面裝著類似阿拉伯飲料，好像是薑之類的東西，不是酒，從皇族貴客喝第一口，然後傳給院長喝第二口、第三口，傳到台灣醫師喝的時候，杯子已有很多人碰過，「那時候覺得非常非常尷尬，不知道怎麼辦。勉強很有技巧地碰一下杯子，盡量不讓嘴唇碰到杯子，這是印象非常非常深刻的一件事。」之後還有幾次類似的情形，每當有阿拉伯貴客來，就會請主管去跟貴客見面，輪流用同個杯子喝飲料，這類似寒暄或彼此表達敬意，這是阿拉伯的習俗，雖然台灣醫師不習慣，但盡量尊重。

久旱逢甘霖，民眾淋雨狂歡

第二件令他難忘的事跟下雨有關。在台灣，下大雨時大家一定都趕快避雨，可是沙烏地阿拉伯多數地區炎熱乾燥，民眾期盼雨水滋潤，如果下大雨，民眾都非常高興，跑到大街上、房子外面，仰天大喊大叫，非常興奮。

他曾去參觀沙烏地阿拉伯另一個大城中跟石油產業相關的工業大學或是技術大學。學生的座位中央用隔板隔著，男女生分坐兩邊，彼此看不見，嚴格遵守「男女授受不親」的風俗。

他曾在購物時碰到穆斯林的祈禱時間，大約是下午4點多到5點多，大概半小時左右。祈禱時間一到，就會聽到祈禱音樂「ＯＥ……」響起，這時商店都要關門，顧客都被趕到街上，等祈禱時間結束，再開始營業。老闆說如果不這麼做，宗教警察會來查看，被抓到就算犯罪。但是在醫院看診倒是沒有這個問題，遇到祈禱時間不必暫停門診。

什麼病都看，練出全才

吉達醫院草創時期，醫師人力有限，也沒有分次專科，人人都要是全才。

新光醫院顧問、眼科醫師劉秀雯，當年與丈夫侯勝茂一起參與中沙醫療團，她回憶：「在臺大醫院，遇到青光眼的病人，就轉給擅長看青光眼的醫師；角膜的問題就轉給看角膜的醫師；視網膜病變也有擅長視網膜的醫師，可是在沙烏地阿拉伯，什麼病都要自己來。她還記得曾跟耳鼻喉科醫師林凱南合作完成通鼻淚管的手術，每個醫師都變得十項全能，訓練自己什麼都要會。」

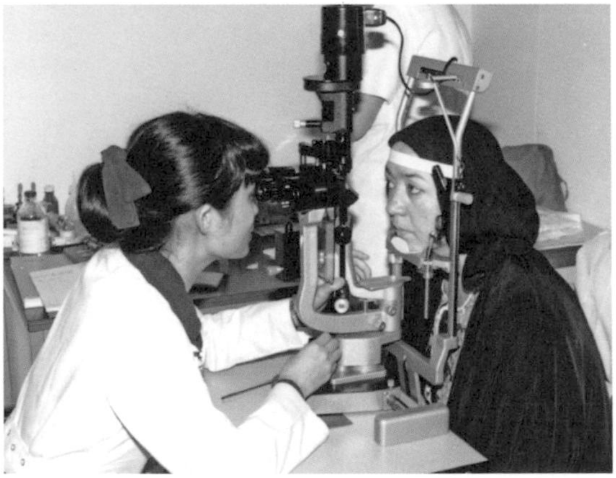

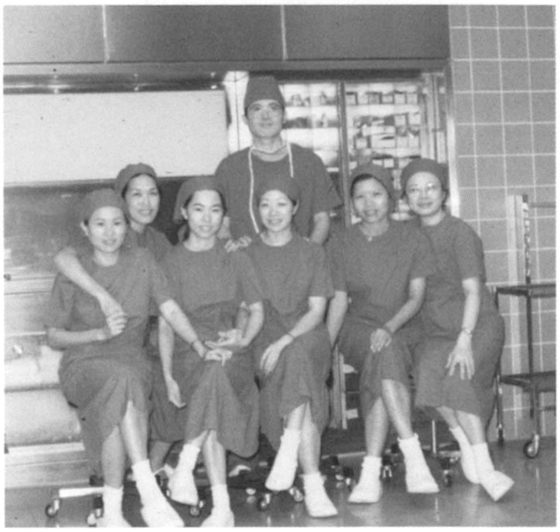

1 1982 年林凱南（後）與醫療團同仁於手術室內合影。
2 劉秀雯（左）看診。

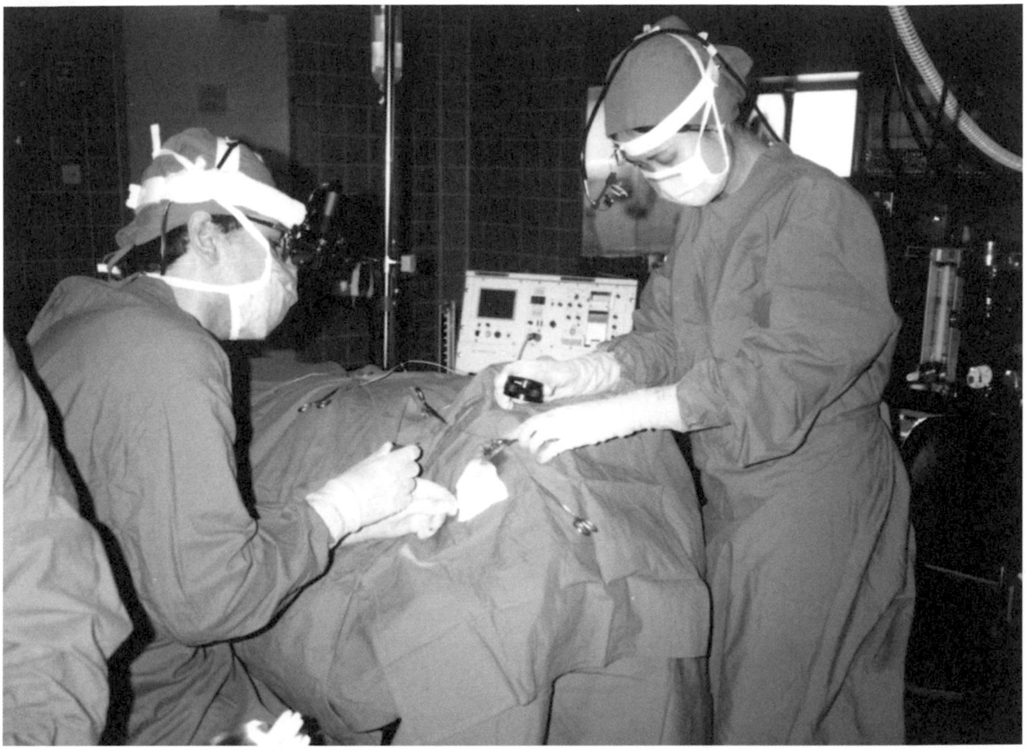

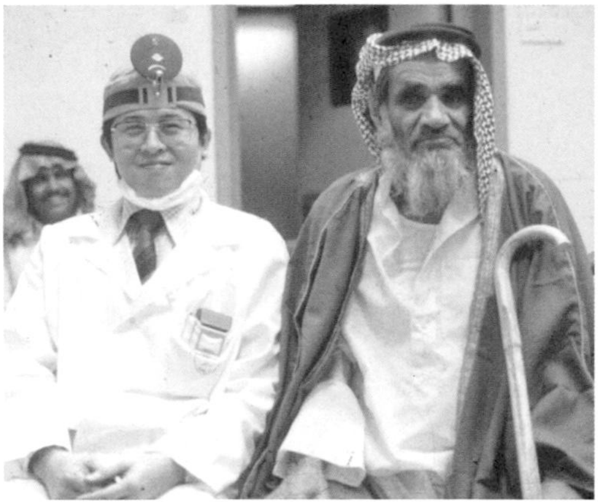

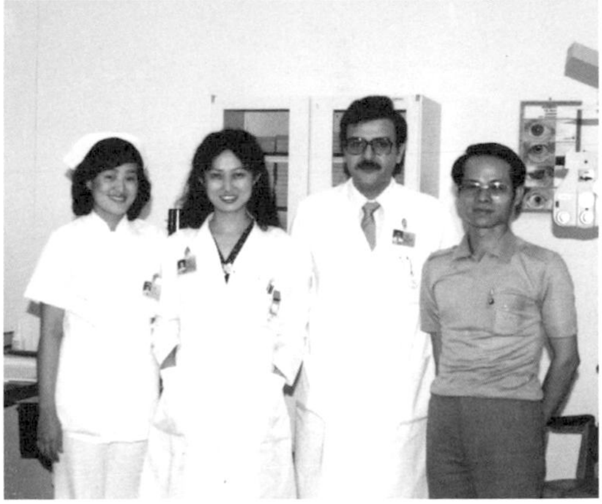

3 吉達醫院眼科初創設置。
4 劉秀雯、蘇玲華（左二、左一）在診間與沙國醫師合照。
5 林凱南與遠來看病的部落長老在診間合照。

對年輕醫師而言，這樣「一人分飾多角」般的磨練十分辛苦，但事後看來彌足珍貴。劉秀雯回台後到臺北市立聯合醫院仁愛院區擔任眼科主任，一開始也是什麼病人都看，多虧了在沙國的經驗，讓她能夠很快進入狀況。

「聯合國」般的環境，年輕醫師快速成長

臺大醫院心臟內科主任陳文鍾在1986、1987年赴沙烏地阿拉伯支援醫療，當時中沙醫療交流已進行了9年，所以對當地的狀況、醫療需求已經比較清楚。

陳文鍾那時才31歲，剛在臺大醫院完成住院醫師訓練，就突然到異國工作一年，開始講英文、學阿拉伯文。「到了沙烏地阿拉伯，我服務的內科事實上是個『聯合國』，醫師的國籍大概超過10個以上，但是我們中華民國去的算最大的『集團』，

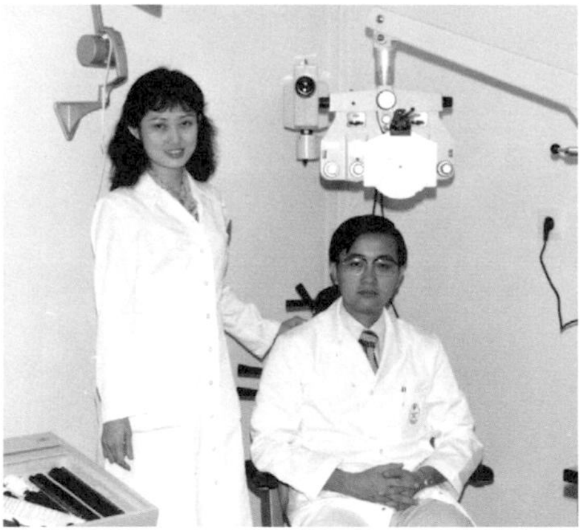

1 劉秀雯（左）與侯勝茂（右）在眼科診察室。

其他還有菲律賓、蘇丹、埃及、巴勒斯坦、印度、喀什米爾、巴基斯坦等，結構非常複雜，但臺大醫院醫師確實是裡面的重要角色。」

在「聯合國」般的環境工作，讓年輕的他快速成長。「我們去支援的基本上都是區域醫院，類似台灣的中型醫院，病人多，但醫師大概只有１００多人，臺大醫師差不多20幾人，每個人都要能獨當一面。我並不是只有當心臟科醫師，而是內科醫師兼心臟科醫師。也就是說，所有內科病人我都要看，有些特別有心臟病的再照會；我要看一般門診的心臟科門診，也要做超音波，還要顧加護病房。」

「阿拉伯的醫療制度跟台灣截然不同，」陳文鍾回憶。醫院的預算來自於國王、王室的補助，因為阿拉伯的主要收入來自石油，石油歸王室，所以王室就把部分收入捐給醫院。王室給的是總額預算，比如東部的省分每一季多少預算，所以病人不能自行任意轉診。如果醫師覺得力有未逮，覺得病患需要開心手術，只能到首都利雅德（Riyadh）去，那麼醫藥費要由原醫院所在的省分出，必須經過院長同意；可是如果病人自己去利雅德就醫，就必須全部自費，因為他本來不是利雅德人，這是很嚴密的轉診制度。

但沒有完美的制度，每個制度都有優缺點。陳文鍾說，阿拉伯的醫療制度到了每一季季末，就會出現一些特殊現象，比如病人的降血壓藥吃完了，但醫院的預算也已用完，所以只好從藥庫中找出另外一種藥給患者；病人需要的某種抗生素沒庫存了，只好改用其他種類的抗生素，甚至可能連很便宜生理食鹽水都沒有，只好用食鹽水加2.5％的葡萄糖水。「它是一個標準的、由王室統籌的醫療體系，不符合給付標準的人都不給付，即使符合標準，可以給付，但預算也有限。到了季末沒有錢，也沒人管。」

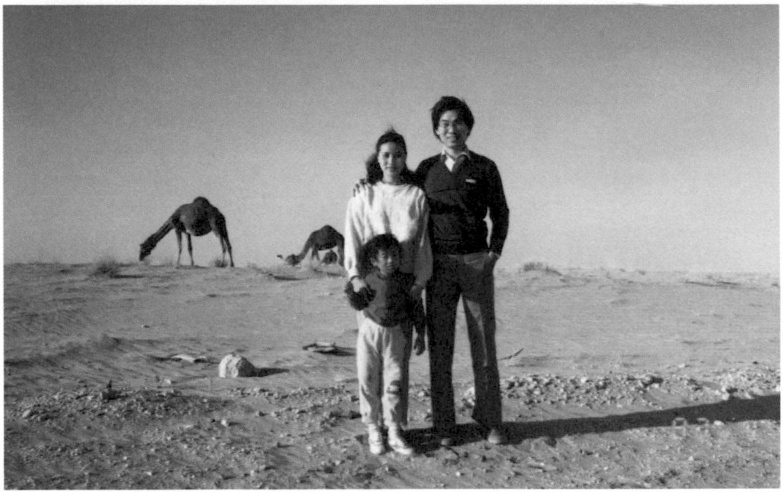

接觸歐洲醫學發展，拓展視野

「在適當的舞台，打出漂亮的仗。」侯勝茂這樣形容臺大醫院中沙醫療團。這段援外經歷不但帶給年輕醫護人員特別的異國行醫經驗與回憶，更培養了他們的世界觀，擴大了視野。他說，那時醫學生的老師不是留日就是留美，每年參加學會舉辦的研討會或進修，引進新的知識，但對歐洲的醫學發展相對陌生。

他第一次在沙烏地阿拉伯的一家貴族醫院看到德國醫師 Dr. Ganz 受邀來開骨科的刀，術前已經在紙上完全規劃好手術方法及

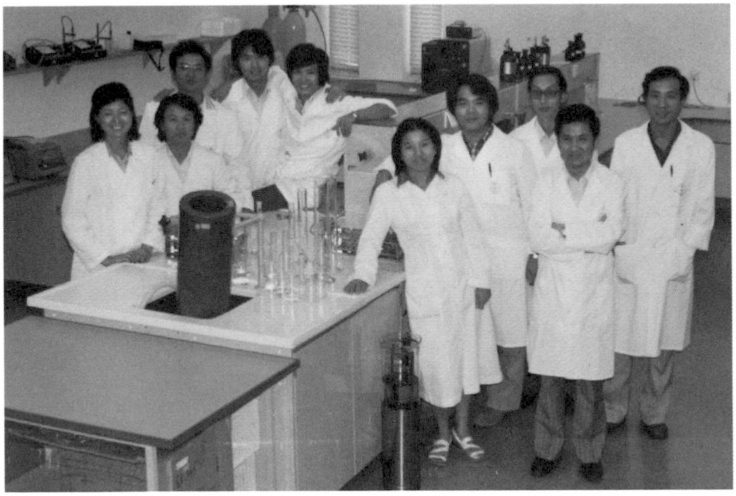

1 陳文鍾（右）與家人攝於沙國。
2 臺大醫院醫療團極獲好評，沙國不斷要求增加各類醫事人員及人數，照片為醫療團攝於檢驗生化室。

固定骨折的釘子、骨板位置，很像德國人擬的作戰計畫，非常精細、嚴謹。那時他才知道，瑞士有一骨科學術團體（AO）在研究骨折內固定方法。

1982年，他是台灣第一批自費去瑞士達佛斯（Davos）受訓，並加入AO研究學會的醫師。「沙烏地阿拉伯的行醫讓我接觸到歐洲學派的精華，也一直合作到現在，所以到沙國行醫大大擴展了年輕醫師的視野。」

學習承擔責任，從醫師蛻變為經營者

在沙烏地阿拉伯的經驗，是訓練一位醫師蛻變成經營者的過程。

林芳郁分享：「我不僅學會了一個好醫生需要的勇氣與毅力，更學會一個經營者需要的擔當與視野格局、管理上需要的制度與智慧、領導上需要的人和與尊重。這一切的收穫，都是奠基在『把眼前每件事都盡力做好』的基礎上，事事但求盡力而為，而且無愧於心。」

有了這段經驗，他回台後不僅跟隨老師前往桃園協助醫院的成立，也讓他在後來擔任臺大醫院、臺北榮民總醫院、亞東紀念醫院這三家醫學中心的院長時，有更大的胸襟與更前瞻的視野，帶領同仁一起為民眾打造更健康的醫療環境。

陳明豐後來也成為臺大醫院院長，任內與越南、蒙古國，甚至法國等國的多家醫院簽下合作備忘錄，陸續推展很多計畫案，NTUH-HOPE醫療交流計畫從越南開始，陳明豐還親自到越南主持啟動儀式；也曾去韓國、日本了解他們推動國際醫療的模式。

陳明豐強調，臺大醫院推動的國際醫療交流，與一般義診不同。「我們希望醫療交流能往比較長遠的方向走，所以很著重代訓外籍醫事人員，讓他們來臺大醫院學到基

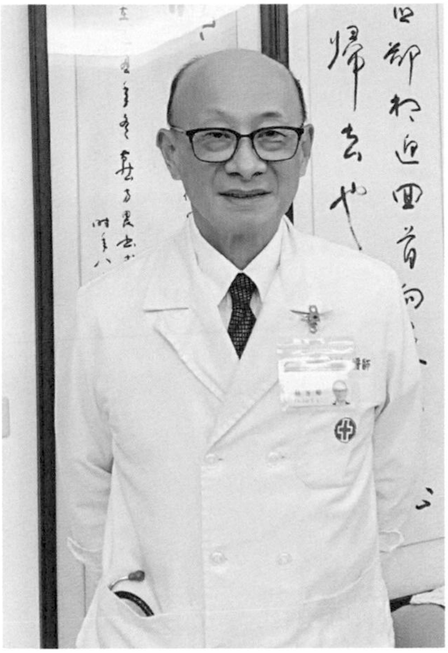

1 在沙烏地阿拉伯行醫的經驗，讓林芳郁學習從醫師蛻變為經營者。

本技術、處理疾病的基本能力，還有文化與精神，回國後才能造福當地民眾。」

當院長支持國際醫療交流，從上而下發揮影響力，院內醫師也會願意參與。「年輕人到外面的世界看一看、跟不同背景的人接觸，是很好的經驗。我一直很鼓勵醫師出國進修或參與國際醫療交流，」他年輕時前往沙國行醫的經驗，影響深遠。

侯勝茂則深深體會醫療外交的重要。「健康是基本人權，別人可以用政治否定我們國家的存在，但不能抹滅我們對別國人民的愛，不容忽視我們對世界健康的貢獻。」他說。所以他在

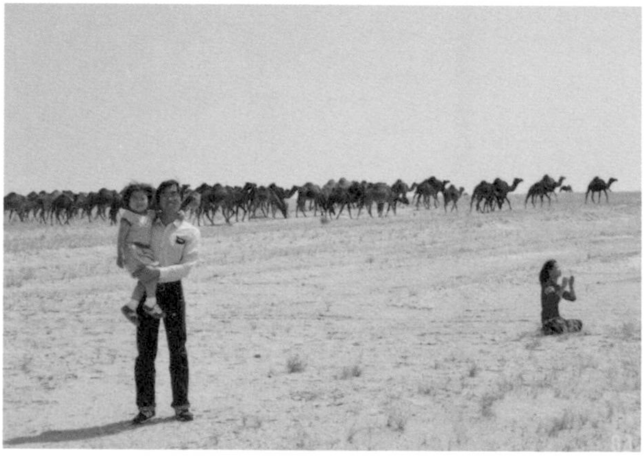

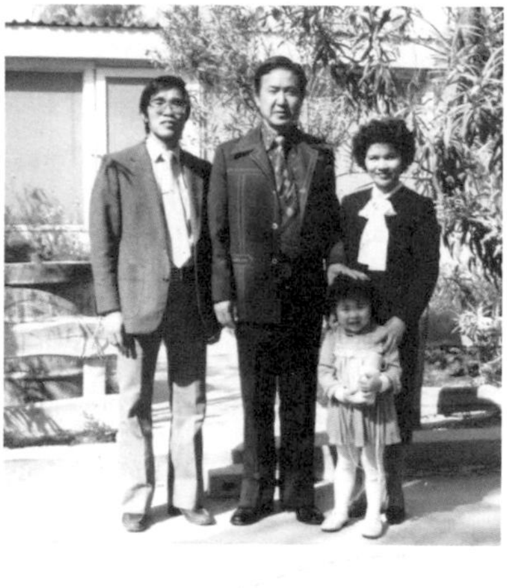

3 | 2 | 1

1 陳明豐及家人與莊哲彥（左二）攝於沙國。

2 陳明豐與家人在沙烏地阿拉伯巧遇駱駝群。

3 2020 年 10 月，侯勝茂（左）與劉秀雯（右）受訪時表示，參與沙國醫療的經驗彌足珍貴，藉此也感受到醫療外交的重要。

擔任行政院衛生署署長時，2006年與外交部成立臺灣國際醫衛行動團隊（TaiwanIHA，Taiwan International Health Action），平日養兵於民，當鄰近國家有公衛或災難問題，可以馬上出國給予援助。「這些國際醫療人道援助，很少人會拒絕，也贏得國際友人的稱讚。記得我任內有幾個較大的出團記錄，如2006年印尼、2007年秘魯、2008年厄瓜多。」TaiwanIHA目前仍執行中。

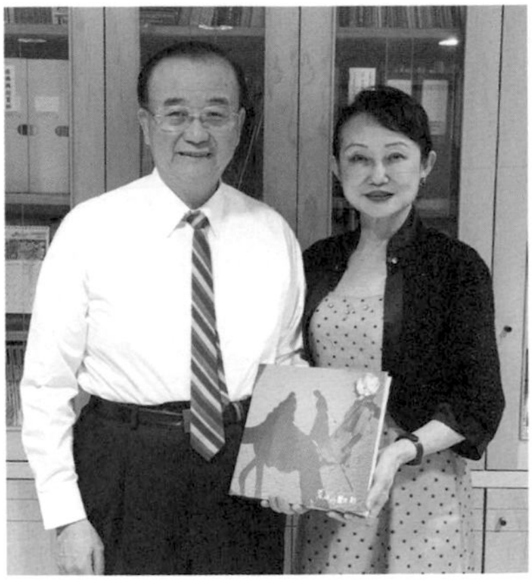

他建議每位主治醫師在一生的行醫歷程中，利用適當時間去海外或偏鄉服務，接受不同刺激，展現寬廣的視野，一定會有收穫。

【參考資料】

《臺大醫院與中沙醫療團》，侯勝茂著，《景福醫訊》第36卷第8期，2019年8月。

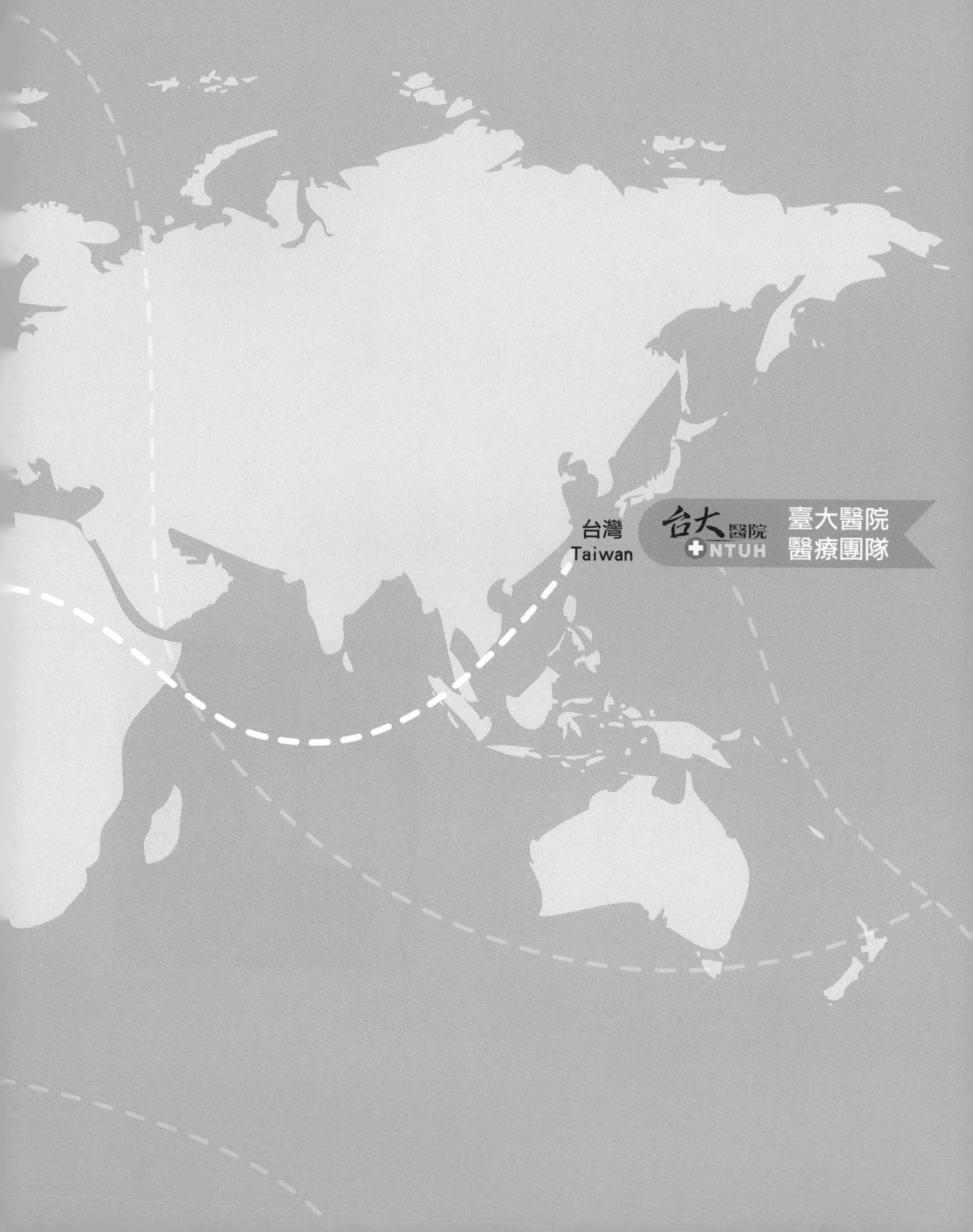

台灣
Taiwan
台大醫院
NTUH
臺大醫院
醫療團隊

Part 3

新時代國際舞台增輝

越南

Vietnam

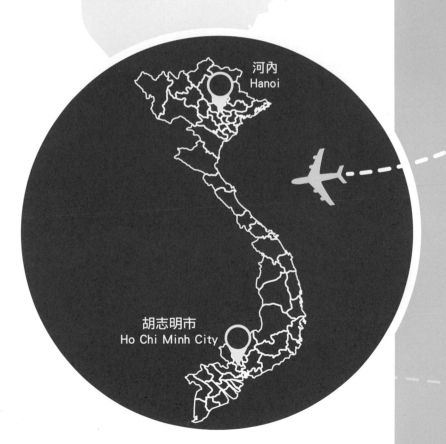

臺越醫療服務大事紀

1992 年

◆ 協助完成越南首例腎臟移植。

1995 年

◆ 協助完成越南首例骨髓移殖。

2007 年

◆ 協助完成越南首例成人活體肝臟移植手術。
◆ 舉辦「捐書到越南──越讀越感動」活動，共募得 2,446 冊英文醫護書籍及雜誌寄送給胡志明市大學醫學中心。

2008 年

◆ 2008-2009 年依照越方有興趣的主題展開各科遠距視訊教學，主題多元，越南醫師也藉此轉介多位複雜病症個案至臺大醫院就醫。

2010 年

◆ 開始 NTUH–HOPE 臺越醫療交流計畫，持續到 2013 年。
◆ 協助越德醫院完成第一例腎動脈支架手術。

2011 年

- 協助國立兒童醫院完成越南第一例表皮裂解水疱症病人的骨髓移植治療。
- 協助越德醫院完成該院首例成人心臟移植及首例屍肝移植。

2018 年

- 衛生福利部全球外科種子醫師培訓計畫。
- 越德醫院的醫師受訓返國後，完成越南醫療史上第一例由該國醫療團隊獨立執行的肺臟移植手術。

2019 年

- 越德醫院的醫師於臺大醫院受訓返國後，完成越南首例不插管麻醉肺葉切除手術。
- 代訓越南醫事人員：截至 2019 年底，共有 146 位越南醫事人員至臺大醫院代訓，涵蓋越德醫院、順化中央醫院與白梅醫院的心臟移植團隊及越德醫院的心臟移植團隊、肝臟移植團隊與肺臟移植團隊。

迄今持續交流中

越南 *Vietnam*

1990年代，政府倡導「南進政策」，臺大醫院也開啟了與東南亞國家進行醫療交流的新頁。

器官移植是20世紀醫學上的重要突破，器官衰竭的病人有機會重獲新生。移植醫學發展已超過半世紀，正朝向「每個器官都能換」的目標前進。

1968年5月27日，臺大醫院李俊仁①及李治學②兩位醫師完成台灣第一例，也是亞洲第一例腎臟移植手術，為移植醫學奠定基礎，造福無數病患；1992年，李治學更應邀赴越南，協助完成首例活體腎臟移植，將台灣的醫療技術輸出國外，救治更多人；1995年，陳耀昌③與林凱信④兩位醫師再協助越南完成首例骨髓移植。

1993年，陳耀昌先到越南胡志明市的輸血及血液醫院演講，分享台灣骨髓移殖的經驗，後來對方派了醫師、護理師及技術人員各1人來台受訓1年，陳耀昌也在2、3年內頻繁往返台灣與越南，演講、教學超過10次。

註

① 李俊仁，亞洲第一位完成腎臟移植的醫師，被譽為「台灣器官移植宗師」。

② 李治學，應越南政府衛生部邀請主持越南首次活體腎臟移植。

③ 陳耀昌，著名血液疾病專家，於1983年完成台灣第一例的骨髓移植。

④ 林凱信，兒童血液腫瘤先驅、骨髓移植之父。

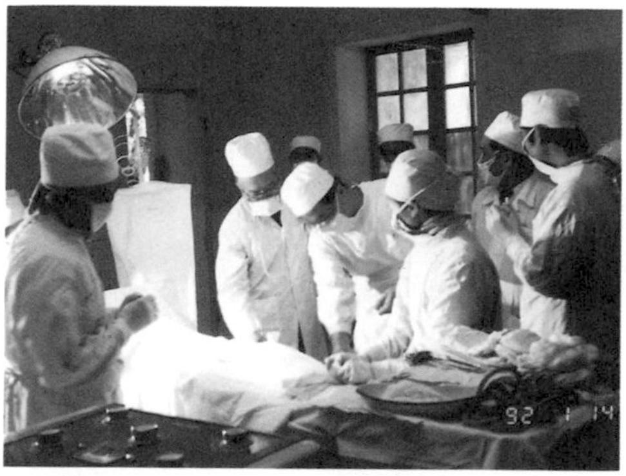

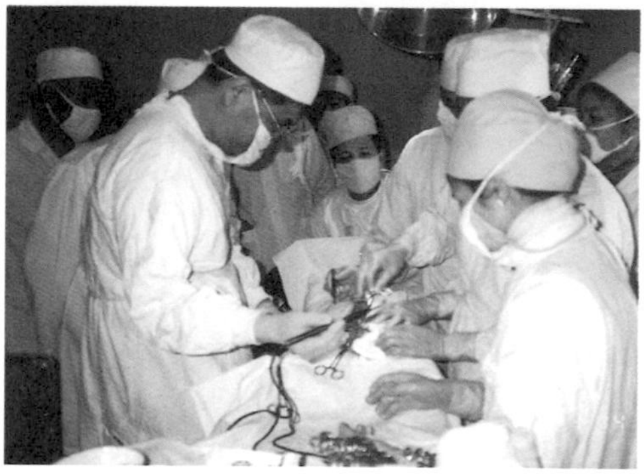

1、2 1992年李治學（上圖右六彎腰者、下圖左三執電燒器者）協助越南完成首例活體腎臟移植。

1995年夏天，臺大醫院骨髓移植團隊輪流到越南，與對方合作完成了3例骨髓移植。當年來台受訓的醫師 Nguyen Tan Binh 後來成為醫院院長，該院也愈來愈有能力自力完成移植。

世界衛生組織（WHO）將骨髓移植視為一個國家在醫療衛生領域進步的指標，2011年越南曾獲選為第一屆初起步國家（emerging countries）骨髓移植會議的主辦國。「越南的骨髓移植是台灣去教出來的，」陳耀昌說。

「你愈是願意傾囊相授，他們愈尊敬你、更願意學習，將來幫助更多病人，」林凱信分享與越南醫護人員交流的心得。

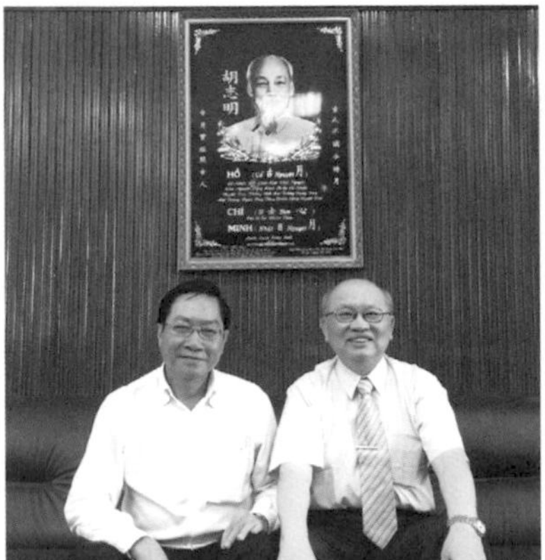

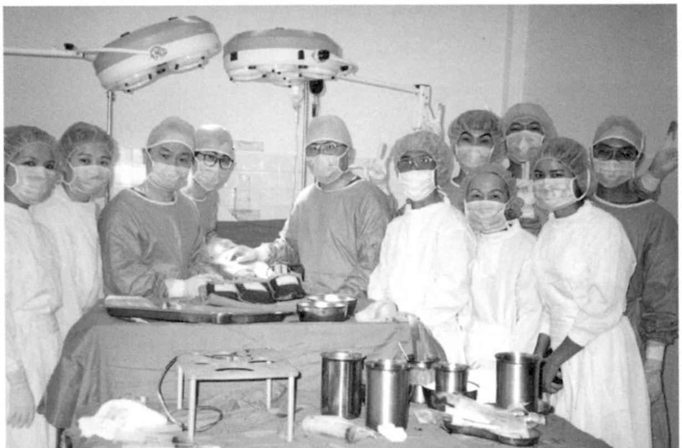

1　1995 年陳耀昌（左五）、林凱信（左三）協助越南完成首例骨髓移植。
2　陳耀昌到越南胡志明市演講，並與當地醫療人員交流。

台灣醫療實力堅強，國際交流開步走

臺大醫院國際醫療中心首任執行長林鶴雄⑤指出，由於人口結構改變，醫療產業已成為本世紀重要的產業，台灣已培育相當優秀的醫療相關人才，醫療技術達世界水準，加上有效率的醫療服務經驗，醫療產業可望發展為國家的核心競爭能力。

在鄰近國家中，越南當地醫療水平較為落後，但經濟近年快速發展，國民生活水準不斷提升，外商（包括台商）進駐越南人口眾多，對醫療的需求日益迫切。

2004年越南台商透過當時行政院經濟建設委員會，邀請臺大醫院到越南設院，院方兩度派遣小組前往考察，評估認為臺大醫院若能與民間資金合作，在越南籌建台越醫院，配合政府產業南進政策，結合越南的資源，建構一所東南亞最先進、高品質的醫院，一方面提供台商高品質及合理價位的醫療，一方面將台灣優質又有效率的醫療推展到國際，是值得發展的事業模式。

註

⑤ 林鶴雄，亞東紀念醫院婦產部專任主治醫師。

當時前院長林芳郁將國際醫療列為院務發展方向之一，2005年11月14日正式揭牌成立「國際醫療中心」，專責發展國際醫療服務及國際醫療交流，成為國內第一間設有國際醫療中心的醫學中心。

雖然因為種種原因，後來台越醫院計畫中止，但臺大醫院與越南仍以其他形式長期進行醫療交流，2005年獲行政院衛生署（現為衛生福利部）補助辦理「臺越醫療交流計畫」，執行了多項交流活動，陸續與9間越南具代表性的醫院簽署交流合作協議書。

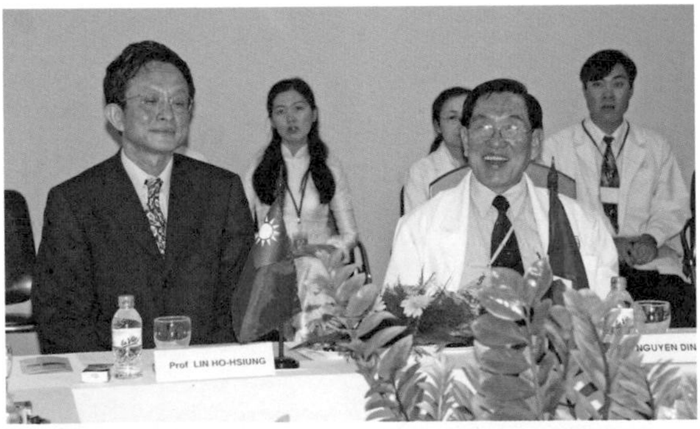

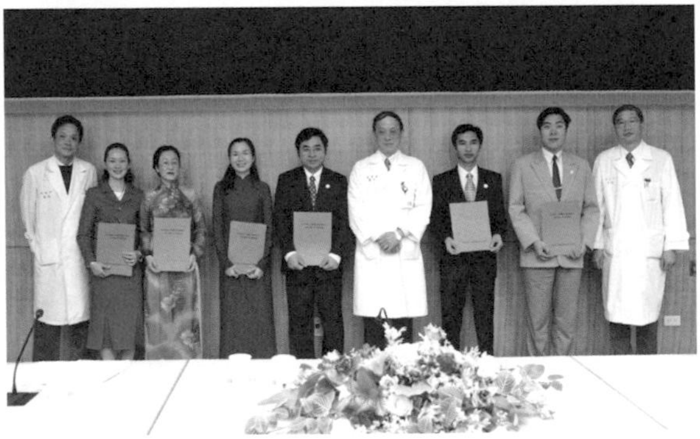

1 2005年11月，臺大醫院與胡志明市大學醫學中心之交流會議，左為林鶴雄，右為該校校長兼院長 Prof. Hoi，他在越南衛生界舉足輕重。

2 2005年12月，胡志明市大學醫學中心6位醫護人員至臺大醫院受訓期滿，由當時院長林芳郁（右四）親自授與證書。

臺大醫院技術轉移，越德醫院成為越南移植醫學重鎮

移植醫學被稱為「火車頭醫學」，除了內外科，也涵蓋免疫學、感染學、病理學、藥理學、生理學等領域，必須跨領域合作；術後加護病房的照顧則攸關預後；還有器官移植協調師、社工師的角色也十分重要，這樣才能提供病患完整的照顧，不只順利移植器官，更要延長存活時間，提高生活品質。

越南的腎臟移植做得幾乎比台灣還多，因為在那裡洗腎沒有健保、需自費。長期洗腎的開銷非常可觀，因此病人有機會自然會選擇腎臟移植，一勞永逸，也因此越南腎臟移植的數量頗多。

但肝臟移植則不然。「肝臟移植在越南發展得非常晚。他們的醫師雖去過國外學習肝臟移植，但缺乏實際經驗，所以還需要國外的專家幫忙跨刀、分享經驗。但以往其他國家的支援往往在手術後就結束，並沒有將技術完全轉移，」專長肝臟移植的臺大醫院創傷醫學部主任胡瑞恒說。

越德醫院（Viet Duc University Hospital）位於首都河內市，專長外科，為越南黨政高層就醫的首選醫院，積極與臺大醫院交流，也有心發展移植醫學。2007年越南第一例成人活體肝臟移植，就是由李伯皇⑥教授率領臺大醫院肝臟移植團隊（共17人）協助越德醫院完成，這是繼1995年陳耀昌及林凱信兩位醫師協助完成越南首例骨髓移植以來，相隔12年又在越南完成的創舉。這次的成功，越南相關媒體也廣為報導，成為該年度越南醫療衛生的重大成就，大大提升台灣與臺大醫院在越南的知名度與形象。

2011年，臺大醫院再次派遣醫療團隊協助越德醫院完成該院首例成人心臟移植及首例大愛捐贈肝臟（屍肝）移植，手術順利，病人恢復情況良好，而該院如今已是越南移植醫學的重鎮，肝臟移植的經驗甚至可以輸出給東南亞其他國家。「越

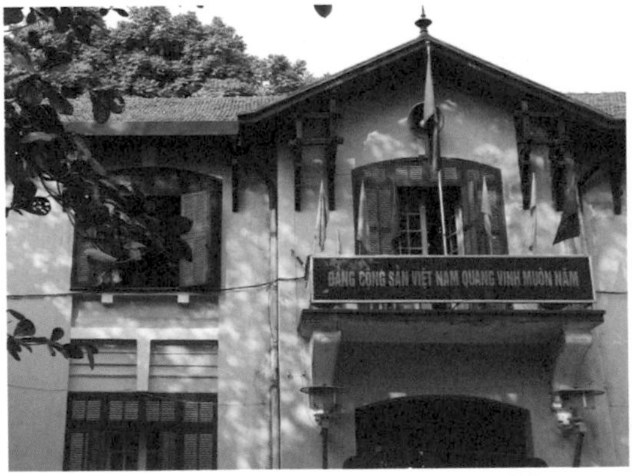

1　越德醫院外觀。

1

南的器官移植發展，台灣是很重要的帶動者。包括早期的腎臟，後來的肝臟、肺臟、心臟移植，都是由臺大醫院扮演扶持的角色，」胡瑞恒說。

病患重獲新生，視臺大醫院醫師為貴人

如果採大愛捐贈，通常是因捐贈者發生意外、被判定為腦死，在情況緊急下完成移植手術，但意外何時發生無法預料，所以臺大醫院團隊如果要示範或教學，都是用活體肝臟移植，因為時間可以預先安排。臺大醫院協助越南完成的頭幾例肝臟移植都是活體移植。

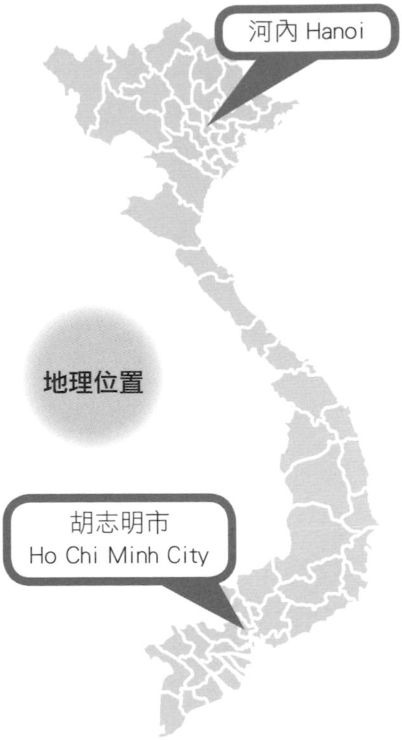
河內 Hanoi
地理位置
胡志明市
Ho Chi Minh City

註

⑥ 李伯皇，肝臟移植權威，2014年榮獲第24屆醫療奉獻獎。

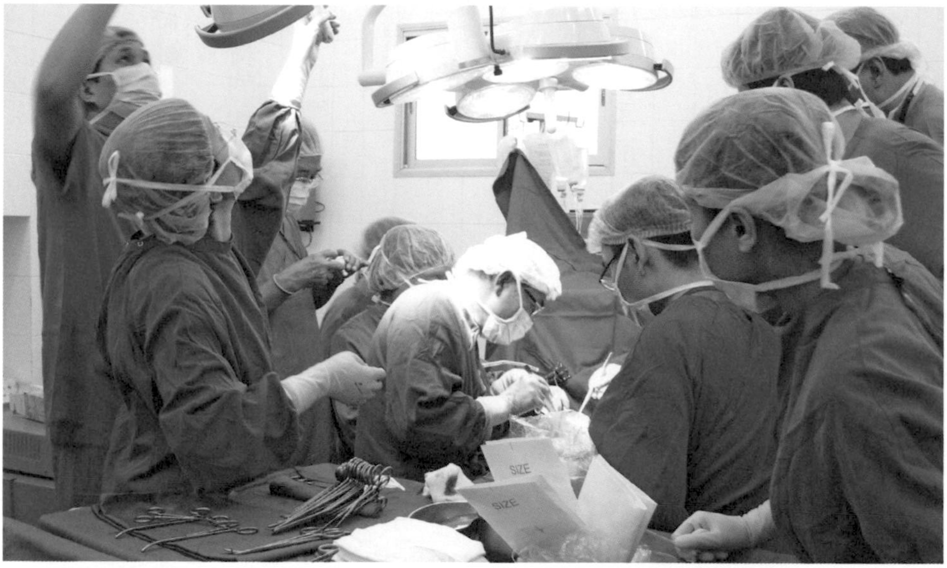

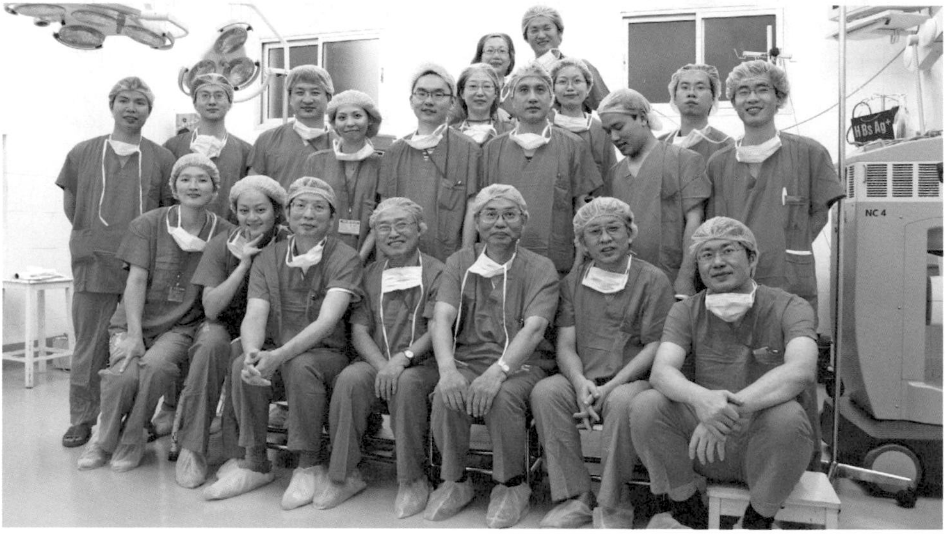

1 2

1 2007 年協助越德醫院完成越南首例成人活體肝臟移植（中間執刀者為李伯皇）。

2 術後臺越雙方醫療團隊合影（第一排右邊第二位為越德醫院阮進決院長，第三位為臺大醫院李伯皇，第四位為越南外科醫學會宋理事長，第五位為臺大醫院胡瑞恒）。

早期台灣需要移植肝臟者多為肝硬化病人，越南也一樣。肝癌也會考慮移植，但是僅限早期肝癌。胡瑞恒還記得，臺大醫院協助越德醫院的第一例移植病患是一位40、50歲的女性，先生捐贈部分肝臟給她。「活體捐贈肝臟移植的難度比大愛捐贈高，」他解釋，首先，活體捐贈需要兩組醫護人員，捐贈者一組，受贈者一組；其次，肝臟活體捐贈必須要顧慮到捐贈者的安全。大愛捐贈因捐贈者已腦死（醫學上視為死亡），捐贈時是摘掉整個肝臟，手術時比較沒有顧慮。整個肝臟拿下來，血管等各個構造都很大、很完整，手術技巧上相對比較單純；但活體移植只拿下差不多一半的肝臟，結構比較小，手術技術上比較困難。現在越南已可以自行完成大愛捐贈的肝臟移植手術，但活體捐贈部分還是希望一、兩位臺大醫院醫師跨刀合作完成。

2011年，臺大醫院團隊又協助越德醫院完成首例大愛捐贈肝臟移植。病人是越南一位企業家，在美國出差時吐血，先在當地治療，治療後又發生一些病症，回到越南後繼續求醫，最後接受器官移植。直到現在，這位病人每年都還來臺大醫院接受追蹤檢查，更視替他動手術的胡瑞恒為貴人。

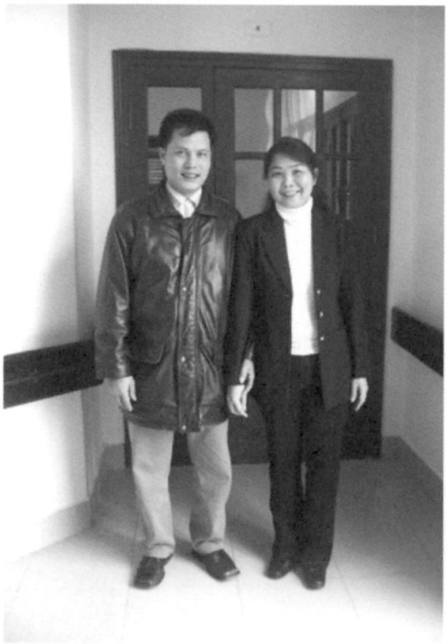

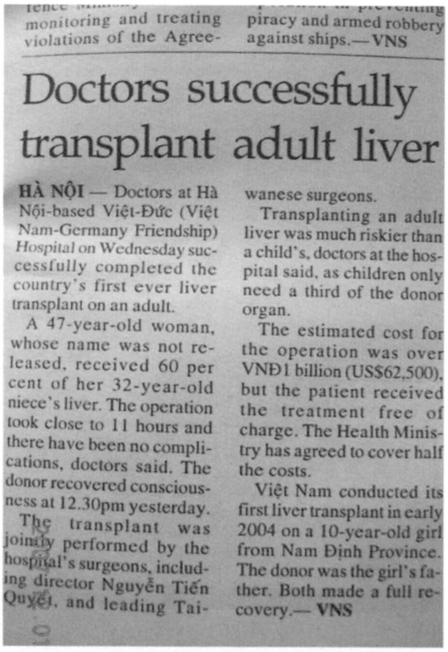

monitoring and treating violations of the Agree-

piracy and armed robbery against ships.—VNS

Doctors successfully transplant adult liver

HÀ NỘI — Doctors at Hà Nội-based Việt-Đức (Việt Nam-Germany Friendship) Hospital on Wednesday successfully completed the country's first ever liver transplant on an adult.

A 47-year-old woman, whose name was not released, received 60 per cent of her 32-year-old niece's liver. The operation took close to 11 hours and there have been no complications, doctors said. The donor recovered consciousness at 12.30pm yesterday.

The transplant was jointly performed by the hospital's surgeons, including director Nguyễn Tiến Quyết, and leading Taiwanese surgeons.

Transplanting an adult liver was much riskier than a child's, doctors at the hospital said, as children only need a third of the donor organ.

The estimated cost for the operation was over VNĐ1 billion (US$62,500), but the patient received the treatment free of charge. The Health Ministry has agreed to cover half the costs.

Việt Nam conducted its first liver transplant in early 2004 on a 10-year-old girl from Nam Định Province. The donor was the girl's father. Both made a full recovery.— **VNS**

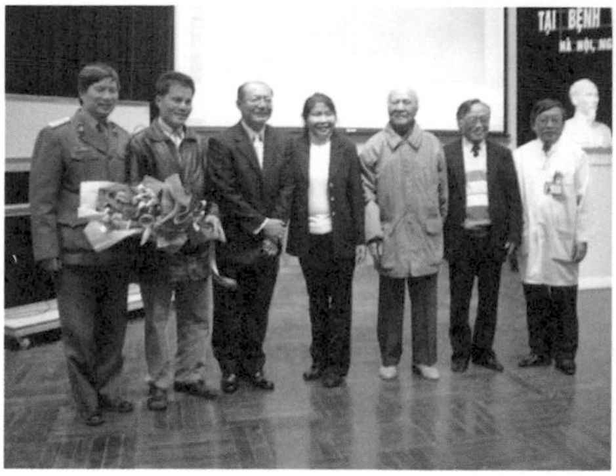

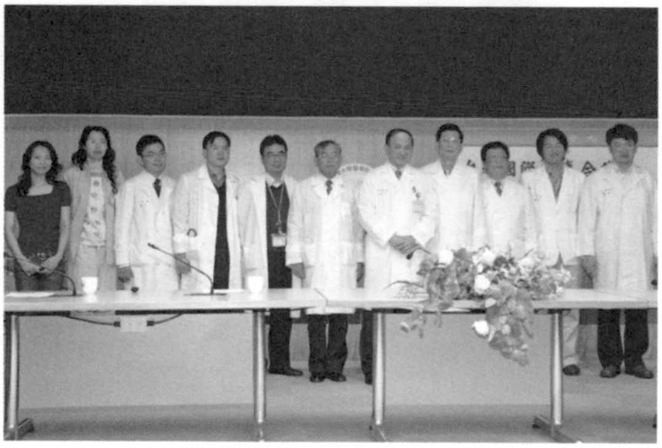

3	1
4	2

1 2007 年越南相關媒體也廣為報導此次成功的肝臟移植手術。
2 2007 年協助越南第一例成人活體肝臟移植成功，醫療團隊在記者會合影。
3 2008 年肝臟移植捐贈者（左）及受贈者（右）於出院後合影。
4 越德醫院於 2008 年 1 月 25 日舉行首例活體肝臟移植病人出院記者會。

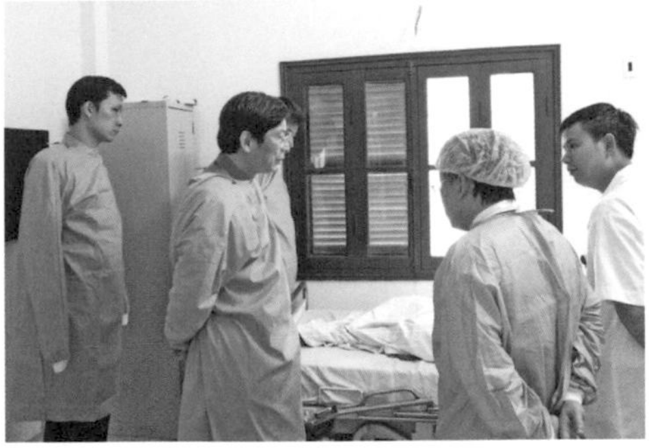

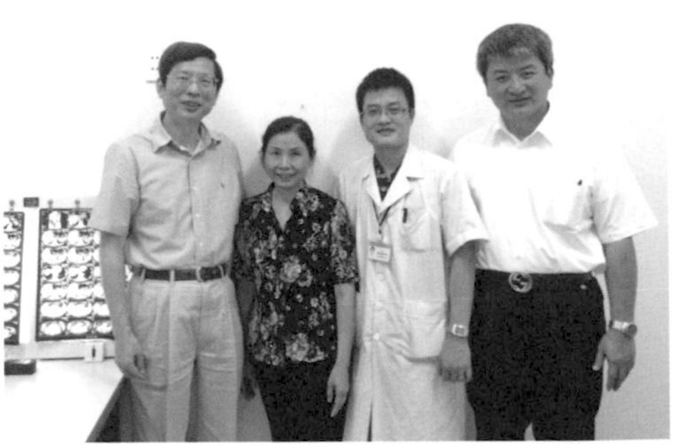

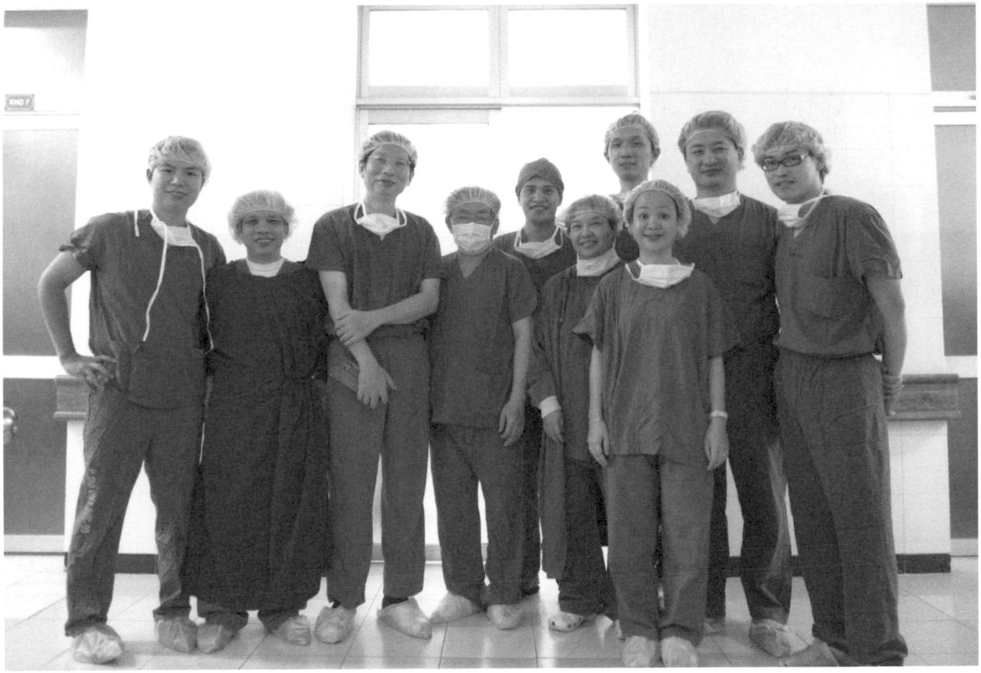

6 | 5
7

5 2007 年臺大醫院協助越德醫院完成的越南第一例成人活體肝臟移植病人（左二）於 2013 年臺大醫院團隊訪問越德醫院時回診。

6 胡瑞恒（左二）術前在越德醫院探視病人。

7 臺大醫院醫療團隊於肝臟移植術後與越南醫護人員合影（左三為胡瑞恒）。

傾囊相授不藏私，給釣竿也給漁網

越南在發展移植醫學的前幾年，陸陸續續派過很多醫護人員來臺大醫院觀摩、學習，了解整套器官移植的流程。不光是外科醫師，還有麻醉科、加護病房的醫護人員、開刀房護理師等。

胡瑞恒說，在臺大醫院與越南交流時，可謂傾囊相授，器官移植的整套標準作業流程（SOP）都教給他們，比如需要哪些手術器械、手術步驟、麻醉科醫師在什麼時候要給什麼樣的藥物等，連步驟、繪圖都教給他們，鉅細靡遺。「經驗分享，而且目的是救命，我們不會怕人家學，沒什麼需要保留的。不只給他們釣竿，還把漁網都給他們。」

「我很難評估他們到底學到多少，所以我們去越南的時候，當然會給他們類似的複習，或是說再上一下課。他們的硬體設備足夠，來自國外的援助相當多，而且也有很多醫師到國外進修，相關的知識足夠。不過有些藥物他們以前沒有用過，所以勢必要採購一些新藥物。第一次移植手術後，我們待在那裡比較久一點，大約一星期，幫他們熟悉術後照顧流程，等病人脫離危險期，我們才離開。越南的醫師彬彬有禮，很上進，都很想學習，跟他們合作非常愉快。」

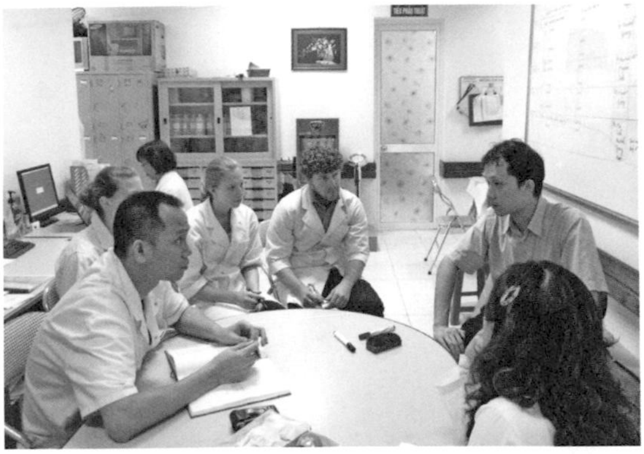

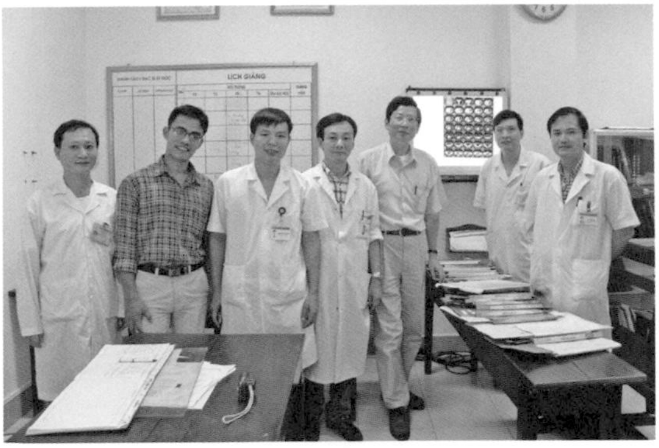

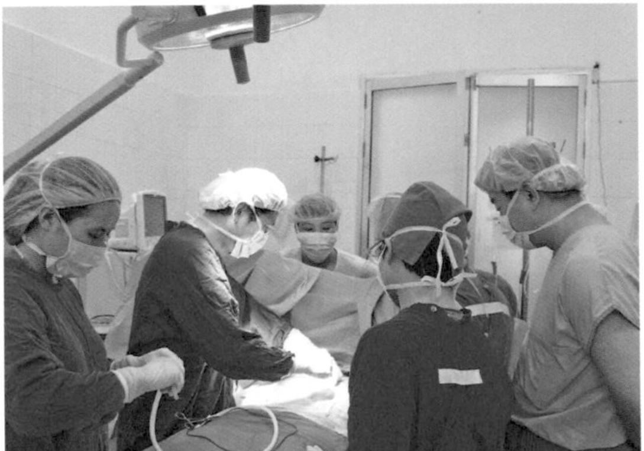

1 鄭乃禎⑦ 醫師（右）與越南當地醫療人員交流。
2 胡瑞恒（右三）與越德醫院醫師。
3 胡瑞恒（左二）於越德醫院示範手術。

註

⑦ 鄭乃禎，臺大醫院整形外科主治醫師。

術前溝通，術後協助照顧病人

臺大醫院新竹臺大分院外科部主任何明志也曾前往越南，協助完成肝臟移植手術。「在李伯皇教授的領導下，臺大醫院肝臟移植的手術技術及相關照顧知能的發展都已達到國際水準，因此有機會參與國際醫療，到幾個國家交流肝臟移植手術的技術和經驗，協助對方建立肝臟移植團隊，並開始進行肝臟移植手術。」

他指出，前往交流的國家前，會先了解相關疾病在當地的盛行率、嚴重度、民眾對治療的接受度，以及現有的醫療資源和水準。越南還沒有給民眾打B型肝炎疫苗，導致病例非常多，慢慢變成肝硬化，因此換肝的需求大。

讓何明志印象深刻的是，臺大醫院開刀房的同仁，包括麻醉科醫師、外科醫師，在手術前就已提前到越南跟對方的團隊溝通，等於預先對過一遍流程，讓他們知道各項術前準備的分工，比如麻醉科醫師、外科醫師各需要哪些準備。然後臺大醫院同仁各別跟負責該工作的越南醫護人員討論，雙方都做足了準備，所以手術進行得很平順。

手術結束後，臺大醫院團隊每天派人值班，到加護病房跟他們一起照顧病人，連續大約1、2個星期後，臺大醫院團隊才回國。但即使回國後，仍然每隔一段時間，會跟他們透過電話或網路聯繫，並派醫師再過去看病人恢復狀況。

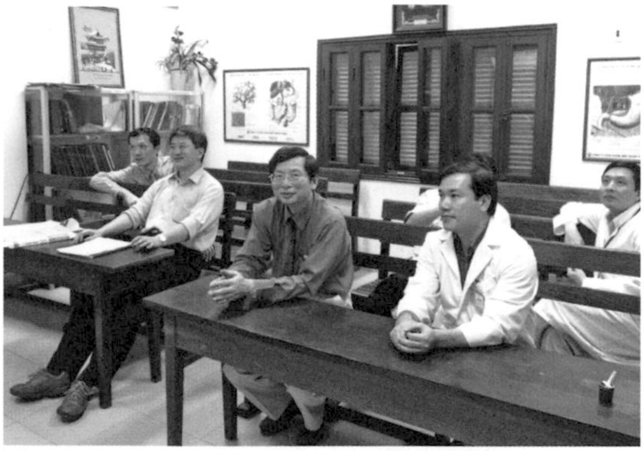

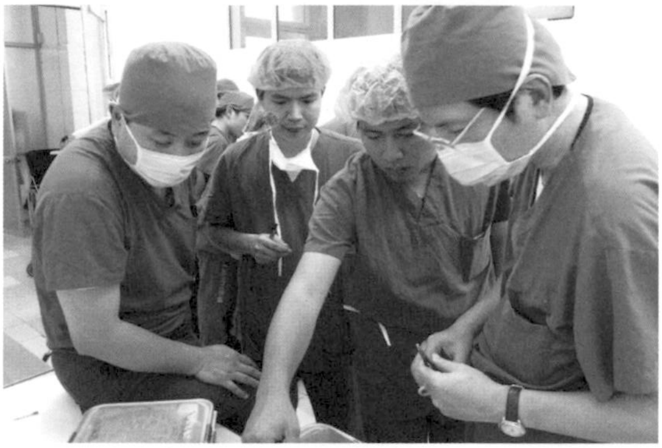

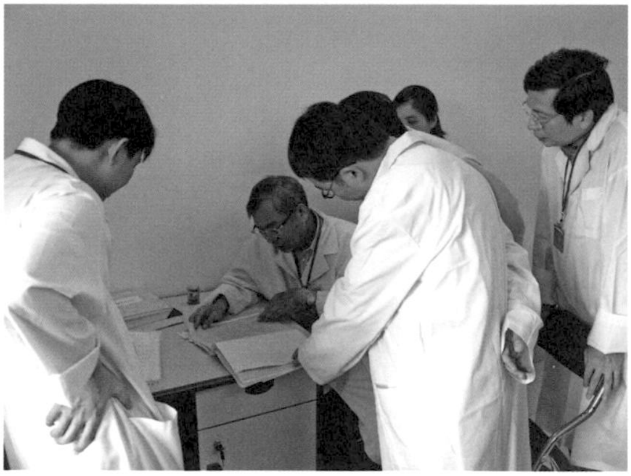

1 術前與越南團隊進行討論。
2 術前檢查各項手術所需器具。
3 臺大醫院團隊術前就已提前到越南跟對方的團隊溝通，雙方都做足準備，使手術過程平順。

團隊來臺大醫院受訓，深度學習有效率

「器官移植的發展除了跟醫師的醫術、整體醫療體系的能力有關，醫療制度、政策的影響也很大，」何明志說，比如保險不給付，一般人就負擔不起，移植的案例少、醫師缺乏經驗，移植醫學自然很難發展。後來越南在政策上支持移植醫學，包括制定腦死判定的相關法令，再加上醫師願意學技術，移植醫學就發展得起來。「台灣的醫療團隊去分享器官移植相關的法規，幫忙他們建立整套的制度，這對他們比較有實際上的幫助。」

他認為，與越南交流成功的原因在於整個團隊來臺大醫院接受訓練，而不是少數幾位醫師，或者只是邀請臺大醫院醫師過去示範或參與手術。「親自來到臺大醫院，他們可以看到我們的醫療水準，了解整個器官移植的流程和後續如何照顧病人，比如看我們怎麼評估病人適不適合接受移植、怎麼跟病人討論術前準備，之後團隊中的各個部門如何進行準備，這樣他們就知道自己缺什麼，整個團隊回

越南後，可以扮演種子教師的角色，依樣畫葫蘆，就比較容易在當地建立起團隊。如果只訓練單一人員，對方回到當地醫療機構後，要建立醫療團隊仍須面對諸多困難，但如果訓練時即是團隊，困難會減低許多。此外，臺大醫院的作業流程不一定適用對方的醫院，甚至可能窒礙難行，我們也可以協助他們制定符合當地醫療條件的作業流程，才能真正改善醫療水準跟品質。」

何明志推崇越德醫院器官移植中心的關鍵人物 Dr. Nguyen Quang Nghia，「他的團隊的醫師年輕、積極有活力，其中許多位都曾到臺大醫院學習肝臟移植的技術和照顧技能，在建立移植團隊的過程中，屢次邀請臺大醫師及團隊成員前去指導，不斷修正學習，直到建立器官移植中心，可說是臺大醫院協助當地建立外科團隊的典範。」

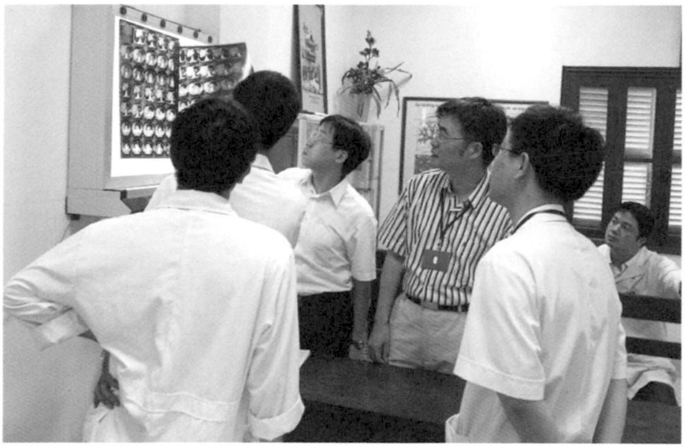

1 何明志（右三）與越德醫院醫療團隊討論病例。

搶救心跳，面對複雜疾病不再束手無策

心臟手術也是臺越醫療交流的重點項目。

臺大醫院心臟血管外科主治醫師紀乃新 2010 年前往越德醫院交流心臟手術。更早之前，越德醫院就曾派心臟外科醫師來臺大醫院學習，他們回去後，希望雙方繼續交流，那時臺大醫院與越南多家醫院開始 NTUH-HOPE 臺越醫療交流計畫，紀乃新便是第一屆前往越德醫院交流的醫師，協助完成冠狀動脈繞道手術、較複雜的瓣膜手術及主動脈剝離等，對他們來說較困難的手術。

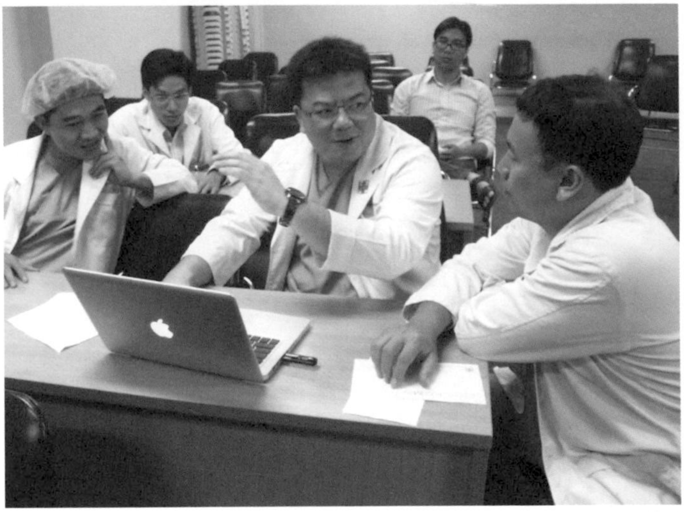

1　紀乃新與越南當地心臟外科醫師的小型工作坊。

紀乃新說，越德醫院因為床位有限、醫護人力也有限，無法容許更多的員額，所以心臟手術通常只開較簡單的瓣膜疾病，比如瓣膜置換，但比較複雜、困難的主動脈剝離，往往束手無策，「病人命大就活下來，活不下來也沒辦法。」因此他去的時候，主動脈剝離手術是主要交流的項目，「我教他們，然後一起完成手術。」

風濕性心臟病在越南很常見。他解釋，風濕性心臟病跟醫療是否普及有關，患者常是在小時候得過猩紅熱，細菌感染過後發生長期的併發症，免疫系統便攻擊心臟瓣膜，成年後變成心臟病，心肌和瓣膜受損。

如果小時候發燒或感染時用抗生素盡快治療，就不會演變成風濕性心臟病。越南、柬埔寨、中國大陸東南部，都還是這種風濕性心臟病引起的瓣膜疾病居多。「台灣十幾、二十年前也是這樣，但現在已經非常少，現在的瓣膜疾病多為退化性，與高齡相關，與越南的疾病型態不同。」

前一天在臺大醫院開刀，第二天在越南開刀

2011年4月14日至16日臺大醫院再次派遣醫療團隊（外科部胡瑞恒、吳耀銘、紀乃新、戴浩志及麻醉部洪明輝等醫師）協助越德醫院完成該院首例成人心臟移植及首例屍肝移植，手術順利成功，病人恢復情況良好。因捐贈者何時出現無法預料，一旦出現，就必須盡快完成手術。紀乃新還記得，他臨時接到越德醫院的通知，說捐贈者出現了，第二天就要進行手術。他前一晚還在臺大醫院開刀到很晚，第二天一早出發，在飛機上補眠，到越南後馬上開始手術，又多待了兩天，等病人度過最危險的階段。他此行也協助完成同時進行的大愛捐贈肝臟移植手術。幾年後，他又前往胡志明市大學醫學中心，同樣是示範冠狀動脈繞道手術。

「越南的醫師很願意學，手術的技術比較不需要擔心，但術後照顧可能是個問題，比如有沒有感染、出現排斥、能不能恢復正常的生活等等，畢竟器官移植是希望病人能夠再存活10年、20年。當然這也需要靠整體的生活環境配合，如果環境髒

亂，就容易感染，可能減少壽命。當時越南平均壽命很低，65歲算年紀大，印象中大概跟台灣差了約15年。」

臺大醫院自1968年完成亞洲第一例腎臟移植手術，發展移植醫學已超過半世紀，經驗豐富。「我們把完整的protocol（準則），包括手術、術後照顧、術後追蹤等準則，很大方地全套教給他們，讓他們知道，手術其實相對簡單，術後照顧及追蹤才是病人存活的關鍵，比如有沒有感染、抗排斥藥怎麼用、術後多久要做超音波，多久要做心臟切片等等。即使我們回國，也繼續保持聯絡，他們會寫電子郵件或打電話找我們交換意見。越德醫院現在應該是越南做最多心臟移植的醫院。」

肺臟移植難度高，最晚發展

在各國移植醫學發展過程中，通常先從腎臟開始，接著是肝臟、心臟、胰臟，肺臟的構造複雜，移植時必須接支氣管、肺動脈及肺靜脈，手術較困難，所以總是最慢發展。

1968年臺大醫院就完成台灣第一例腎臟移植，直到1991年，臺北榮民總醫院才完成首例肺臟移植，而且因為病人是感染性疾病，只換了單肺，但術後狀況不理想，後來病人沒有出院。臺大醫院在1995年由李元麒⑧教授完成肺臟移植，把一位捐贈者的左肺跟右肺分別給兩個病人，一位病人是肺阻塞（COPD、肺氣腫），一位是肺動脈高壓，兩人都長期存活。另一位1996年接受單側肺移植的病人，至今已經存活25年。

從1991年7月到2020年8月，全台灣肺臟移植的總案例數是二二七例，臺大醫院執行了一一五例，佔了五成，並發表論文，也代訓國內其他醫院的醫師，分享移植經驗。

註

⑧李元麒，已故前臺大醫院外科部主任，台灣肺癌、食道癌手術的第一把交椅，更是肺臟移植手術權威。

親自上刀，才是真正的學習

越德醫院在臺大醫院的協助下已經可以做腎臟、肝臟、心臟移植，也有意發展肺臟移植，2018年經由駐越南台北經濟文化辦事處大使石瑞琦請託，派遣11名醫療團隊到臺大醫院學習，臺大醫院並為其中3位醫師規劃5個月的長期訓練課程，訓練結束後，返國即應用所學，完成越南醫療史上第一例由該國醫療團隊執行的肺臟移植。

臺大醫院胸腔外科主任徐紹勛仔細回憶始末：「一開始臺大醫院跟越德醫

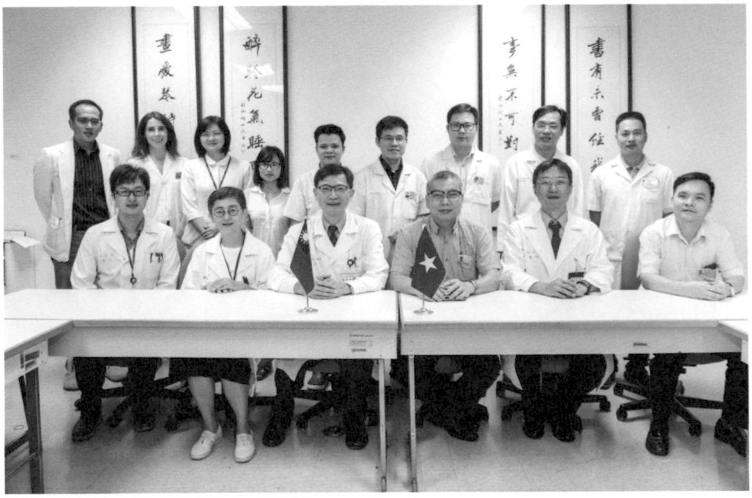

1 臺大醫院為越德醫院肺臟移植團隊學辦開訓典禮。越德醫院外科部主任 Dr. Uoc Huu Nguyen（前排右三）帶領團隊至臺大醫院受訓，前排左三為陳晉興，右二為徐紹勛。

院沒有特別簽署肺臟移植代訓醫事人員的MOU（備忘錄），所以要進行這樣的訓練有些困難。我們整合了外科部、麻醉部、護理部、教學部及國際醫療中心，把這11個人分成2週、4週及5個月等3個訓練計畫，5個月這組是重點，因為有胸腔外科醫師、心臟外科醫師及麻醉科醫師，是移植手術的主力。針對這3位醫師，我們再跟衛生福利部申請全球外科種子醫師培訓計畫，由臺大醫院跟衛生福利部簽訂合作契約，提供越方5個月的長期訓練，如此可以符合教學醫院接受外國醫事人員從事臨床進修的規定，讓這幾位醫師可以上手術台學習（因臨床進修時間未超過3個月者，不得執行臨床實作訓練）。外科的訓練一定要動手，不

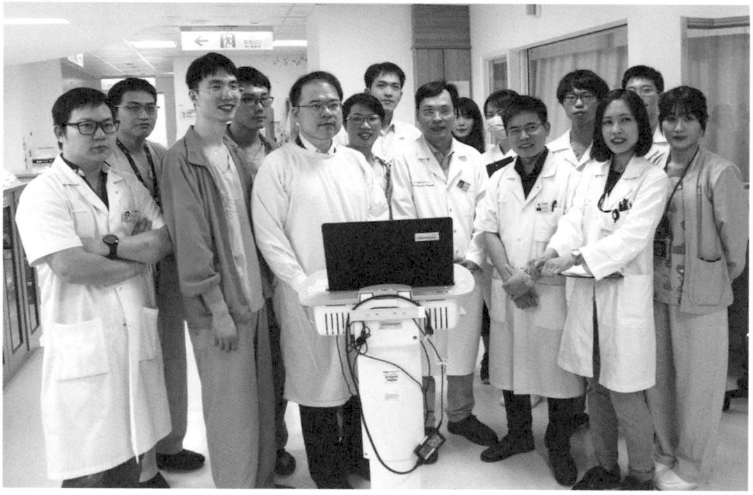

1　越德醫院肺臟移植團隊於臺大醫院受訓。

能只用眼睛看，要帶著他們上刀，這樣才是真正的學習及訓練。只在旁邊看，根本學不到什麼，他們回到越南還是沒辦法獨力完成手術。我覺得這是第一個突破。」

傳授 protocol，基礎工程第一步

徐紹勛說，這3位醫師在台的5個月中，臺大醫院只做過1例肺臟移植，因為台灣的肺臟移植本來就很少。「他們來之前我們就在討論，需要多少移植案例，訓練才算足夠？後來發現，要給他們 protocol（準則），我們先把中文版的 protocol 翻譯成英文，再讓他們把英文翻譯成越南文，用自己熟悉的文字，吸收得很快。不論是捐贈者還是受贈者的手術，只要拿著這本 protocol，什麼時候用哪種器械、用哪種管路、有沒有要輸血，都非常清楚，就算沒來過臺大醫院，也知道下一步要如何配合團隊。這是基礎工程的第一步。」

術後照顧是移植成功與否的關鍵，所以也帶他們去臨床看如何照顧術後病人，

包括分享使用免疫抑制藥物的經驗。

接下來就是動物實驗，由臺大醫院醫師先示範一次，讓他們了解流程，再來由他們依照 protocol 一個一個做，最後由他們自己做一次，藉由動物實驗驗收成果，知道哪裡還做得不夠。「他們在動物身上幾乎都可以按部就班完成手術，看得出學習效果。我大概知道他們應該有能力完成移植手術。我們也送他們不少相關醫療書籍，讓他們帶回去學習。醫師的知識必須精進，團隊才會跟著精進，」徐紹勛說。

教整個團隊，不是只教一個人

「這一次是開啟一個不一樣的交流模式，」他說，第一次有這麼多醫師，為了一個目的同時來到臺大醫院。「事實上一開始也不知道效益如何，可是回過頭來看，這樣反而是值得的，事半功倍。因為臺大醫院設備充足，包括動物實驗室、各種器械，我們可以示範給他們看。而且臺大醫院器官移植團隊運作成熟，越南醫師過來以後，麻醉科醫師就安排到麻醉部、心臟外科醫師就安排到心臟外科，我們可以很多人訓練他一個，而且時間有5個月。可是如果是我們去那邊，頂多待3、4天就要回來了，沒辦法深入交流。長時間相處，比較能夠建立長久的師徒關係和情誼，學得更深入。」

他認為，就學習者的角度來講，應該是越南醫師來台灣學習，比較有效率。「他們過來，還可以看到硬體。就好像我們去美國，覺得設備都好棒，但同時要想想，回台灣後還有這些設備嗎？如果沒有怎麼辦？對他們而言，我相信也一樣。回越南如果要做這件事，要克服哪些困難？器官移植是屬於比較尖端的醫療，如果真的想做，一定要先想好各種可能的狀況、先準備，才有辦法成功。」

這次與越德醫院的交流向衛生福利部申請全球外科種子醫師培訓計畫，所以徐紹勛曾去衛生福利部報告。亞東紀念醫院前院長、臺大醫院前院長林芳郁當時是評審委員，徐紹勛記得，那時林院長告訴他：「越南醫師的收入並不高，晚上會兼差賺生活費，所以要讓他們有動機做器官移植這麼困難的手術，要先找到對的醫師。

再者，大多數越南醫師的英語能力不好，所以不易溝通，要想辦法克服這個障礙。最重要的是，這不是肺癌手術，而是移植手術，你要教整個團隊，不要只教一個人；要教怎麼做，不要做給他們看。」也就是說，你動手術給他們看沒有用，因為他回去還是不會做，重要的是必須要他自己會做。

「而且團隊永遠比個人更重要。現在已經不是個人英雄的年代了，特別是移植手術，永遠是一個團隊，外科醫師、麻醉科醫師、內科醫師、護理師都很重要，大家共同努力才能夠完成這個病人的需求，」徐紹勛強調。

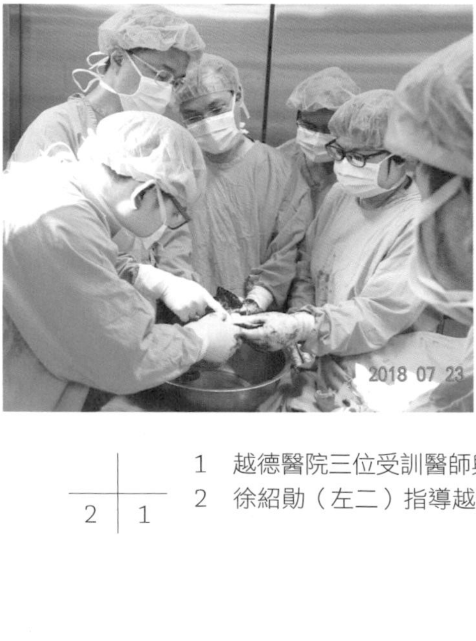

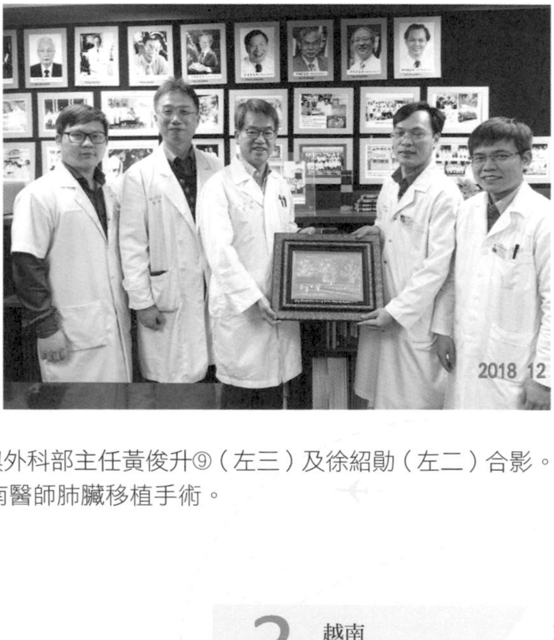

2 | 1

1 越德醫院三位受訓醫師與外科部主任黃俊升⑨（左三）及徐紹勛（左二）合影。
2 徐紹勛（左二）指導越南醫師肺臟移植手術。

那一晚，真希望有哆啦A夢的任意門

雙方的努力很快開花結果。2018年底，在臺大醫院受訓的越德醫院醫療團隊，獨力完成雙側肺臟移植手術，是越南的第三例肺臟移植（前兩例分別由日本、法國主刀），越德醫院院長特別來信感謝臺大醫院的訓練。

「他們動手術的那天晚上，我一直想到哆啦A夢，因為他有任意門，可以讓人出現在想出現的地方，」徐紹勛幽默地說：「學生在前線做戰，我沒辦法去，一開始有點擔心他們有沒有辦法照protocol完成手術，還好，我從網路影像看，他們都做得很好。那晚我終於知道為什麼大雄很喜歡哆啦A夢。」

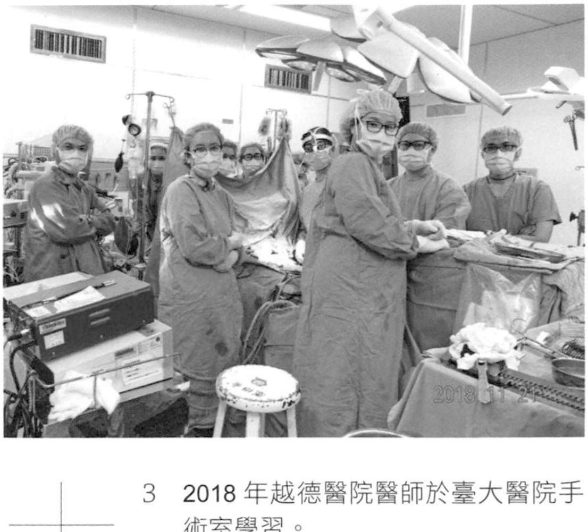

3 2018年越德醫院醫師於臺大醫院手術室學習。

3

註

⑨ 黃俊升，臺大醫院外科部主任，乳房外科權威。

2019年8月，外貿協會在越南河內舉辦台灣形象展，臺大醫院也參展，正好越德醫院也邀徐紹勛及移植團隊去醫院參訪，並很慎重地舉辦一場肺臟移植研討會。在臺大醫院團隊離開越南的當天，越德醫院正好要做第二例肺臟移植手術，徐紹勛在早上前往機場前，還跟移植團隊開了一次會，再次提醒要注意的事，「就像考前總復習。」他說。

回台後第二天，徐紹勛收到越德醫院醫師的來信，說依照protocol，已順利完成了第二例肺臟移植。院長也很高興，為病人舉辦了慶生會。到2020年為止，越德醫院已完成五例肺臟移植。移植的原因多為肺阻塞、支氣管擴張、肺動脈高壓、感染、肺纖維化，跟台灣差不多。

越德醫院的醫師在臺大醫院時也學會了免插管的單孔胸腔鏡手術，病人在手術時不需插氣管

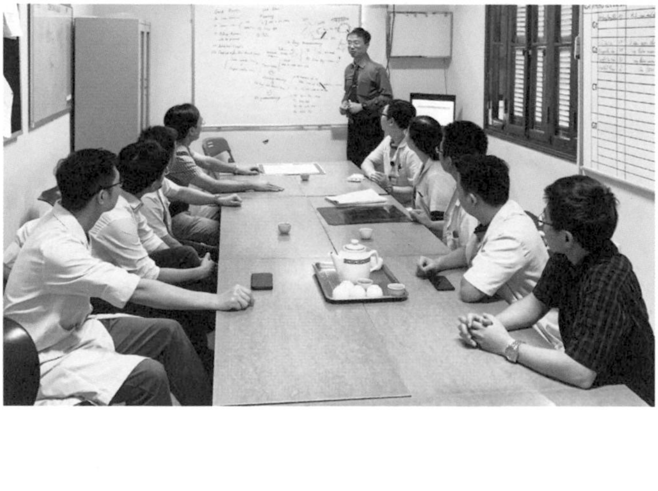

內管，復原較快。2019年當他們完成訓練回到越南，也順利完成越南首例不插管麻醉肺葉切除手術，當時越南媒體報導，3位醫師曾於臺大醫院學習技術，並介紹臺大醫院於「不插管麻醉肺切除手術」居世界領導地位。

從臨床到研究全面提升，交流更有意義

臺大醫院於2010年開始推動NTUH-HOPE臺越醫療交流計畫，臺大醫院雲林分院副院長陳健弘當時是臺大醫院內科部主治醫師，是第一批參與的人員之一，每梯次由臺大醫院派2~4位醫師到越德醫院執行聯合門診。2011年再到胡志明市大學醫學中心（University Medical Center at HCMC），參與研討會、會診、及演講。

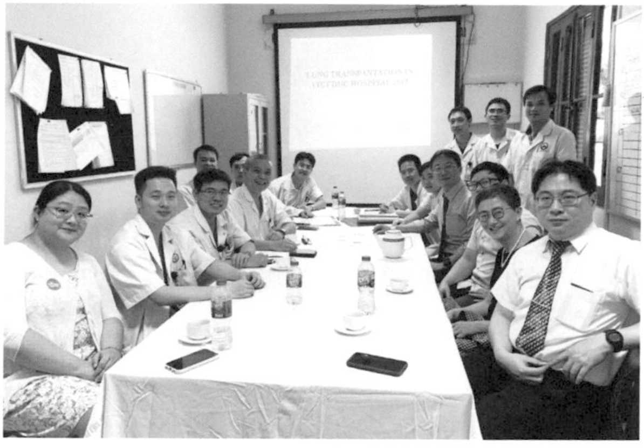

2 1

1 2019 年徐紹勛醫師（站立者）到越德醫院指導第二例肺臟移植。
2 2019 年參加越德醫院肺臟移植手術會議。

「不論是哪個國家，溝通是最重要的，」他說，要先與當地醫護人員詳細溝通，常常在看到實際場景後，再修正原先提出的議程。「最大的困難在每個交流的國家都不一樣，像是越南，那是 top down（由上而下）的指令，可是基層單位認為他們做得很好，根本不需要我們。」提供硬體相對容易，如何提升人員素質、照護品質、建立 SOP 等「軟體」？

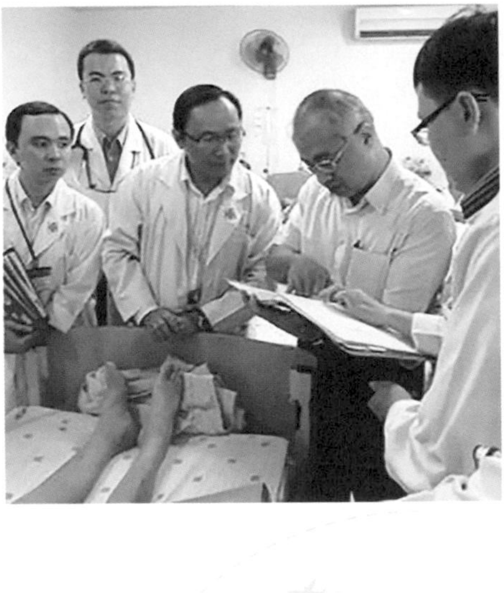

「大哉問，」陳健弘指出，由於各國醫療制度或醫學教育制度不一樣，很難「整廠輸出」。舉例來說，越南有些醫院的病人資料並沒有歸在醫院的病歷裡，而是讓病人帶著走，所以如果病人將資料遺失，那下一位看診醫師要將資料整合相當困難。

「我們必須思考的是，每年只派人去支援一個星期，這樣的效果是否可以持續，值得商榷。一個星期的參訪及交流，應該只能做為引子，有待於日後使用 e-mail 或

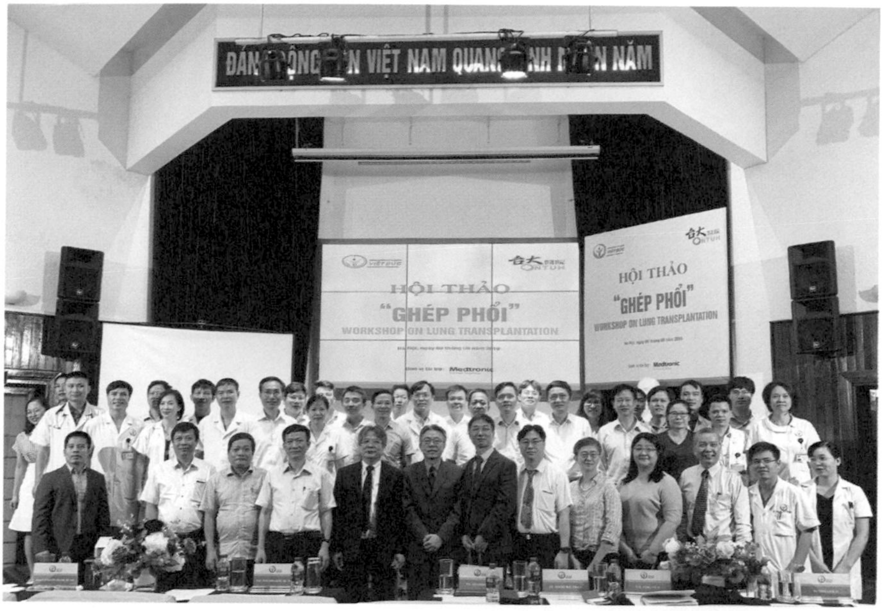

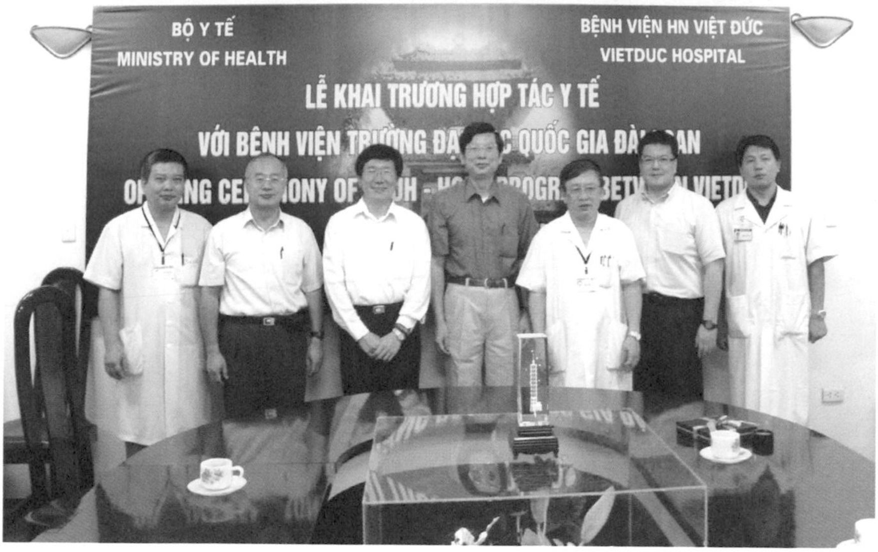

2
3 1

1 陳健弘（右二）在越南參與內科病房回診，與當地醫師討論病例。

2 越德醫院肺臟移植研討會後合影，前排右七為徐紹勛，左五為該院院長。

3 胡瑞恒（右四）、紀乃新（右二）、陳建弘（左二）、劉言彬（左三）與越德醫院院長（右三）於 NTUH-HOPE 開幕式合影。

視訊會議來加強彼此之間的關係。除了在治療及診斷技術的提升之外，可能也要慢慢將我們合作的醫院導向到研究的地位，做一個跨國的研究，也許會使整個計畫更有意義。」

學會變通，提供當下環境中最好的醫療

比上不足，比下有餘。臺大醫院醫療團隊與醫療資源相對不足的越南交流，醫師各有感觸。

何明志說，臺大醫院其實在醫療設備、資源、互相配合的團隊等各方面都非常強、非常完備。「我們往往會把事情想得很簡單，以為問題可以輕鬆解決。可是事實上，不要說世界上其他國家，就算在台灣，有些醫院的設備、資源跟團隊就是那麼有限。在國際醫療交流中，我學到的其實是醫師必須要求自己，能夠提供符合你所在的醫療環境中最好的醫療。當病人有需求，不能兩手一攤，抱怨『我就是沒有

什麼東西，所以不能做、沒辦法。』必須想一些取代或變通的方式，幫病人減輕痛苦。我們這裡做不到，有沒有其他地方做得到、能提供病人他需要的服務？至少可以轉介。不能因為自己工作的醫院沒有這些資源，就不去了解其他醫院或體系有沒有這些資源。」

胡瑞恒的感觸則是：「在臺大醫院工作，可以看到台灣，但你看不到世界其他的地方。到國外才知道，並不是每個地方都像臺大醫院，比如手術的器械並不如臺大醫院那麼好，只是堪用品而已。」

不過，雖然器械差一些，但是那裡的醫護人員可以想辦法克服困難，世界上其他醫療先進國家能做的事，他們用土法煉鋼的方法也都做得起來。這給胡瑞恒的啟發是：「人要能夠變通，此路不通，就想辦法找另一條路。其實在臺大醫院也一樣，如果手術時器械壞掉了，我們必須想辦法克服，不能說器械壞掉了，手術就中斷。」

徐紹勛去越德醫院參觀最新改建的開刀房時，嚇了一跳。「開刀房應該是無菌的，用HEPA（高效濾網，用以過濾微小塵埃、淨化空氣）維持空氣清淨，但他們沒有，開刀房就裝分離式冷氣，打掃完就把窗戶打開通風，打掃時就把椅子暫時放到開刀床上。但儘管環境如此，他們還是可以完成這麼困難的手術。我的心得就是國父講的：『吾心信其可行，移山填海之難，終有成功之日。』如果你覺得不可能，就永遠沒辦法做到。」

「人真的很重要，」他認為，譬如主任或院長要有企圖心去做這件事，不是只請國外專家去示範一番，而是願意送一個團隊來台灣學習將近半年。」

為病人著想，提供多種選擇

「站在病人的立場思考」，也是何明志學到的一課。

他說，醫學日新月異，愈來愈多新的藥物、器材、儀器，從促進醫學進步的角度來看，發展新的檢查與治療方式當然是正確方向，但卻可能加重病人的負擔。「一個自費項目不是好幾萬，而是好幾十萬！比如肝癌放射栓塞治療，約需70萬；達文西機器人手臂一開機就是20萬；打一次免疫治療，10萬。所以醫師面對病人的時候，要學著為對方想，考慮他們的客觀條件，不能只給病人一種選擇，不能一直鼓吹病人要用最新的治療方式。」

「當我們只給病人一個選項，而他的經濟條件又不好，很有可能傾家蕩產、賣房子來接受治療。以前很多癌症標靶藥物健保不給付，一天吃一顆標靶藥兩千塊，一個月就是6萬塊，已經超過很多人一個月的收入，整個家庭都很辛苦，」他感慨。

他分享：「我通常不會只給病人一個選項，我會給他1、2、3、4、5個選項，然後解釋，選項1的效果會怎麼樣，每個月會有多少的支出、副作用是什麼等等，把整個利弊分析給他聽。病人有權利選擇他需要而且能負荷的治療，不論在台灣還是越南都一樣。」

臺大醫院團隊曾幫一個印尼小孩做肝臟移植，因為沒有健保，聽說父母把房子都賣掉了。「即使手術成功，這孩子將來一輩子要吃抗排斥藥物，所以這個家庭為了這個小孩付出很高的代價，除了手術費用，長期照顧的開銷也得考慮，現在每半年還要來台灣追蹤一次。不過因為治療效果好，父母很開心，覺得很值得。」

看到一張病床擠3個病人，才知台灣人多幸福

藉國際交流了解醫療文化差異，也是特殊的經驗。胡瑞恒說，十幾年前越南的經濟才剛起步，醫院的佔床率是300%。「一張病床由兩、三個病人共同使用很常見，床頭一個，床尾一個，床底還有下一個。床位有限，病人又多，只好這樣。台灣人完全無法想像。」

還有，越南城市中大醫院的門診清晨5點就開診，很多民眾是從外地到大城市看病，長途巴士深夜或凌晨開車，大概清晨5、6點到河內，醫院也配合開診，民眾看完病再趕中午、下午的車在天黑前趕回家。

陳健弘還記得，清晨4點左右，就有二千人左右湧入醫院掛號，每天約有四千人的門診量，全院門診區大小約10間國小教室大，穿越門診候診區需要側身才能通

過。最令人驚訝的是，占床率是300%。「一張床位有3個病人，2個病人睡在床上，還有1位病人睡在床旁的草蓆上。」

「我們都是在福中的人，」紀乃新有感而發。舉例來說，越南醫院的手術器械很舊，縫合時用來夾針的持針器，表面原本應該有類似鑽石切面的紋路，才能把針夾緊，但他們的持針器都已經磨平了，很難縫，但他們還是可以完成縫合，而且縫得算漂亮，「真的是人外有人，天外有天。」

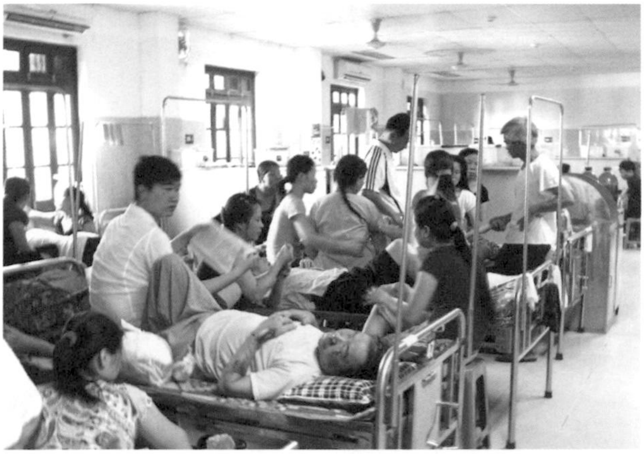

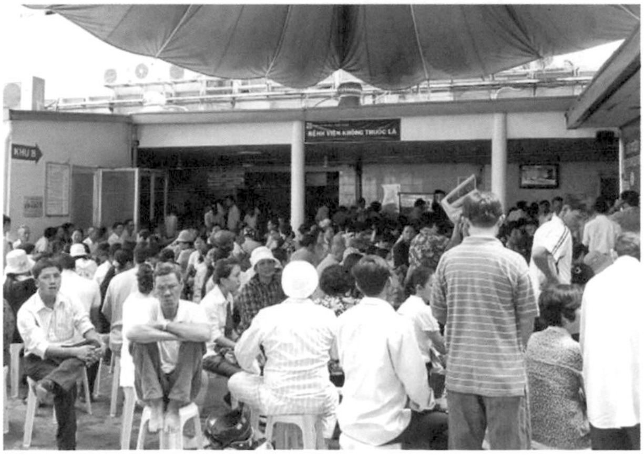

1 越南醫院占床率高達300%。

2 越南醫院的門診清晨5點即開始，候診的人數眾多。

此外，醫院必須做好感染控制，一般空調會用HEPA，但越南沒有，甚至有時開刀房冷氣不冷或壞掉，就把窗戶打開通風，就這樣也可以把手術做完，病人好像也沒有感染，「韌性很強。」

台灣民眾也同樣有福。因為全民健保普及，台灣絕大多數民眾可以得到醫療照顧。紀乃新印象深刻的是，越南的醫院門診一開，外面往往有上百人在排隊，甚至病床也「供不應求」，床頭、床尾、地上都有病人，10張病床竟擠了30個病人。「醫療的軟硬體都不足，求診的人卻那麼多。」

臺越相隔千里，藉醫療交流搭起友誼之橋

越南為東南亞國家協會（簡稱「東協」）的重要國家，也是世界衛生組織在東南亞的據點，與台灣互動極為密切，維持兩國醫療交流十分重要。

臺大醫院與越德醫院相距一六六六公里，「就是古人講的『千里姻緣一線

牽』，」徐紹勛說，未來希望台灣與越南能用醫療交流取代聯姻，積少成多，這些年輕醫師將來可能成為醫院的領導者，影響醫院的未來發展，深化雙方交流，讓國家的衛生政策走得更長遠。

林鶴雄說，長期的醫療交流無形增進臺大醫院對越南醫界的影響力，不但成功建立點對點的接觸，未來將可發展成面與面溝通，達到國家發展醫療外交、蒐集國際醫療資訊及發展醫療產業的目標。

曾來台受訓的醫護人員也可能是未來該院或該國醫療界的棟樑，「在台灣的學習經驗，會留在他們的腦海及情感中，以後就是我們的國際友人。推動醫療交流及國際醫師代訓，無論對臺大醫院或對國家，都很有意義。」

【參考資料】

《島嶼 DNA》，陳耀昌著，印刻出版。

專欄 1

臺越交流幕後推手
從頭到尾全都顧

一次次的國際醫療交流，不僅有賴醫療團隊合作，展現精湛的醫術，幕後工作人員從始到終居間協調、聯絡，顧全無數細節，更功不可沒。

2005年臺大醫院成立國際醫療中心後，調派企劃室簡任秘書王莉華等人參與規劃，因當時原本準備在越南興建台越醫院，工作人員不但需要嫻熟行政法令，也需對籌設新醫院經驗豐富。

王莉華說，國際醫療交流的準備作業很繁瑣，對內、對外的聯絡都是由國際醫療中心的行政人員來做，「要非常耐煩。」比如臺大醫院醫師要在國外的醫院動手術，需要先向對方申請執業許可；跟對方的醫院要事先簽約，臺大醫院醫師過去要做些什麼事、扮演什麼角色、會得到怎麼樣的接待；萬一有醫療糾紛，對方必須承擔所有責任。

沒有前例，一切從頭來

她說，以前的中沙（沙烏地阿拉伯）醫療合作是另外一種模式，跟越南不一樣，等於另起爐灶。「因為沒有前例可循，等於我們要從頭想，把細節寫成合約，給律師看，再轉換成英文，雙方同意再簽署。醫療團隊到那邊的食、衣、住、行、交通等，都要先聯繫安排。第一

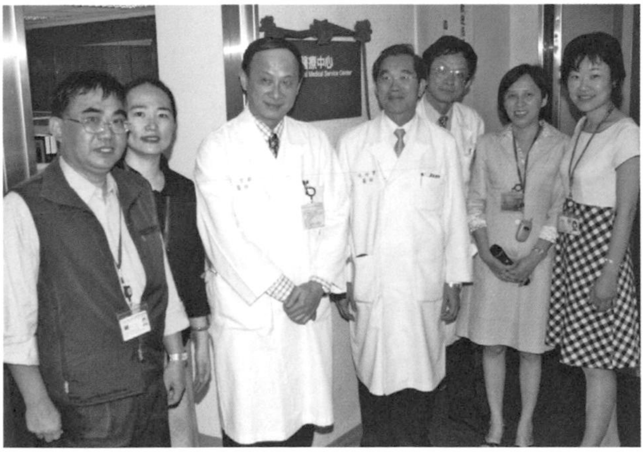

1　臺大醫院國際醫療中心創始成員，右二為王莉華、右一為現任經理蕭菁。

次做器官移植的時候，要帶很多器械、藥品，也要事先申請。來來回回的前置作業至少要3個月，甚至更久，往來的文件釘起來就是厚厚的一本。」

「這些準備作業其實都還好，只是花時間磨功夫而已，」她謙虛笑道。比較有挑戰的是，醫療團隊遇到各種情況的臨場應變。她記得有一次，越德醫院緊急請臺大醫院醫師前去協助手術，作業忙中有錯，醫師機票上的名字拼錯，與護照不一致，結果台灣的航空公司不讓醫師上飛機，後來雙方趕快聯絡，打通各關卡，醫師好不容易順利出境。到了越南海關，越方醫院高層直接進來跟海關人員說，醫師的名字拼錯了，有「關係」就「沒關係」，終於順利入境，完成手術。

見識不同醫療環境，感動滿滿

國際醫療交流的效益常是無形的，很難用數據呈現，也很難在短期內看到直接的效益。比如有位薩爾瓦多的年輕醫師曾到台灣學習，多年後他當了衛生部長，便促進台灣跟薩爾瓦多的交流合作。「台灣在國際上一直被孤立，希望這些醫師還年輕的時候，我們就幫忙、扶持他們，如果有一天他們當上重要的職位，會對台灣友善，」王莉華說。就像於臺大醫院代訓過的蒙古國醫師，之後升任院長或該國衛生部官員，對臺大醫院的交流關係更為緊密，對台灣更友善。

對台灣的醫護人員來說，收穫也是無形的。「國際交流其實就是看到跟台灣截然不同的醫療環境，讓我們學會彈性，懂得變通，」她說，醫師看到當地醫院不合用的器械，還是要拿來用，完成手術。「學著應變，彈性無形中就會拉大，這對醫療團隊是正向的經驗。許多國家的醫療條件跟台灣相比並不理想，看到醫師、病人在那樣的情況下，還是盡力延續生命、求生存，很感動。」

專欄 2

「NTUH-HOPE」臺越醫療交流計畫

為使交流活動更加豐富及更具成效，國際醫療中心研擬「NTUH-HOPE」醫療計畫，主要是讓臺大醫院醫師能有機會到越南進行長時間的實質醫療支援，一方面是讓更多的越南醫師能得到臺大醫師臨床教學，獲得更好的學習效果；也以簡單可行的方式（取代與建醫院的複雜方式）

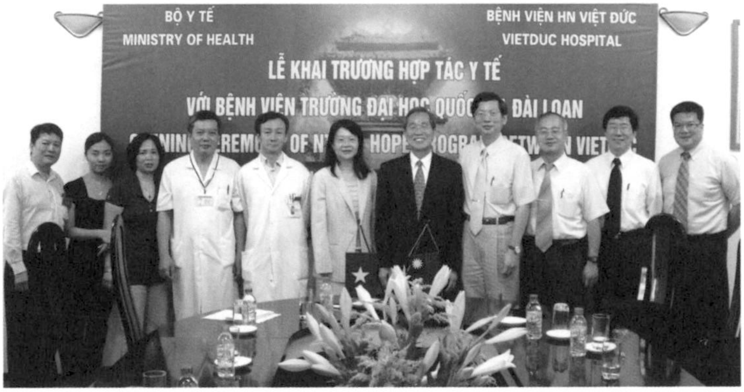

儘快地服務越南台商或想到台灣就醫，但無法成行的越南病人，讓臺大醫院精湛的醫療挽救更多的性命。2010年6月8日啟動第一屆NTUH-HOPE臺越醫療交流計畫，派遣心臟及肝臟內外科共20位醫師分批赴越南，與越德醫院醫師共同診療病人及提供臨床指導，這是繼中沙醫療合作後，臺大醫院最有系統組織的醫療援助活動，也開啟了臺越醫療外交的新頁，整個計畫於同年10月22日結束。此計畫中，林茂欣⑩醫師協助越德醫院完成第一例腎動脈支架手術，被當地媒體報導，也落實了NTUH-HOPE臺越醫療交流計畫的宗旨。

註

⑩ 林茂欣，臺大醫院心臟內科主治醫師。

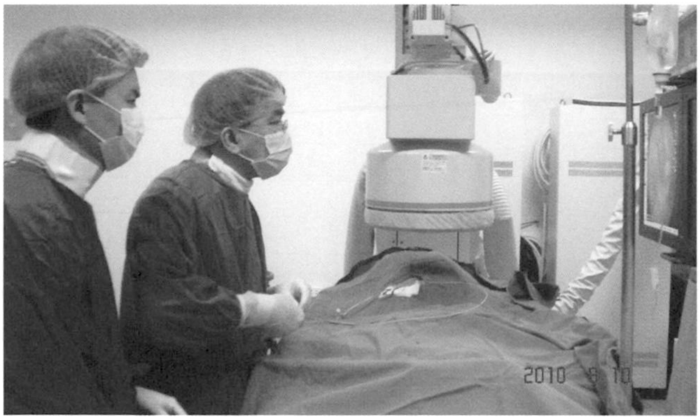

1 2010 NTUH-HOPE 臺越醫療交流計畫開幕式。

2 2010 年林茂欣（左二）協助越德醫院完成第一例腎動脈支架手術。

2011年9月13日至10月30日執行第二居NTUH-HOPE臺越醫療交流計畫，派遣8位醫師分6個梯次，分別到胡志明市大學醫學中心（University Medical Center at HCMC）、國立兒童醫院（National Pediatric Hospital）及大水鑊醫院（Choray Hospital），協助診療病人及提供臨床指導。臺大小兒部林凱信醫師及皮膚部戴仰霞⑪醫師協助國立兒童醫院完成越南第一例表皮裂解水疱症（Epidermolysis Bullosa, EB）病人的骨髓移植（Bone Marrow Transplantation, BMT）治療。

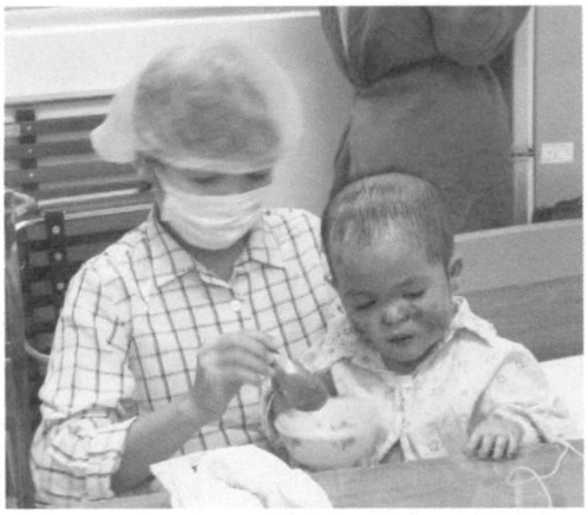

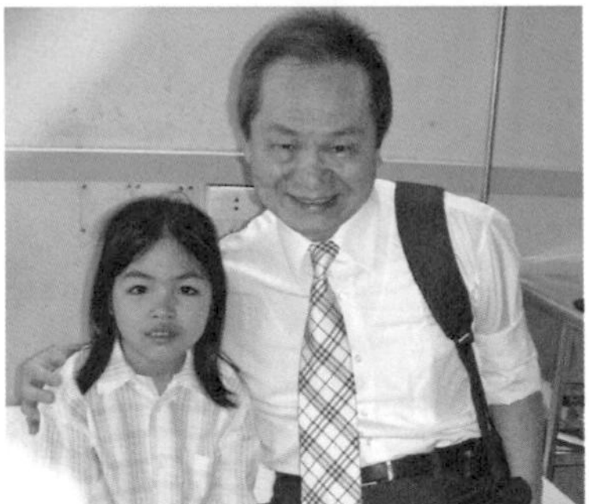

1 由林凱信及戴仰霞協助國立兒童醫院完成越南第一例表皮裂解水疱症骨髓移植的病人。

2 林凱信與表皮裂解水疱症病童的姐姐（捐贈者）合影。

註

⑪ 戴仰霞，臺大醫院皮膚部主治醫師。

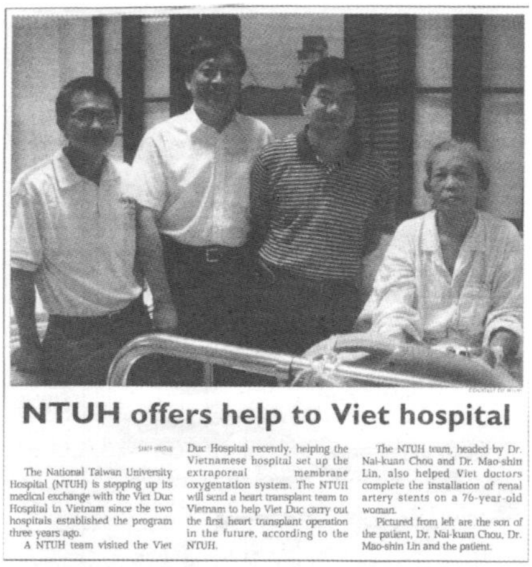

NTUH offers help to Viet hospital

The National Taiwan University Hospital (NTUH) is stepping up its medical exchange with the Viet Duc Hospital in Vietnam since the two hospitals established the program three years ago.

A NTUH team visited the Viet Duc Hospital recently, helping the Vietnamese hospital set up the extraporeal membrane oxygentation system. The NTUH will send a heart transplant team to Vietnam to help Viet Duc carry out the first heart transplant operation in the future, according to the NTUH.

The NTUH team, headed by Dr. Nai-kuan Chou and Dr. Mao-shin Lin, also helped Viet doctors complete the installation of renal artery stents on a 76-year-old woman.

Pictured from left are the son of the patient, Dr. Nai-kuan Chou, Dr. Mao-shin Lin and the patient.

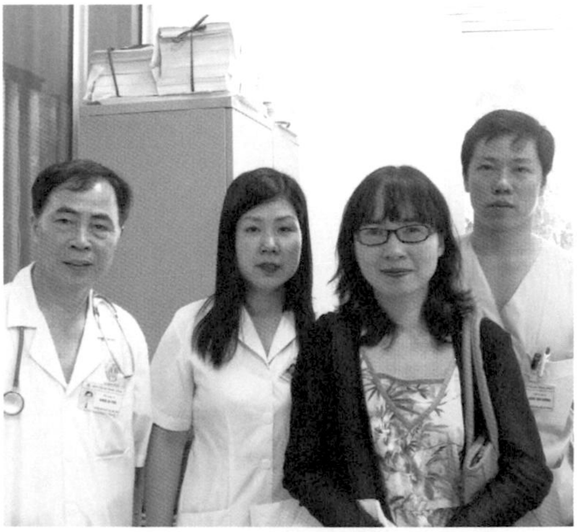

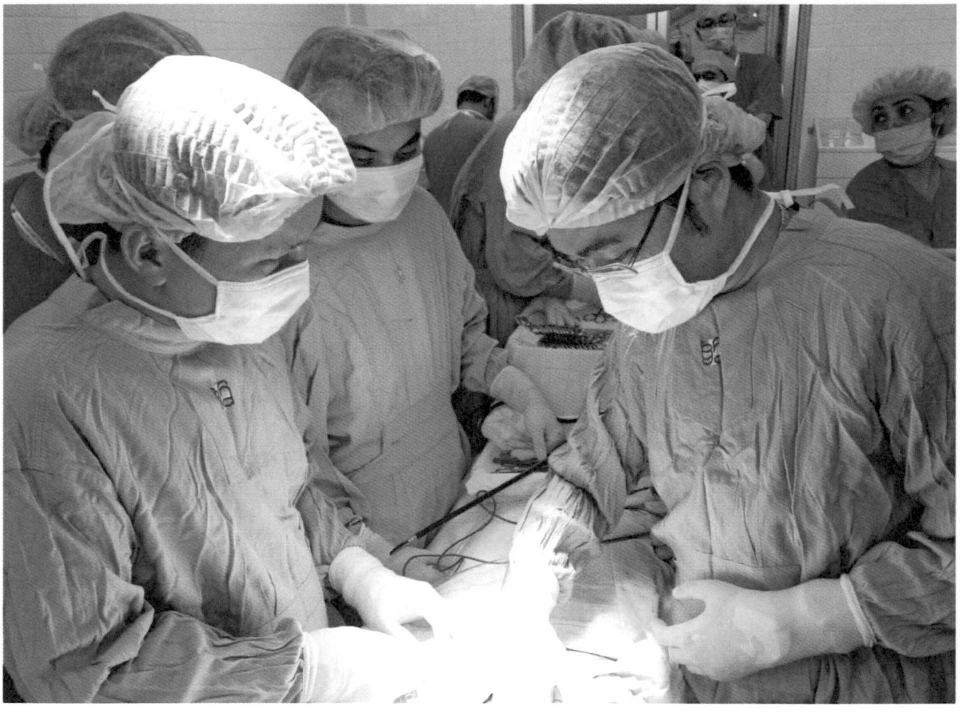

4 | 3
5

3 戴仰霞（右二）與國立兒童醫院醫療人員合影。

4 林茂欣（右二）協助越德醫院完成第一例腎動脈支架手術被當地媒體報導。

5 何明志（右一）指導肝臟切除手術，UMC 主治醫師、住院醫師及研修醫師均積極參與，其他手術團隊成員也把握機會熟悉器械使用。

2013年6月24日至7月5日執行第三屆NTUH-HOPE臺越醫療交流計畫，分兩梯次進行，每梯次支援兩位外科醫師及一位腫瘤科醫師（為期一週），兩梯次共派遣6位醫師至越南越德醫院進行醫療支援及臨床指導。

在交流的過程中發現越南醫師對外文醫療書籍的需求非常殷切，因當時越南經濟環境不佳，對於購買昂貴的外文書籍較感吃力，為協助此問題，國際醫療中心於2007年11月與國立臺灣大學醫學圖書館合作，發起「捐書到越南」的活

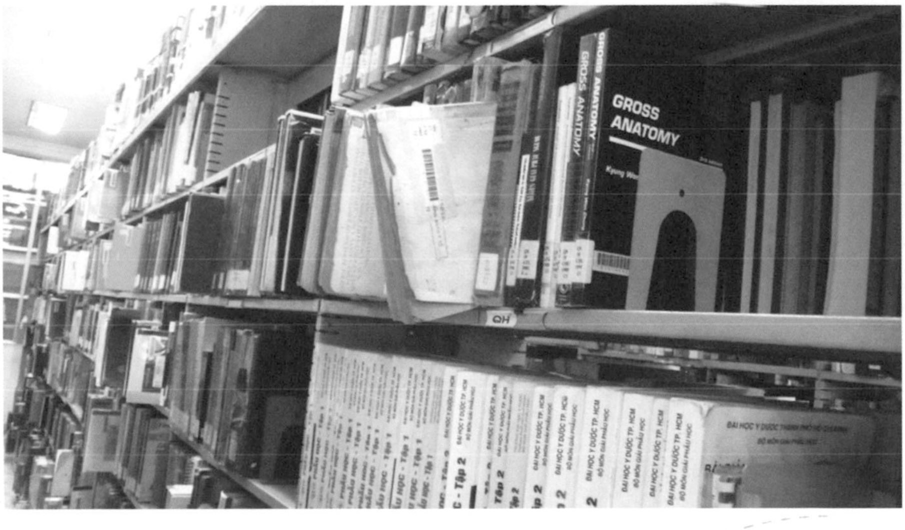

動，得到同仁們廣大的迴響，短短一個月之內，共募得 2446 冊英文醫護書籍及雜誌，之後裝箱寄送給胡志明市大學醫學中心，由其成立專室收藏，這是臺大醫院有史以來第一次的募書援外活動，也締造國際交流的新模式。

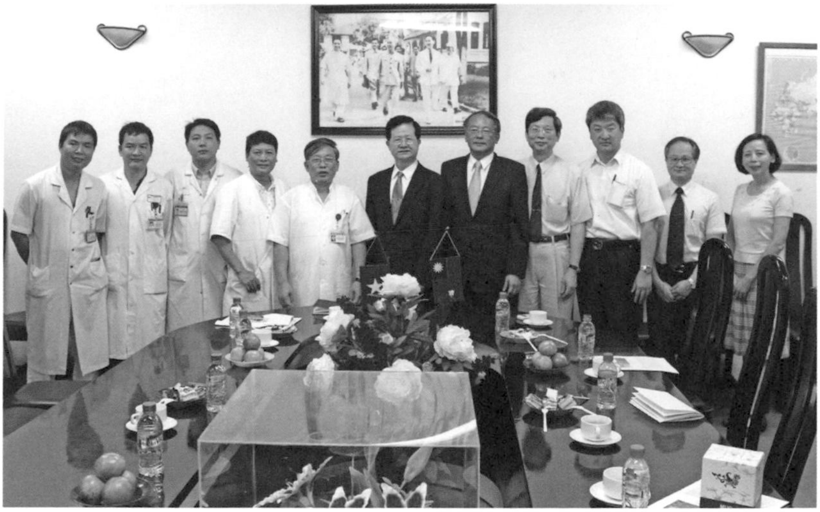

1 臺大醫院捐贈給胡志明市大學醫學中心的書籍。
2 2013 年於越德醫院舉辦 NTUH-HOPE 臺越醫療交流計畫開幕式。

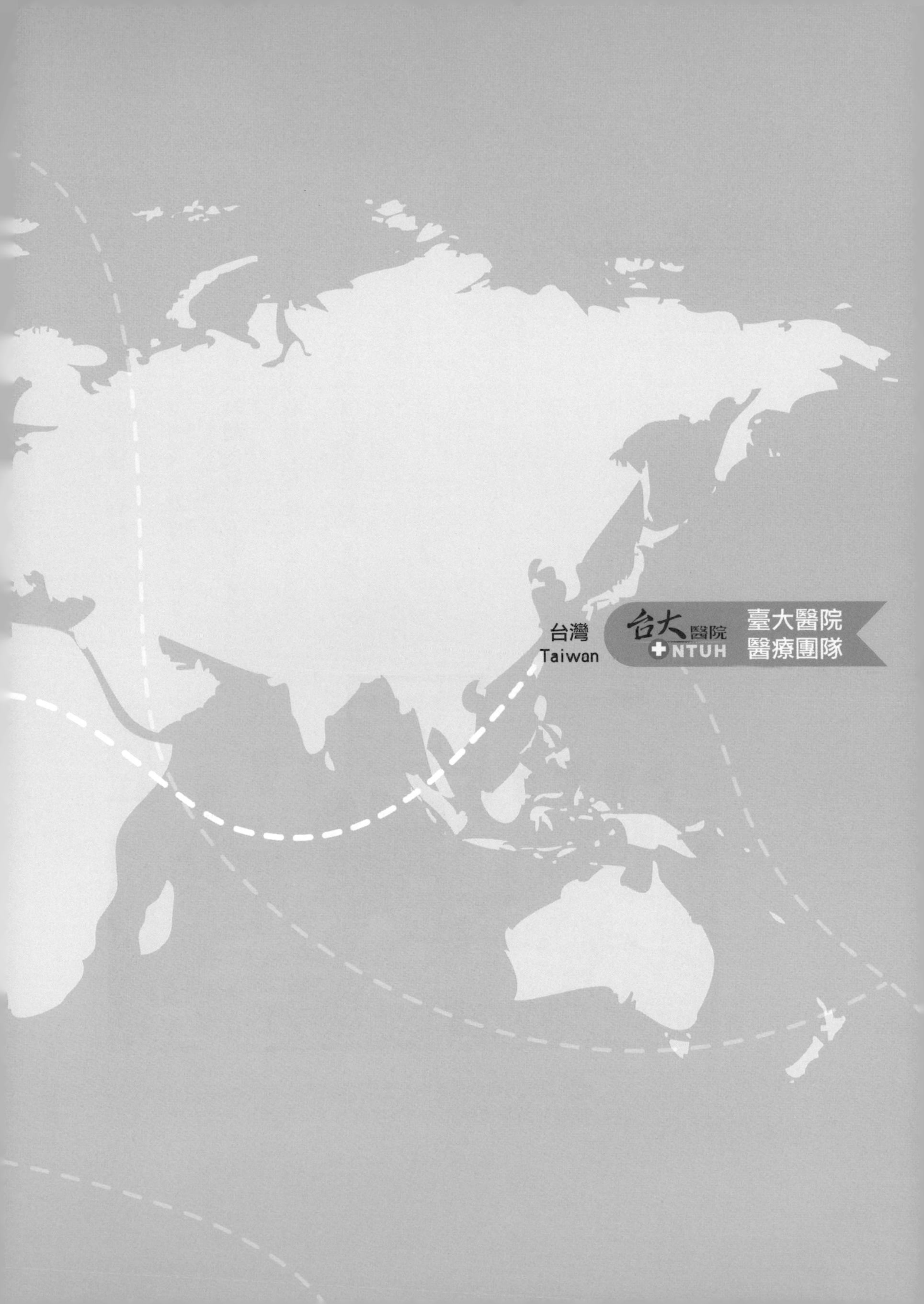
台灣
Taiwan
台大醫院
NTUH
臺大醫院
醫療團隊

Part 4

千里外大漠醫療交流

蒙古國

Mongolia

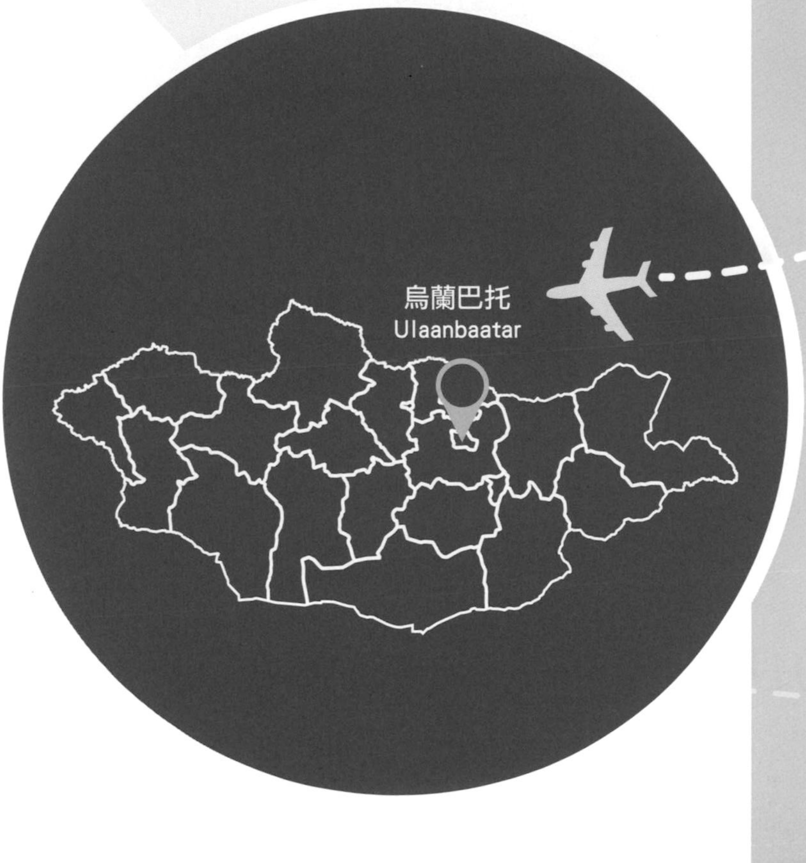

臺蒙醫療服務大事紀

2009 年

◆ 開始積極推展與蒙古國醫界的交流合作。

2010 年

◆ 捐贈 20 台二手洗腎機、1 台胸部超音波機器。

2012 年

◆ 自 2012 年起，每年皆執行 NTUH-HOPE 臺蒙醫療交流計畫。
◆ 協助第三中央醫院成立洗腎室，指導蒙方醫師血管通路、透析病人的心臟疾病、急性腎衰竭以及腎炎的治療。另協助蒙方醫院發展腎臟切片、建立腹膜透析流程與治療指引。

2013 年

◆ 2013 年初，捐贈 875 冊二手醫學圖書。
◆ 協助第三中央醫院成立蒙古國第一個腦中風中心，建立急性缺血性腦中風病患接受血栓溶解治療標準流程、執行該國第一例腦中風血栓溶解治療、訓練神經科醫師執行頸部血管及顱內血管超音波檢查。

2015 年

◆ 指導國立婦幼健康中心完成該院首例鼻部功能性內視鏡手術，及協助該院完成蒙古國首例內視鏡中耳手術。
◆ 協助國立婦幼健康中心完成該院首例的試管嬰兒療程，成功迎接健康雙胞胎的誕生，並協助建立人工生殖各項技術的標準作業流程。

2018 年

◆ 協助建立聽損者基因檢測流程及建立超過 200 個聽損蒙古國家族的臨床研究世代，釐清常見聽損基因的流行病學。
◆ 培訓第三中央醫院心血管中心團隊及協助建立多項心血管治療及護理照護標準化流程。

迄今持續交流中

蒙古國 *Mongolia*

與越南歷經多年的醫療交流後，越南的醫療環境已改善許多，臺大醫院國際醫療中心評估可再開發新的交流國家。蒙古國與台灣一向友好，且醫療資源比越南不足，對醫療支援的需求刻不容緩。

2009年10月6日臺大醫院團隊造訪蒙古國第三中央醫院（2009年時仍為Shastin中央醫院，Shastin Central Hospital，2014年才更名），與該院聯合舉辦神經外科醫學研討會，並簽署交流合作合約，跨出交流的第一步。之後陸續與首都烏蘭巴托市（Ulaanbaatar）重要醫院，如國立癌症中心（National Cancer Center，NCC）、第二中央醫院（Second State Central Hospital）、國立傳染病醫院（National Center for Communicable Diseases，NCCD）、國立婦幼健康中心（National Center for Maternal and Child Health）、第一中央醫院（The First Central Hospital）和國立創傷及骨科研究中心（National Trauma and Orthopedic Research Center）等醫院簽署交流合作約，建立正式交流關係。

NTUH-HOPE臺蒙交流計畫自2012年9月啟動，沿用與越南交流模式，讓臺大醫院醫師到蒙古國進行長時間的醫療支援，協助蒙方診治疑難病例、技術指導複雜手術，同時也讓蒙古國醫師來臺大醫院

地理位置

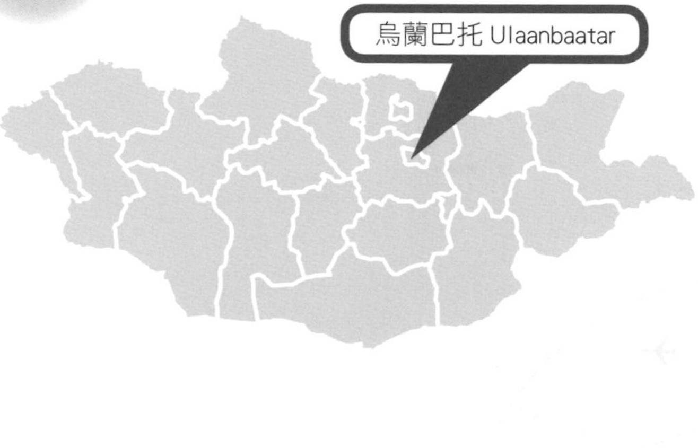

進修，加強學習效果。為使計畫成效更顯著，2014年起將支援期間延長至12週，共分6梯次派遣醫事人員赴蒙古國支援，每梯次為期2週，使遠方的蒙古國對台灣及臺大醫院的醫療技術，有更深的體認，也深耕臺大醫院在蒙古國醫界的影響力。

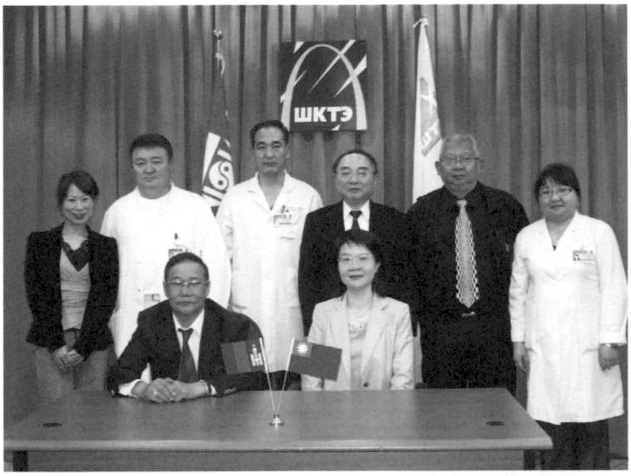
ШКТЭ

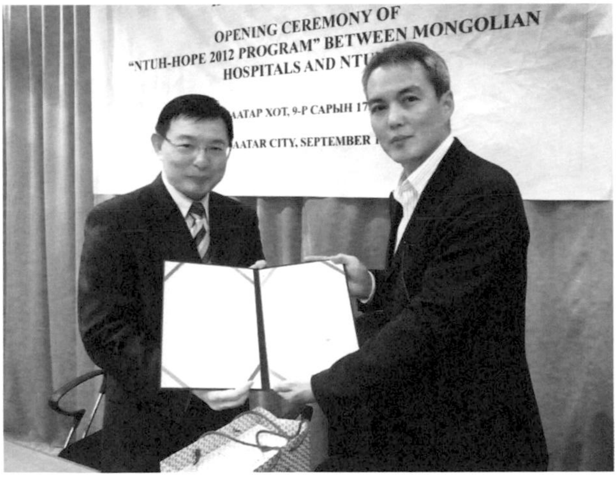
OPENING CEREMONY OF
"NTUH-HOPE 2012 PROGRAM" BETWEEN MONGOLIAN

1 2009年臺大醫院與蒙古國第三中央醫院雙方醫療團隊合影。

2 洪冠予① 與 NCC 副院長。

供需相符，資源才能發揮效益

蒙古國民眾洗腎的主因是腎絲球腎炎，其次是糖尿病，跟30年前的台灣很像（目前台灣人洗腎的主因已變成糖尿病）。不過蒙古國究竟有多少洗腎病人，並沒有相關的流行病學統計。「洗腎病人看起來沒有很多，但恐怕是被低估了，有些病人可能從來沒有接受診斷、治療，」臺大醫院雲林分院內科部主任黃政文說。

醫療資源永遠有限，如何評估並提供對方現階段最需要的資源，是國際醫療交流中重要的一環。供給與需求相符合，才能將資源發揮最大效益，解決燃眉之急。

黃政文於2013年首度前往第三中央醫院②指導血液透析技術，發現該院雖有洗腎機，但已經放了2、3年沒有使用，是因為缺乏洗腎必須使用的RO逆滲透水，醫院必須有這種設備才能讓病人洗腎。「他們可能不了解腎臟疾病完整的照護，只看到一部份，所以提出的需求跟真正的需求有落差。他們確實有洗腎的需求，也需要洗腎機，但更基礎的建設應該先完成。還有，在進入洗腎之前的腎臟病照護，也就是幫助病人避免洗腎，他們做的也很有限，」他分析。

另一個例子是，該院醫師請教黃政文腎衰竭病人臨床照顧上的困難，比如如何改善洗腎病人的貧血，「他們非常認真，希望減輕病人的不適，但從臨床經驗來看，必須先落實洗腎，才能談改善貧血，先求有，再求好。如果連基本的洗腎都還無法普及，比如病人一星期需要洗腎3次，但醫院的軟硬體都缺乏，只能讓病人洗2次，第3次怎麼辦？基礎沒有做好就先談其他問題，有點本末倒置了。」

註

① 洪冠予，臺大醫院內科部主治醫師，曾任臺大醫院新竹分院院長。

② 第三中央醫院創立於1921年，是蒙古國第一個西醫院，1954年～1959年由俄國Shastin醫師整建，故於1960年時改為Shastin Central Hospital。2014年更名為第三中央醫院。

有呼吸器卻沒有供氧系統，基礎設備待建立

黃政文說，蒙古國某種程度來說非常國際化，因為WHO的援助，來自世界各國的醫療援助並不少。「加護病房的設備跟臺大醫院相比，毫不遜色。他們的透析機是最新機種，比臺大醫院的機器還新型。老問題，設備都是他國捐贈，送禮的人怕失禮；送最好的，但不一定最符合需求。這些捐贈的醫療資源缺乏整合，基礎建設不足也是一大問題。」

比如他們有呼吸器，卻缺乏中央供氧系統，而是另外搭配製氧機，也就是每一台呼吸器還要配一台製氧機；神經科沒有MRI（磁振造影檢查），看不到病人的腦部影像。「要照顧中風或其他腦部

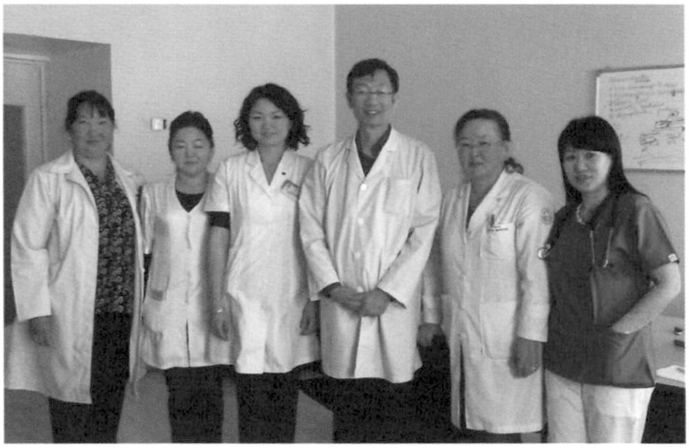

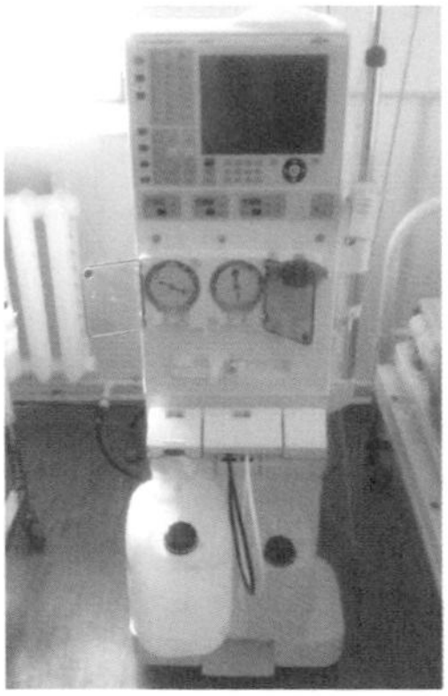

1　2013年黃政文於第三中央醫院演講後與腎臟內分泌科主任（右二）及同仁合影。
2　蒙古國第三中央醫院有進階的血液透析機器，但只用做一般透析使用。

病變的病人，沒有ＭＲＩ就像缺了一隻手，」他比喻。臺大醫院和台灣其他醫院都有中央供氧系統，打開病床床頭的開關，氧氣就送來了；ＭＲＩ也是基本設備。「當然，這也跟捐贈者的心態有關。大家喜歡捐贈看得到的設備，看不到的部分就被忽略了，」他直言。

２０１４年，黃政文再度前往蒙古國，「我發現住加護病房的病人，他們的病情在臺大醫院是不需要住加護病房的。其實他們的資源不少，只是沒有人去做整體評估、規劃、整合，導致資源沒有善用，比較可惜。」

註

③ 黃小倩，臺大醫院癌醫中心醫院血液透析室護理長。
④ 蔡佳璋，臺大醫院綜合診療部醫檢師。

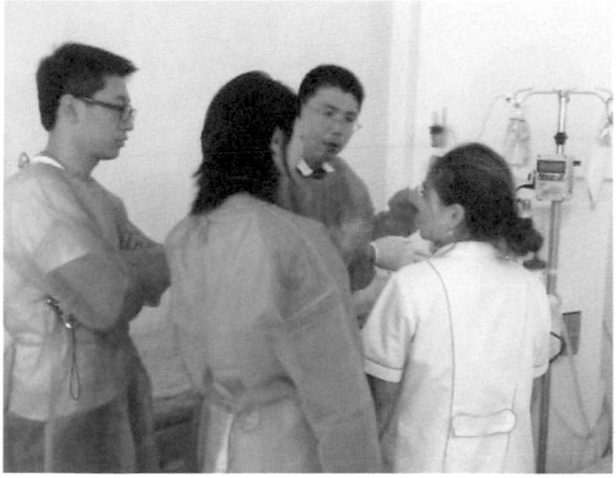

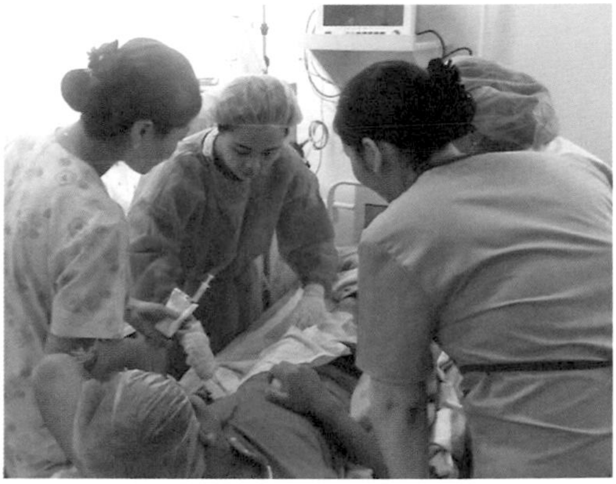

3 黃小倩③（左二）示範血液透析正確收針方式。
4 蔡佳璋④（右二）指導蒙古相關人員如何校正機器、維護機器及如何整修透析機。

腎臟切片過程驚險，病人痛到大叫

他也協助第三中央醫院完成腎臟切片，這是診斷腎絲球腎炎的重要步驟。這次經驗讓他十分難忘，「應該是最驚險的一次腎臟切片。」做腎臟切片需要局部麻醉，再用切片槍取出組織，送化驗，用腎絲球的數量評估病情。

沒想到當天來做切片的病患人高馬大、虎背熊腰，脂肪比較厚，院方準備的麻醉針卻不夠長，無法接近腎臟周圍。「我把麻醉藥慢慢推，但就是推不到底，用力壓還是壓不到，接近腎臟的地方恐怕沒有麻醉到。我心想怎麼辦？都已經上手術台了。後來想說就打多一點麻醉藥，看會不會滲進去。」

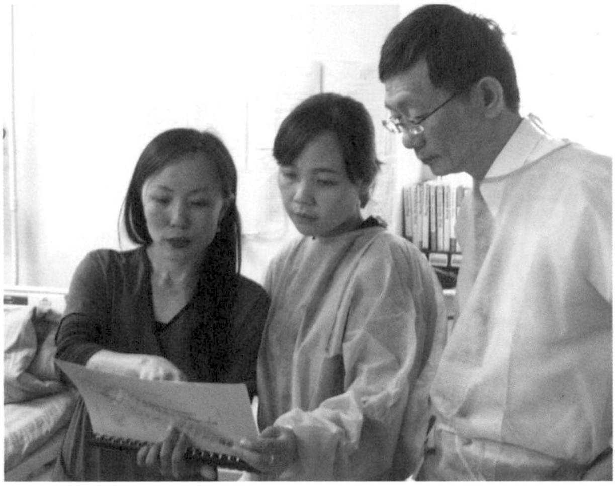

當他啟動切片槍的時候，病人「啊」了好大一聲。那時院方剛開始做腎臟切片，小小的開刀房擠了10幾位醫師來觀摩，病理科醫師也在，大家都嚇了一跳。「從沒遇過病人痛到大叫的狀況，」他回憶。

台灣做腎臟切片一般是做2次，以便取到足夠的組織供化驗。但在場的病理科醫師卻判斷2次取出的切片不夠，希望黃政文做第3次，所以病人又「啊」了一次，病理科醫師還是擔心不夠，希望做第4次，但黃政文認為不應該也不需要再做了。後來化驗的結果證明，切片的數量是夠的，病人確實沒必要挨第4刀。「這說明當地醫師的經驗還不夠，很多細節還沒有到位，有很大的進步空間，」黃政文說。

蒙古國洗腎的資源不足，且面積遼闊，

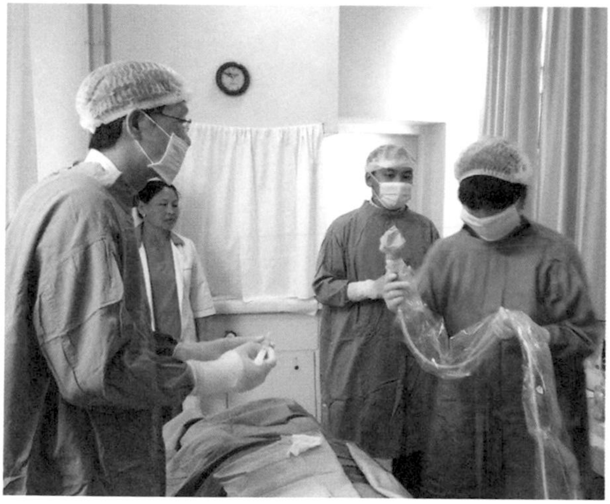

1 黃政文（右一）與黃小倩（右二）指導蒙古國醫師血液透析作業程序。

2 黃政文（左1）協助當地醫院做腎臟切片，切片3次取足夠的組織供化驗。

郊區、草原上的民眾就醫不便，「在偏遠的東戈壁病人要開車一百公里才能洗腎，來回醫院家裡總共要二百公里，每週三次的奔波，其實很難持續。應該發展腹膜透析，經過衛教，民眾就可自行在家完成腹膜透析，不需洗腎機，也不需上醫院用血液透析方式洗腎，節省時間精力，花費也較少。」因此他也協助第三中央醫院建立腹膜透析的流程與治療指引。

黃政文醫師共去過蒙古國4次，支援經驗豐富，他以一句話來形容蒙古國就是「踩在石頭路上的高跟鞋」，因為網路的關係，他們接受新的知識資訊非常快速，可是建設不足，讓他們無法抓到變化的契機。

站在山頂眺望烏蘭巴托，可以看到至少有一百支高樓起重機，到處在建設，這些建設之後，烏蘭巴托有機會更進步，而他們的醫院在眾多援助之後也能更進步，在未來十年內追上現代的醫療。

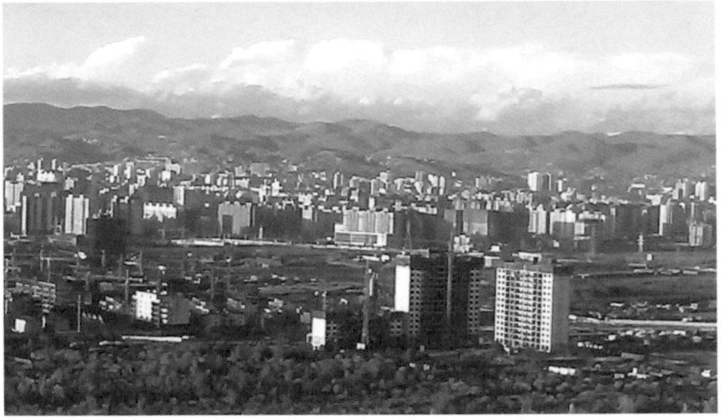

完成蒙古國第一例內視鏡修補耳膜手術

蒙古國有心發展兒童耳鼻喉科，臺大醫院耳鼻喉部主治醫師吳振吉分別在2014、2015、2016、2017、2019年5度前往交流，每次短則5、6天，長則約10天，與蒙方醫師培養了「革命情感」。

吳振吉說，當地耳鼻喉科的疾病類型以感染疾病較多，台灣已經不常見的慢性感染疾病，比如較嚴重的膽脂瘤（本該在外耳的上皮細胞不正常長進中耳黏膜，形成腫瘤）、呼吸道感染人類乳突病毒（母親生產時傳染給嬰兒）。好發在兒童的慢性中耳炎在那裡也很常見。中耳炎單純的積水可以放通氣管引流，但有些嚴重的發炎，或者有些病灶如膽脂瘤，就需要較大的手術。如果發炎嚴重到耳膜破裂，就需修補耳膜。

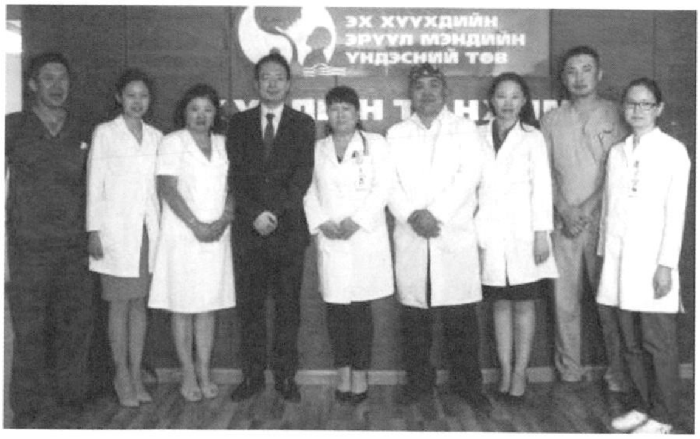

1　在山頂眺望烏蘭巴托，至少有100支高樓起重機在各處建設。

2　吳振吉（左四）與蒙古當地醫院耳鼻喉部醫師合影。

吳振吉於２０１５年協助國立婦幼健康中心⑤完成了該國第一例用內視鏡修補耳膜的手術。病人是位中年婦女，因慢性中耳炎而導致耳膜穿孔。中耳腔及乳突腔是複雜的立體結構，以前動這樣的手術必須把整個耳朵割開、翻開，台灣過去也是這樣。有些病例經大範圍乳突鑿開術後，仍無法完整檢視病灶之情形。現在有了內視鏡，從外耳道進入，醫師看著內視鏡傳回的影像就可完成手術，彌補傳統顯微鏡手術的侷限。這種新的微創手術可大幅縮小傷口，病人復原快，少受許多苦。

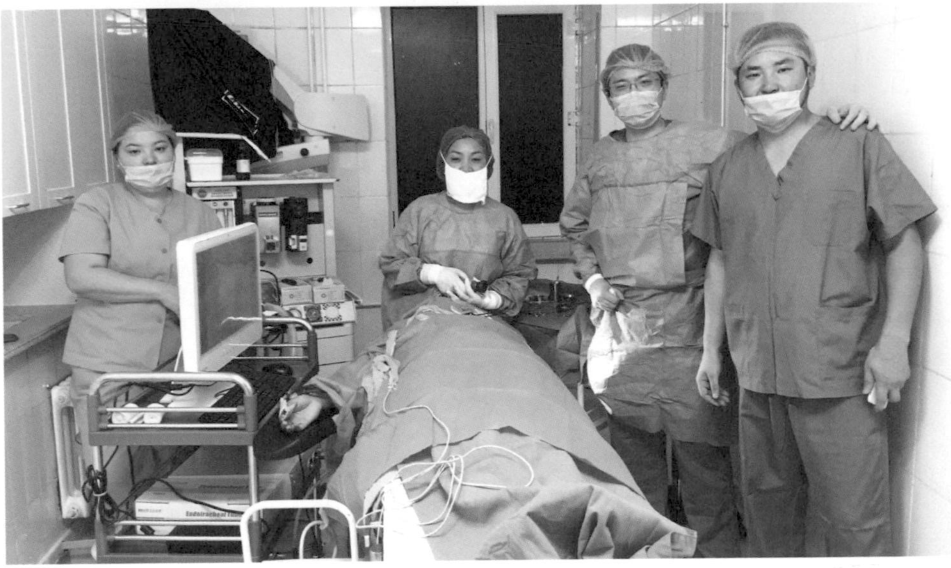

1 吳振吉（右二）為蒙古國醫師示範如何以內視鏡進行中耳手術，為蒙古國首例以內視鏡進行之中耳手術。

臺蒙醫師合作完成兒童聽損的基因研究

此外，新醫療儀器如人工電子耳，在台灣已普及，蒙古國則是剛起步，也成為臺大醫院與蒙方的交流項目。

吳振吉解釋，雙耳極重度聽損的患者，如果戴助聽器效果不佳，就必須考慮植入人工電子耳。「助聽器的功用是放大聲音，但重度聽損者連內耳的毛細胞、組織都退化了，放大聲音沒有用。這時就必須把電極放到內耳，電極會處理聲音，跨越退化的毛細胞，直接刺激神經，所以內耳的細胞退化影響不大，只要神經是好的，效果就不錯。」

註

⑤ 國立婦幼健康中心於 1930 年在蘇聯（Soviet Union）Anna Borisowna Golidman 的支持下成立，初期設於人民醫院（Civil Hospital）下，醫院歷經五次名稱更改，自 2011 年以 N. Gendenjamts's Memorial National Center for Maternal and Child Health 名稱沿用至今。

他也與國立婦幼健康中心的醫師合作進行兒童聽損的基因研究，共同發表論文。「兒童聽損有一大部分是基因變異造成的，但是不同族群造成聽損的基因不太一樣。我們以為蒙古國跟東亞人血緣很近，但從研究發現，他們的血緣跟東亞確實有一定的相近程度，但是也混到歐洲人還有西南亞人（伊朗一帶）的血緣。他們聽損的常見基因還是類似，然而基因的突變點位就跟東亞人種，比如漢人、韓國人、日本人有一些小小的不同。」

目前已協助蒙古國建立了近二百個聽損蒙古國家族的臨床研究世代，並釐清了常見聽損基因的流行病學。相關成果，已發表於ＳＣＩ論文

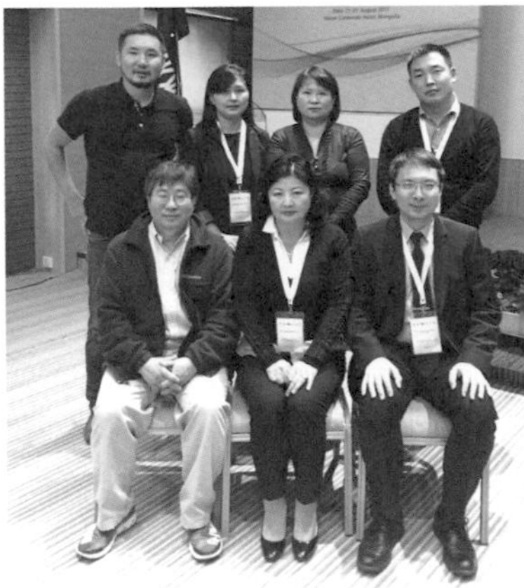

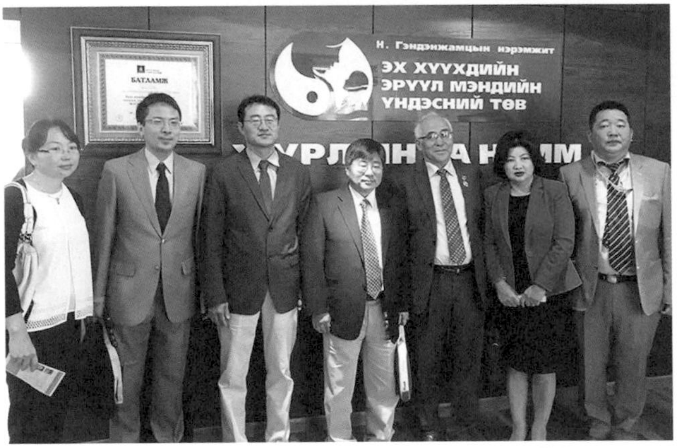

1　吳振吉（左二）受邀擔任梅尼爾氏症研討會講座，會後與主要演講者合影。
2　2017 年吳振吉（前排右一）應邀擔任蒙古國第五屆國際中耳研討會講座。

（PLoS One. 2018 Dec 21;13（12）:e0209797.），這是蒙古國耳鼻喉科界首次在影響係數較高的ＳＣＩ發表的學術論文。經由交流過程達成未來持續進行大規模聽損基因研究的共識，臺大醫院將延續先前的研究成果，擴充聽損研究世代至五百個家族，並應用次世代定序技術，在蒙古國進行更全面的聽損基因檢測。預期相關成果可建立聽損基因檢測的國際合作模式，有助台灣將聽損基因檢測技術推廣至國際。

蒙古國中風死亡率高，協助成立第一個腦中風中心

２０１０年10月29日是世界腦中風日，世界中風組織（World Stroke Organization）派專家至蒙古國宣導，強調「成立腦中風中心」和「腦中風血栓溶解治療」的重要性，所以隔年蒙古國第三中央醫院邀請臺大醫院的醫師到該院指導和提供建議，以提升腦中風的治療水準。因此臺大醫院神經部暨腦中風中心主治醫師蔡力凱受邀前往交流、演講，協助蒙方規劃設置腦中風中心，之後２０１６年及２０１７年再次到蒙古國

醫院指導及擴展合作領域至第二中央醫院⑥。

蔡力凱說，蒙古國的腦中風死亡率過高，是台灣的4倍以上。近年來研究已發現：（1）成立腦中風中心（2）快速進行血栓溶解治療及（3）以血栓移除術取出腦動脈內之血栓，為腦中風治療中最重要的急性處理，然而蒙古國過去並沒有成立腦中風中心，且無血栓溶解治療及血栓移除術的實作經驗。

蔡力凱到第三中央醫院演講時，針對腦中風中心的運作及血栓溶解治療與該院醫師討論，並協助規劃流程。為了促進療效品質及後續檢討，也設計了腦中風登錄單，登錄每位中風個案的病況，將來可以分析蒙古國腦中風的特性，有助擬定未來治療策略。

經過2011年的交流，2013年10月第三中央醫院成立了蒙古國第一個腦中風中心，也在2013年8月施打了蒙古國第一例缺血性腦中風的血栓溶解治療。之後2016年臺蒙國際醫療交流計畫，蔡力凱再以腦中風照護為主題，前往第三中央醫院交流、演講，強調腦中風後相關藥物治療及血栓去除術的重要。2017年他三度參訪時，第三中央醫院已有逾50例的腦中風病患接受過血栓溶解治療，另有5例腦中風病患曾接受血栓去除術的緊急處理，中風後相關藥物的使用也符合國際腦中風處理準則，提升了蒙古國腦中風的急性照護水準。

不過，不同種族未必適合同樣的治療原則。蔡力凱說，血栓溶解治療在全世界（包括台灣）已成功幫助了許多腦中風病患恢復健康，但在蒙古國，似乎發生腦出血的副作用過高，「主因也許是國民長期罹患高血壓，導致大腦易出血的體質，這個議題值得未來進一步研究。」

註

⑥ 蒙古國第二中央醫院創立於1931年，成立時以蒙古國中央醫院（Mongolia's Central Hospital）為名，創立之初僅設一個特殊部門，1991年初，該院開始服務一般民眾並改名為「第二醫院（Second General Hospital）」。2010年成為蒙古國第一家通過International Organization for Standardization認證的醫院。

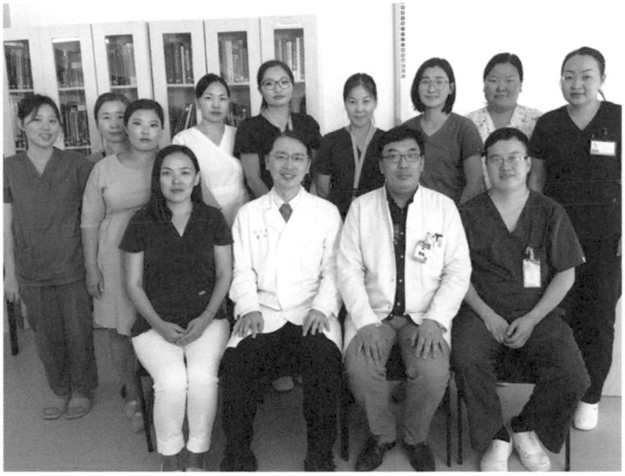

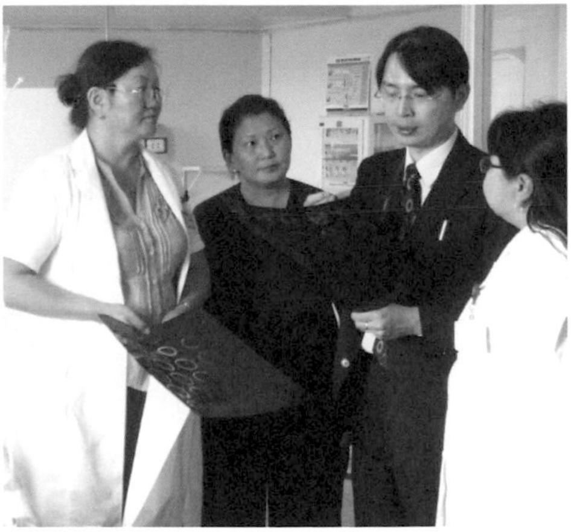

1　蔡力凱（右二）提供蒙古國第三中央醫院神經科醫師臨床指導。
2　蔡力凱（前排左二）與第一中央醫院腦中風中心團隊。

手把手示範教學，醫護人員能力大增

要提升醫療品質，軟硬體同樣重要。

1、**人員訓練：**目前臺大醫院腦中風團隊已有13人次至蒙古國參訪教學；此外也邀請對方的腦中風團隊到臺大醫院進行數天至數週的移地訓練，已達11人次。

2、**建立SOP：**幫助蒙古國數家醫院建立適合該院的急性腦中風處理標準作業流程。

3、**提升超音波檢查技巧：**蒙古國的醫院雖有超音波機器，但對頸動脈超

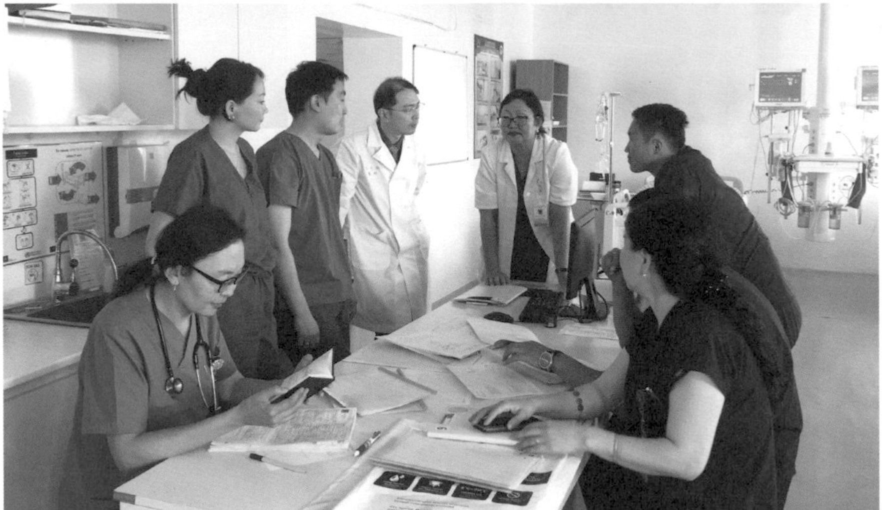

1　蔡力凱至蒙古國第三中央醫院腦中風病房教學迴診。

1

音波的檢查技巧仍有不足。「我跟幾位臺大醫院醫師及專科護理師到蒙古國醫院，手把手地進行示範教學，他們現在已經有一定水準，」蔡力凱說。

4、**加強臨床研究**：協助設計腦中風登錄單，嘗試登錄中風個案的病況，並做後續分析及擬定治療策略。該計畫至今已登錄超過5000人次，是相當龐大的中風資料庫，足以進行許多流行病學的探討和研究。

多管齊下，降低中風風險

蒙古國的出血性中風比例偏高（佔腦中風個案的55%，台灣為20%），這和許多原因有關：

1、**飲食多肉、重鹹而少蔬果**。透過蒙古國行對比兩國人民飲食文化差異，蔡力凱更了解飲食習慣（肉食、重鹹、喝酒）對健康的重大影響，「也了解改變根深蒂固的傳統生活習慣有多艱難。以後面對病患，除了藥物治療外，更要強調飲食和生活習慣的重要。」

2、**對高血壓的警覺度較低。**

3、**國家面積廣大，偏遠地區的民眾因就醫不便，以致高血壓缺乏良好控制。**

4、**因貧窮而無法負擔長期服用藥物。**

「應嘗試透過政府、醫學會和媒體的力量，教導高血壓控制和飲食調整的重要性。偏遠地區還是有電視（只是頻道較少），因此電視的傳播與教育是可行的方法，」蔡力凱也建議蒙古國腦中風醫學會及醫師，可考慮和蒙古國銀行合作，廣設血壓計，提供免費的血壓檢測，並以政府的力量降低高血壓藥物及蔬菜水果的價格，且於食鹽包裝上提供警語。也可考慮於蒙古國每年幾次重要的體育活動（如摔角、賽馬及射箭），提供衛教活動和請運動員代言。

蔡力凱觀察到蒙古國的腦中風治療在過去6年間有明顯的進步，尤其是第三中央醫院腦中風中心的醫師有心持續為腦中風的醫療照護和研究投入心力，目前該院已是蒙古國第一的腦中風中心。透過NTUH-HOPE臺蒙醫療交流計畫持續的援助，未來將提升第三中央醫院的腦中風治療的國際地位，無論在服務、教學、行政及研究上都能持續發展。

常見風濕性心臟病，像過去的台灣

2018年NTUH-HOPE臺蒙醫療交流計畫的重點是心臟手術，許榮彬是心臟血管外科主任，代表臺大醫院去蒙古國第三中央醫院交流。

心臟是人體最重要的引擎，構造複雜，疾病也複雜，不過蒙古國與台灣常見的心臟疾病並不相同。「過去很少聽到蒙古國的學者或醫師到國際研討會報告，所以完全不知道它的狀況，去了才知道，他們的疾病型態有點像30、40年前的台灣，人口年輕，衛生環境比較差，所以瓣膜性疾病很常見，尤其是風濕性心臟病為主，還有一些先天性疾病，是到年紀比較大時才有機會接受手術。因此他們的手術是以這兩種疾病為主，跟過去的台灣幾乎一模一樣。台灣現在是以高齡、退化性的瓣膜性疾病，以及冠狀動脈疾病為主。」

第三中央醫院是蒙古國最大的心臟手術中心，每年約有二百至三百個病人，但醫師普遍沒有接受過常規的心臟手術訓練，很多病人是請國外的醫師到該院動手術，該院的醫師很少有真正執行手術的機會，就算國際上有與開心手術相關的進展，也少有機會接觸。

每個國家的風土民情、民眾的價值觀都不同，連醫師的地位也不同。台灣是成績好的學生會去學醫，許榮彬與蒙古國的醫師聊天後才知道，蒙古國的醫師在社會上偏低階層，比較少人願意當醫師，經濟狀況最好的是遊牧民族，是用「農場有多大、有多少牛羊馬」來看一個人的經濟條件。這樣的價值觀、觀念自然導致年輕人不願意學醫，醫療人員的素質難以提升。

不過許榮彬認為，隨著蒙古國漸漸向國際開放，將來情況或許會變，「醫師的地位會上升，這是早晚的事情。」硬體的部分，開心手術需要很多儀器，包括體外循環機，還有一些耗材，蒙古國仍然較為缺乏。

解決眼前的病痛，也培養解決未來問題的能力

2018年3月，蒙古國第三中央醫院派倪瑪（Nyamsuren Sainbayar）醫師來臺大醫院跟許榮彬學習心臟手術，為期兩年，可說是空前的創舉。另外，心臟手術團隊中的麻醉科醫師、護理師也同時過來短期學習。「要去國外學習，只去一、兩個月看不出成效，最少要半年、1年，融入那裡的制度才學得到東西，制度很重要。」

「我們從基本功開始教，」許榮彬說，因為蒙古國在整個開心手術的經驗還不多，所以第一年一定要教基本的術前評估、手術計畫，當然手術技巧、術後照顧也很重要，「這一整套要先教好，第二年再訓練他們需要的風濕性心臟病及先天性心臟病手術。」

一方水土養一方人。蒙古國民眾的飲食習慣偏油偏鹹，也欠缺菸害防制及控制血壓的觀念，許榮彬預期將來恐怕會有三高及心血管疾病的問題，冠狀動脈手術的需求會大幅成長，因此他不只教倪瑪現在需要會的手術，也教他未來需要的冠狀動脈手術跟主動脈手術。

蒙古國醫師認真學習，弄懂每一個「為什麼」

「倪瑪相當認真，求學求知很積極，我也從他身上學到很多，」他肯定蒙古國醫師的學習精神。「當你把人丟到一個陌生的地方，他就得要認真，人在絕境的時候，要想辦法生存。台灣的醫學生可能不覺得這樣的訓練很珍貴，反正將來還有機會，可是蒙古國醫師的想法是『我就只有這兩年，這兩年不好好學，以後就沒機會了。』」

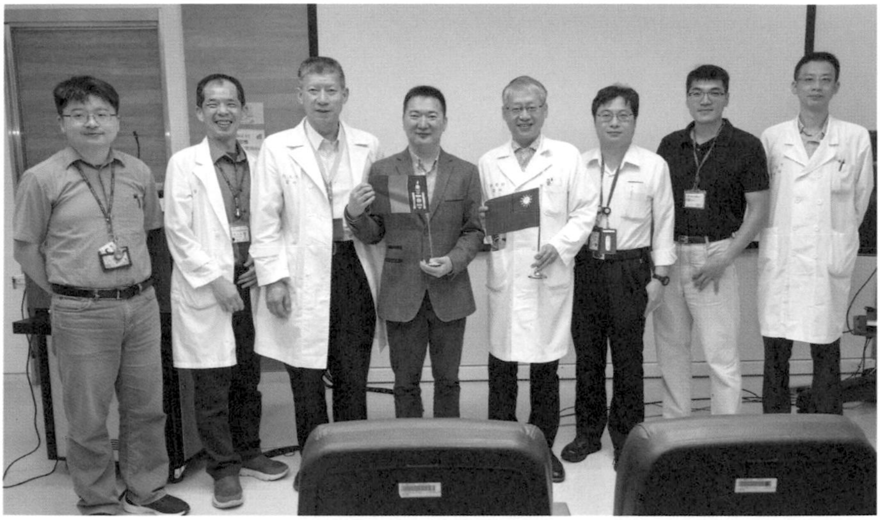

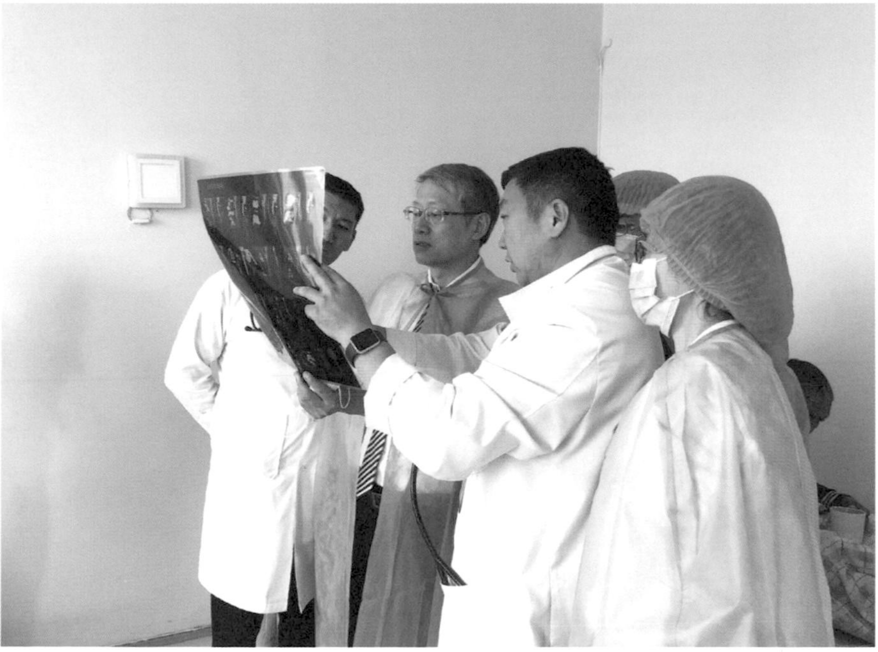

1 倪瑪（左四）來台兩年，學習心臟手術，是空前創舉。
2 許榮彬（左二）與當地醫師討論個案病例。

倪瑪勤抄筆記，把各種心臟手術的細節用蒙古文仔細記錄下來，並且畫圖，每跟一台刀就寫一份，還跟許榮彬討論，把不懂的地方問清楚，「知道『為什麼』要這樣做，就一輩子都不會忘記，」許榮彬說。

「抄筆記看起來好像沒什麼，可是當你累積了兩年，真的是很寶貴的紀錄。我曾在休士頓進修一年，學心臟移植，那時沒有電腦，我就寫日記，學到什麼就寫上去，做一天不覺得有什麼，可是一年後發現，哇，我學那麼多了！幾乎所有心臟移植會發生的事情，我全部都看過。」倪瑪沒有台灣醫師執照，不能值班，也不能動手術，可是他會跟總醫師說，萬一有急診手術請通知他，讓他在旁邊觀摩，甚至他也會睡在值班室，了解處理緊急病人的流程。

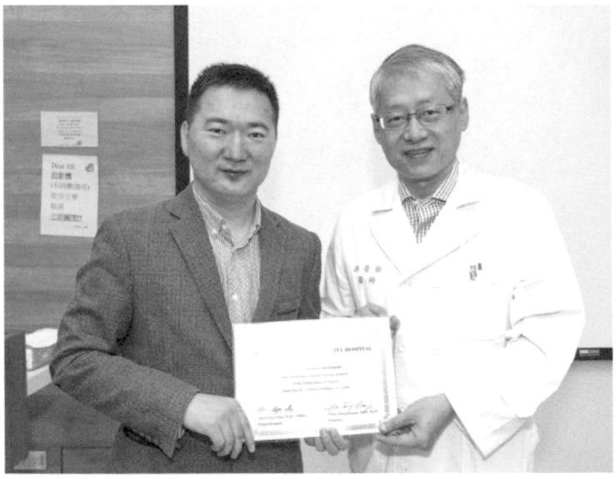

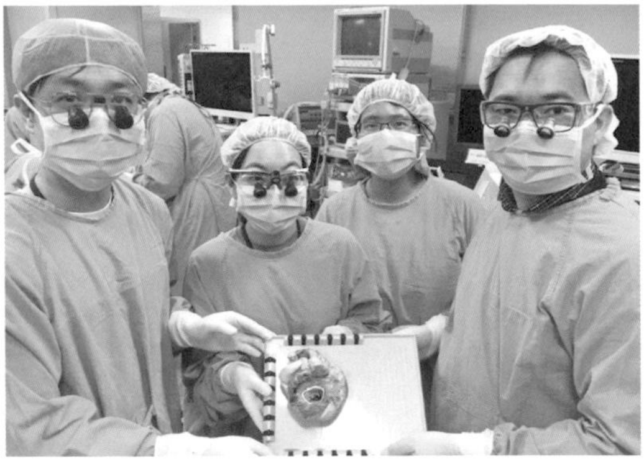

1　蒙古國代訓醫師倪瑪（右一）於臺大醫院手術室見習。
2　倪瑪（左）與許榮彬（右）合影。

學會技術也要發揮所長，才能真正造福當地民眾

許榮彬認為，如果各方面條件允許，可以先在蒙古國完成初步心臟外科訓練，再到臺大醫院來接受1～2年的訓練，「這樣就可以長期訓練出新的心臟外科醫師，也就是給他釣竿、教他釣魚，然後他回去就有能力處理病人。」

許榮彬說，這種醫療交流與義診不同，義診比較短期，由台灣醫師前往當地幫忙看診，這固然可以減輕病人的不適，但等到台灣的醫護人員一離開，問題還是存在。臺大醫院用代訓醫護人員的方式，讓他們學會技術、熟悉流程、建立制度，回國後發揮所長，從長遠來看，這才能真正提升整體醫療水準，造福民眾。

地大無法常就醫，設計適合的醫療模式

醫療需要因地制宜，每個國家的經濟條件、醫療制度、地理環境迥異，台灣的做法不見得適用蒙古國。許榮彬說，蒙古國幅員遼闊，「不要預期病人會一、兩個月來看門診，可能半年、一年才會回診一次。」

台灣的心臟病患通常術後每3個月看一次門診，抽血、做心臟超音波，「但對蒙古國這麼大的國家，我們要設計的醫療模式就不太一樣。」舉例來說，通常年輕的風濕性心臟病病人會換金屬瓣膜，術後長期吃抗凝血劑，並定期抽血，監測抗凝血劑的藥物濃度以調整藥量，防止瓣膜出問題，但因為當地人無法每季回診，所以手術時可能就不採用金屬瓣膜，應該以生物性瓣膜為主，換完後可以10年不用回診。他解釋，生物性瓣膜用10年會壞掉，病人接近10年時再回診，就是接受第二次手術，這對外科醫師不是很困難的事。

他也認為，蒙古國也應該會需要發展遠距醫療，比如將病人的基本生理狀況傳

送到醫院、用無人機載藥投送給病人等，這也是台灣有機會幫得上忙的。

護理師輪流支援，長達半年

一台精密的儀器要能順利運作，每個零件都不可或缺。醫療也是如此，醫師、護理師及各種專業人員合作無間，病人才能得到良好的照顧。

第三中央醫院致力發展心血管醫療團隊，並成立心血管中心，除了持續與臺大醫院醫師交流，並提出培訓護理師的需求。首先由臺大醫院國際醫療中心負責與第三中央醫院心血管中心主任 Dr.

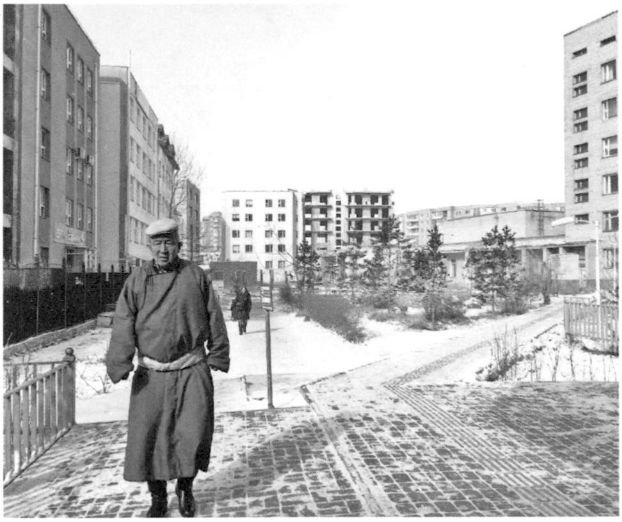

1　第三中央醫院外觀及周邊。

Munguchimeg Dagva 以 email 聯繫，了解對方需求與臺大醫院需要配合的事項。之後，陸續接待第三中央醫院院長與 Dr. Munguchimeg 來台共舉辦2次的討論會議。另召開院內跨科部會議，擔任護理部與蒙方溝通的橋樑，研擬子計畫英文版合約，以維護醫護人員的權利與義務。

護理部配合院方政策，於2018年薦送心血管中心護理長及資深護理師分梯次赴蒙古國第三中央醫院支援，支援期間自4月1日起至9月30日止共6個月（每梯次1個月），創下近期連續支援最久的紀錄。為提供蒙方醫院整合性的心血管疾病相關照護，護理部支援人員的專長涵蓋心血管中心內外科病房、內外科加護病房及心導管室，除

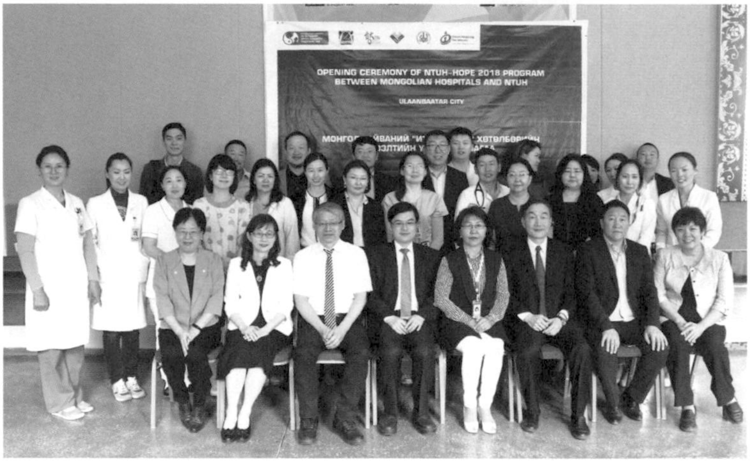
OPENING CEREMONY OF NTUH-HOPE 2018 PROGRAM
BETWEEN MONGOLIAN HOSPITALS AND NTUH
ULAANBAATAR CITY

了護理長外，支援的護理師臨床年資均超過10年，皆具備豐富的專業能力。

護理部主任胡文郁及副主任黃月嬌特別在6月25日至29日隨醫院團隊赴蒙古國參加NTUH-HOPE臺蒙醫療交流計畫開幕式，並擔任研討會講座、參訪醫院，實際了解蒙方醫療環境、護理需求，也適時關懷臺大醫院人員支援的情形。

臺大醫院心臟內科病房護理長張玉娟說，當時第三中央醫院的倪瑪醫師正好在臺大醫院進修，於是在前往蒙古國之前，曾向倪瑪了解蒙方的現況與需求，「以免憑空想像，我們教的不是對方需要的。然後我們再分配任務，圍繞著心臟病照顧，各自教不同的東西。這個月過去的護理師，會跟下個月的護理師交班，說明這次教了什麼，讓她可繼續追蹤。」

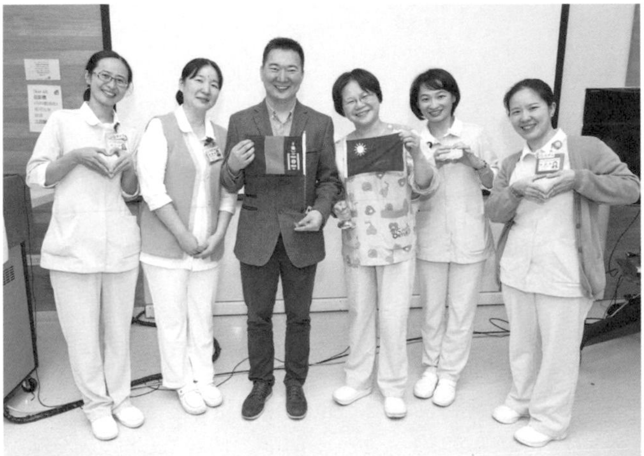

1 2018 年 NTUH-HOPE 臺蒙醫療交流計畫在第三中央醫院舉辦開幕儀式。

2 臺大醫院護理長前往蒙古之前，曾透過倪瑪了解蒙古國的現況與需求（從左到右為林心怡、舒婉娟、倪瑪、雍允雯、張玉娟、林蔚珊）。

2018 年護理部
赴蒙古國第三中央醫院支援人員名單

支援日期	天數	姓名	單位	專長
4/1 ～ 4/9	9 天	張玉娟 護理長	5D 病房	Cardiovascular Nursing Care; Nursing Management
4/1 ～ 4/30	30 天	李韻梵 護理師	5C 病房	Cardiovascular Nursing Care
5/1 ～ 5/9	9 天	雍允雯 護理長	5CVI	Cardiac Intensive Care; Cardiac Surgical Intensive Care
5/1 ～ 5/30	30 天	李欣瑜 副護理長	5CVI	Cardiac Surgical Intensive Care
6/1 ～ 6/30	30 天	張毓琳 護理師	5CVI	Cardiac Intensive Care
7/1 ～ 7/31	31 天	舒婉娟 護理長	5A 病房	Cardiovascular Nursing Care（postoperative care）; Nursing Management
8/1 ～ 8/31	31 天	林心怡 護理長	5B 病房	Cardiovascular Nursing Care（postoperative care）; Nursing Management
9/1 ～ 9/30	30 天	張玉娟 護理長	5D 病房	Cardiovascular Nursing Care; Nursing Management

分享衛教經驗，發揮護理師強項

到了蒙古國，張玉娟發現當地護理師做的事其實很多，比如例行的給藥、打針、量血壓等，「不過，像對病人的衛教，可能因為太忙，比較沒有時間做。也就是說，護理師的角色比較沒有發揮得淋漓盡致。所以我們分享了一些護理照顧的標準作業流程（SOP），照著SOP來做，就不需要花很多時間做雜事。我們也提供照顧指引、手冊、影片、衛教單張，他們再翻譯成蒙文。」

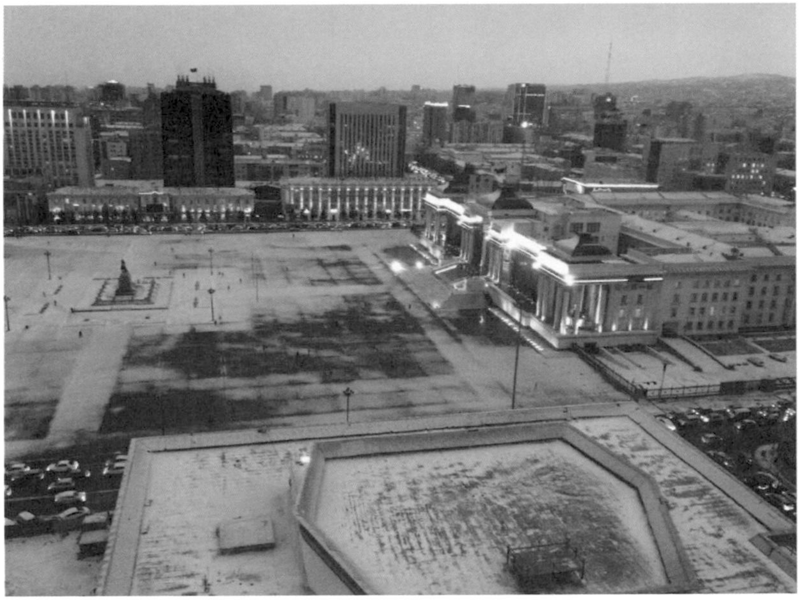

1 蒙古國的天氣寒冷，冬天可達零下三十度，常處於天寒地凍的情況。

臺大醫院護理師也分享做團體衛教的經驗。心臟病人術後需要注意的事，比如飲食、運動、用藥等，護理師不需要一個一個病人去講，可以把大家集中起來一起講，病人也可以互相交流、打氣。「他們願意學習，慢慢把我們的一些建議放進日常工作中。」

蒙古國冬季氣候寒冷，蔬菜不易生長，民眾以高熱量的肉食為主，喝烈酒，少吃蔬菜，連零食也是吃烤乾的肥肉，長期下來，成為罹患心血管疾病的高風險族群，心臟病的發生率與死亡率都位居第一。張玉娟和其他護理同仁會分享健康飲食的觀念，讓當地護理師慢慢影響病人。

突破語言障礙，交流更順暢

工欲善其事，必先利其器。護理師需要幫病人打針，故有被針扎的風險。臺大醫院護理師特別攜帶安全針具過去，示範使用方法，「照顧病人，也要保護自己。」

心臟病人做完導管手術後需要加壓止血，傳統方式是用紗布包紮、再徒手按住傷口止血。臺大醫院已改用加壓帶固定傷口來止血，效果好很多，同時不需要耗費護理人力幫病人壓著傷口。臺大醫院護理團隊也跟蒙方分享了使用加壓帶的技巧。

國際交流比較大的障礙主要是語言。張玉娟說，蒙古國護理師的英語能力普遍不是很好，不過很有心學習，心血管中心的主任也全力支持，加強同仁的語言訓練。她半年後第二次去交流時，就發現她們的英文能力確實提升了，溝通更順暢。

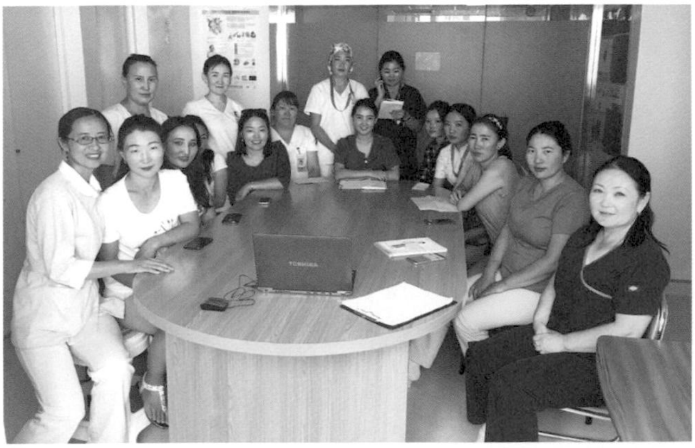

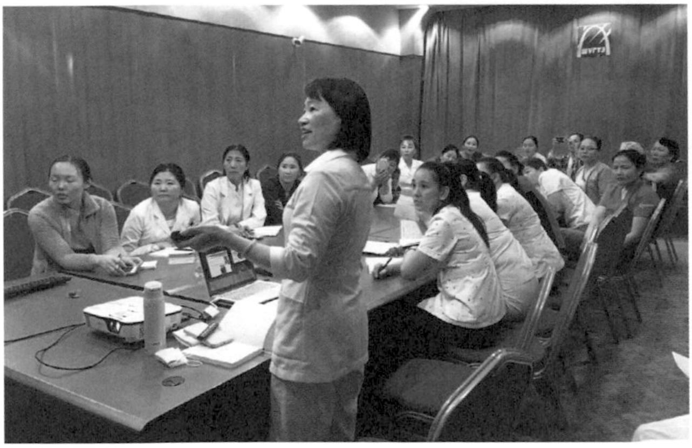

1 林心怡（左一）為蒙方護理師授課。
2 張玉娟（站立者）為蒙方護理師授課。

從善如流，蒙古國醫院也有活力走廊

魔鬼藏在細節裡，優良的照護品質必須靠每個細節都做到位。張玉娟曾跟蒙方的護理督導去全院的病房看看有沒有需要改進的地方，她發現供應室的器械沒有標示什麼時候送消毒、什麼時候到期。「他們的器械上只打了一個日期，譬如10月8日，我問護理師，這個是消毒日還是到期日，每個人講的都不一樣。我建議應該分別標示兩個日期，如果過期了，即使沒有用過，也不能用，必須重新消毒才能用。」

「先進先出」在醫療物資的使用上是重要的觀念。「就像超商的貨架，快過期的飲料就擺前面一點，新進就擺後面，讓消費者先拿前排的。他們的醫療用品卻是把新品擺前面，後面的永遠拿不到，往往就擺到過期

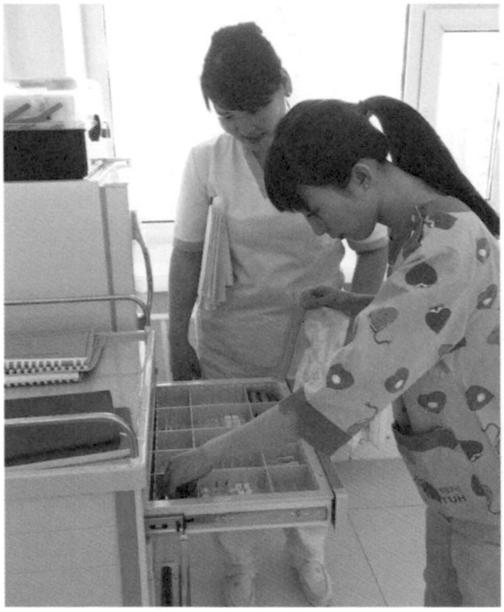

1 李韻梵（右）指導並協助蒙古國醫護人員物品擺放歸類。

了。這些提醒他們都可以接受。」

院內感染管制措施也有改進空間，比如他們會用寶特瓶分裝酒精，「寶特瓶沒有經過滅菌處理，再用到病人身上，讓人擔心它的消毒效果。他們的院內感染率跟臺大醫院相比是偏高的。」

要落實感染控制，洗手看似簡單，但卻是非常重要的一環。然而蒙古國的冬季天寒地凍，常是零下30至40度，自來水也冰冷，醫護人員因此也比較缺乏洗手的觀念與習慣。「我知道水很冰，但我們還是提醒，洗手對病人來講很重要，水再冷還是要洗手，或者至少用乾洗手代替。等到半年後我再

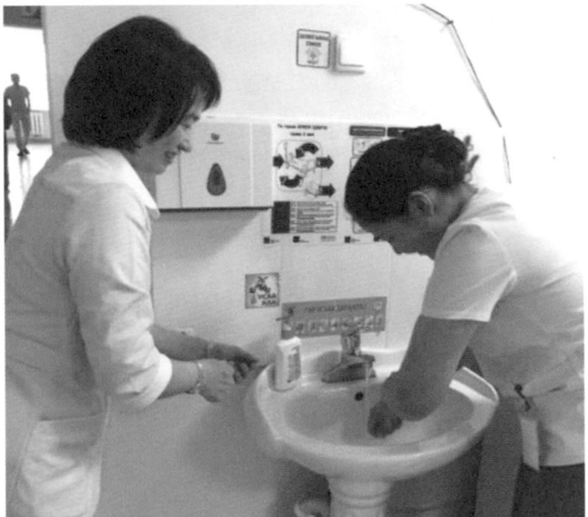

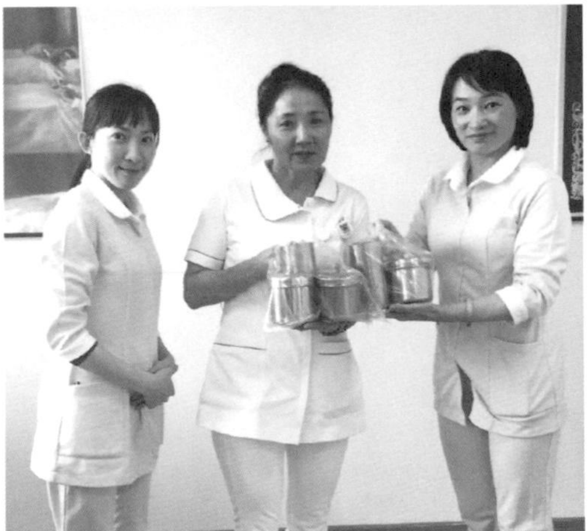

2 張玉娟（左）教導蒙古國醫護人員正確洗手。
3 臺大醫院贈送泡鑷罐及棉球罐給蒙古國第三中央醫院。

去，他們的洗手完成率達到80%，進步很多。」第三中央醫院也曾派護理師來臺大醫院受訓，「環境」便是很好的學習。

心臟病人手術後便可開始適度下床活動，當成復健，臺大醫院心血管中心病房規劃了活力走廊，每隔一百公尺畫刻度，病人就會知道走了多遠，看自己愈走愈長，就會對復原有信心。「我們希望病人出院後可以照顧自己。他們回到家可能會碰到一些問題，譬如活動會喘、不舒服，所以病人還在住院時，就要鼓勵他慢慢活動，如果不舒服，我們可以為他們把關，」張玉娟說。蒙古國護理師把活力走廊的概念學回去，張玉娟第二次去蒙古國時，就看到他們病房的走廊也採用同樣的設計。

雖然蒙古國非邦交國，也非國人旅遊熱門景點，但護理師們對這遙遠又陌生的國家毫不畏懼，踏上醫療支援之路。由於支援期間較長，礙於經費與人力的限制，每梯次支援的護理師大都是單兵作業，獨自攜帶一個月的行李，輾轉經過另一個國家才能抵達蒙古國。

蒙古國為內陸國家，溫度驟冷驟熱，氣候變化無常，有些月份還需頂著嚴寒的風雪出門。當地蔬果缺乏又貴，餐飲種類較為單調，不喜歡吃肉食的人較難適應當地環境。可貴的是，支援的護理師們一一克服障礙，並蒐集資料，將經驗傳承給下梯次接班人員，無論在居住、飲食、休閒與工作方面皆能順利適應，充分發揮團隊精神。

臺大醫院護理師在蒙古國支援期間若有任何需求，團隊其他成員立即遠端提供協助，讓下梯次支援人員攜帶至蒙古國，提升支援成效。護理長張玉娟擔任最後梯次的支援，除排定的教學課程外，還評估前批同仁教學的執行成效，提供蒙方相關建議事項。另對臺大醫院提供的教學方式做了滿意度調查，結果整體滿意度高達4.74（滿分為5分）。

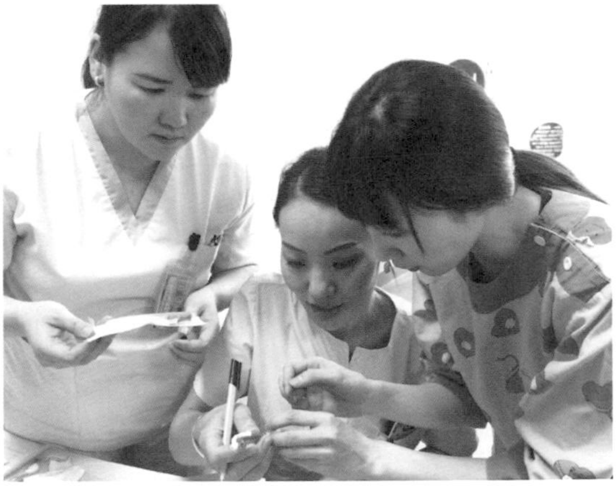

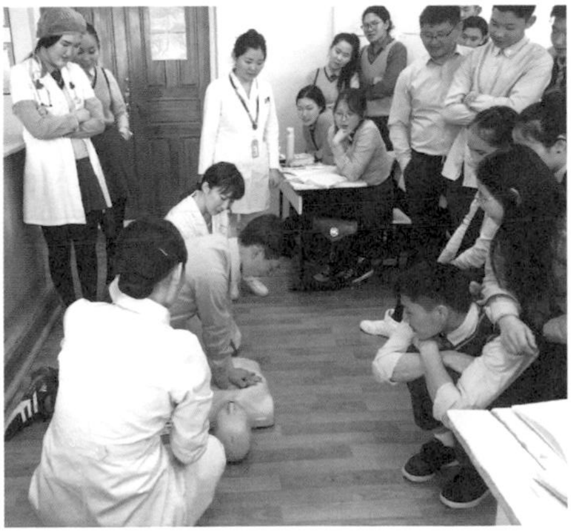

1　李韻梵向第三中央醫院護理師示範安全針具使用方法。
2　李韻梵至蒙古國當地高中示範及教導 CPR。

經由心血管中心護理團隊有計畫的協助與團隊合作，產出成果相當豐碩，共提供第三中央醫院22場護理指導（93人次）、40場個案討論（244人次）、68場專業授課（907人次）、57場臨床指導（538人次）、建置14項標準作業流程以及錄製4個技術教學影片，這些遠遠超出蒙方醫院當初所預期的成果，其中很多課程活動是臨時增加的，有些是臺大醫院團隊赴蒙古國醫院後發現問題主動建議，有些是蒙方護理師提出的需求。此外，團隊獲蒙方醫院推薦參加3場國際性大型學術研討會，擔任講座，分享臺大醫院心血管護理相關實務與經驗，引起迴響，贏得肯定與讚賞，每場人次皆超過250人，成功地宣揚臺大醫院優質的醫療與名聲。第一梯次的護理師李韻梵並於支援期間經推薦接受當地記者採訪，該報導特別安排在5月11日，國際護理師節的前一天刊登於烏蘭巴托的英文郵報《The UB Post》，意義非凡，使支援事件登上當地媒體。

這個計畫大大精進第三中央醫院的護理品質與技術，提升蒙方護理師們判斷病情變化的敏銳度，達成獨立衛教病人的能力與意願。此外，經由6個月的交流與相處，血管中心護理團隊與第三中央醫院醫事人員建立了深厚的友誼，過程雖然辛苦，但每個人獲得了滿滿的成就感，是交流計畫額外的收穫。

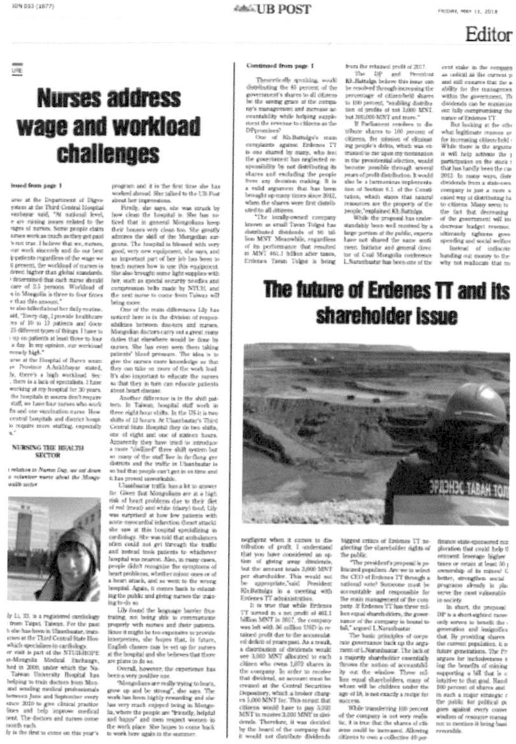
UB POST

Editor

Nurses address wage and workload challenges

The future of Erdenes TT and its shareholder issue

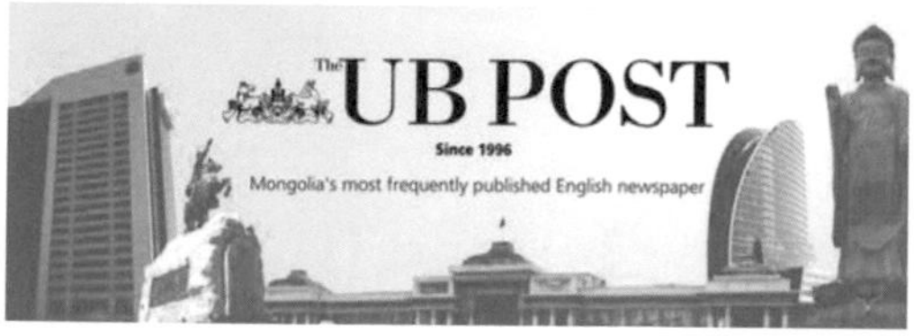

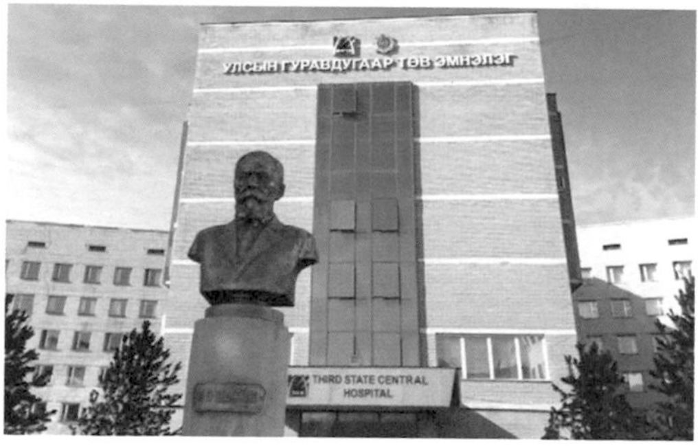

1 2018 年李韻梵於蒙古國支援期間受訪，該報導在 5 月 11 日國際護理師節前一天刊登於烏蘭巴托的英文郵報《The UB Post》，意義非凡。

2 第三中央醫院外觀。

生殖醫學交流的經驗與新生命誕生的喜悅

蒙古國的土地面積是台灣的44倍大，是全世界第二大內陸國，草原、沙漠廣布，冬季天寒地凍，人口只有三百萬，是台灣的七分之一到八分之一，地廣人稀，所以生育的問題相當重要。

臺大醫院婦產部主任、不孕症治療權威陳思原指出，在台灣，不孕症跟晚婚晚育最有關，但蒙古國較沒有晚婚的情形，他們有他們疾病的型態，因而導致不孕。因為人口不足，所以蒙古國很希望發展生殖醫學，但由於科技及醫學發展較晚，非常需要其他國家的協助。

蒙古國國立婦幼健康中心（National Center for Maternal and Child Health, Mongolia）在2014年起陸續薦送兩位胚胎技術員及四位生殖醫學醫師至臺大醫院，學習排卵刺激療程的調整、卵泡發育的追蹤、取卵手術、卵子及胚胎的培養、精蟲顯微注

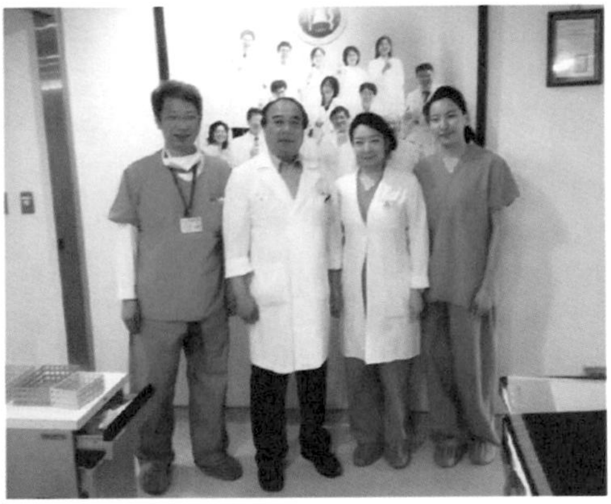

1 蒙古國為了發展生殖醫學，在2014年起陸續薦送生殖醫學醫師及胚胎技術員至臺大醫院學習。

射等技術。學習時間約一、兩個月，「但來的時間不夠長，生殖技術要駕輕就熟，至少需要學一年。所以彌補的方式就是我們的團隊到他們醫院停留一、兩個星期，提供臨床指導。」

打排卵針到懷孕後追蹤，從頭教到尾

要做試管嬰兒需要比較長的時間，所以在去以前，雙方就先用電子郵件聯絡瞭解病人的現況，指導蒙方準備工作，比如打排卵針，等到快要取卵的時候，於2015年7月，在副院長陳石池及國際醫療中心執行長朱家瑜帶領下，臺大醫院團隊前往蒙古國首都烏蘭巴托，包括楊友仕⑦教授，陳思原教授、楊博凱⑧醫師、姚翊琳胚胎師、張莉容胚胎師。「我們的醫師、技術員都去，實際操作，細心講解，包括設定超音波及取卵的儀器，並完成取卵，然後植入胚胎。植入以後，使用藥物維持懷孕，及早期懷孕的追蹤。國立婦幼健康中心是蒙古國重要的婦產科醫院，第一次成功做出試管嬰兒，就是透過臺大醫院的幫忙。我們很認真、很真誠地從頭教導到尾，讓他們熟悉整個流程，把根基建立好。」隔年有趙光漢教授、蔡依嬑胚胎師，再有楊政憲[9]教授、魏欣怡胚胎師。臺大醫院團隊離開以後，他們也繼續做成功。臺大醫院的示範、講說，並且持續支持與協助，讓生殖科技在蒙古國生根。

軟硬體同時到位，成功率才會提高

生殖醫學進步有賴軟硬體同時提升，包括建立實驗室及標準作業流程（SOP）、人員訓練等，「非常精密，而且技術上的層次比較高。就

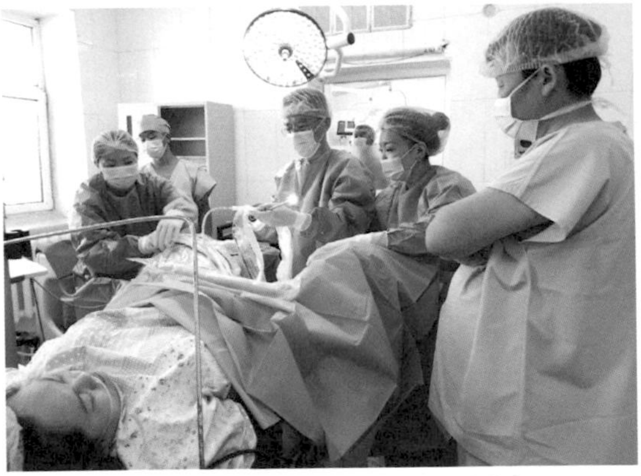

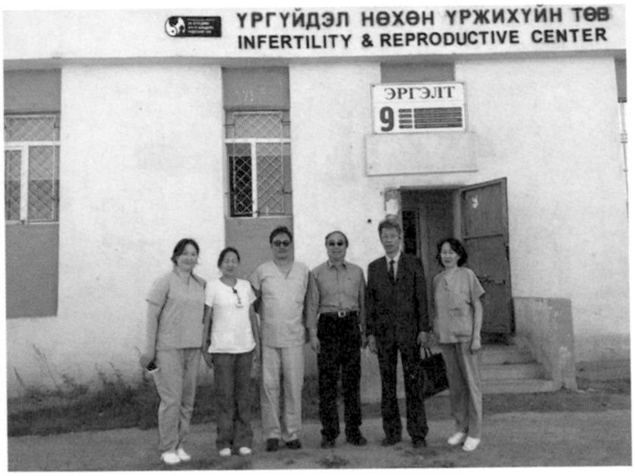

1 楊政憲（中）指導子宮鏡手術。
2 臺大醫院生殖醫學中心楊友仕（右三）、陳思原（右二）等人於 2015 年 7 月赴蒙古國國立婦幼健康中心，協助其生殖醫療團隊。

像晶圓業，台灣做得特別好，是因為軟硬體同時做到位。蒙古國得到世界衛生組織（WHO）的支持，在硬體方面並不差，也有實驗室，但他們在設定儀器和操作儀器上較缺乏經驗，這些技術與流程必須做到非常精密、嚴謹，才能提高試管嬰兒的成功率。」

「人員訓練更是不可或缺。婦產科醫師完成住院醫師4年訓練，如要再加上完整的生殖醫學訓練，還需要2年；胚胎技術員至少要1年，1年還只是最基礎的訓練。」胚胎技術員是人工受孕流程中的關鍵角色，包括培養卵子、授精，都要在顯微鏡下操作，必須非常擅長操作儀器，心細手巧，單是這個技術可能就要1年的功夫才能熟練。有些人有地中海貧血、血友病或遺傳性疾病，把胚胎放進子宮前，技術員要先從胚胎取樣做基因檢測，確認是否帶有致病基因，稱為「胚胎切片」，這大約需要訓練3年才會。

註

⑦ 楊友仕，曾任臺大醫院婦產部主任，現任輔大醫院副院長。
⑧ 楊博凱，臺大醫院婦產部主治醫師。
⑨ 楊政憲，臺大醫院婦產部生殖內分泌科主任、臺大醫院婦產部主治醫師。

傳承經驗，讓更多人受惠

「台灣醫師行有餘力，能用自己的專業，幫其他國家的忙，讓更多人受惠。蒙古國人口少，我們能用生殖醫學的專業幫他們增加人口，是很開心的事。」陳思原說，以前並不了解蒙古國的國情和醫療水準，「可能因為地處內陸，曾長期與外界接觸機會較少，藥物、儀器都很不容易獲得。雖然近年因為開發稀土而整體經濟狀況好轉，但對醫療水準的提升還是有限，尤其生殖醫學比較屬於進階的醫學，需要不少精密儀器和技術，這方面還需要更多的經驗。」

「台灣人具有掏心掏肺、不藏私的教學熱忱，是用知無不言，言無不盡的方式去交流。不是每個國家都這樣做，有的國家可能是，你要跟我學，就來看吧，然後跟你講幾句，你問我，我再跟你講幾句。可是我們是那種『望子成龍，望女成鳳』般的付出，一步一步教，帶著他們做，怎麼打排卵針、取得卵子、精子清洗、精子怎麼抓、胚胎冷凍，這都有一定的ＳＯＰ，並且直接到蒙古國實際操作他們的儀器，我們實驗室整本工作手冊、SOP都帶去了，讓他們把生殖技術保留下來，造福蒙古國不孕症患者。」

離開蒙古國後，接到他們傳來的好消息，母子平安生產，無論自然懷孕或生殖科技，在美麗的大草原，隨時有新生命的誕生，讓在台灣的臺大醫院醫療團隊，感受到國際交流、一起努力的喜悅與成果。

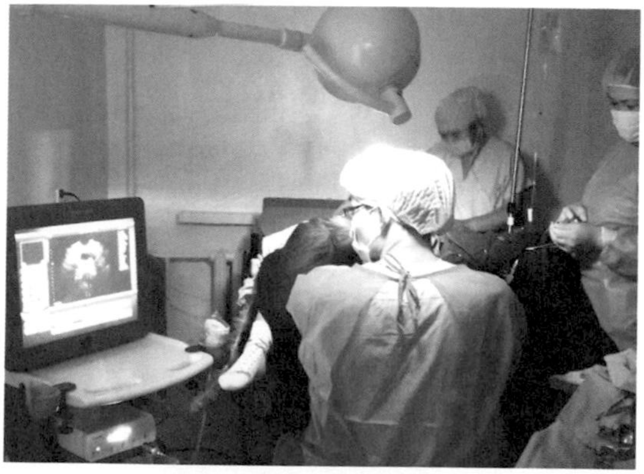

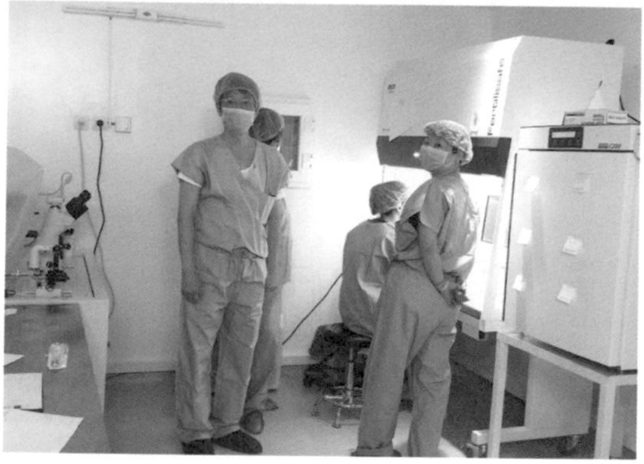

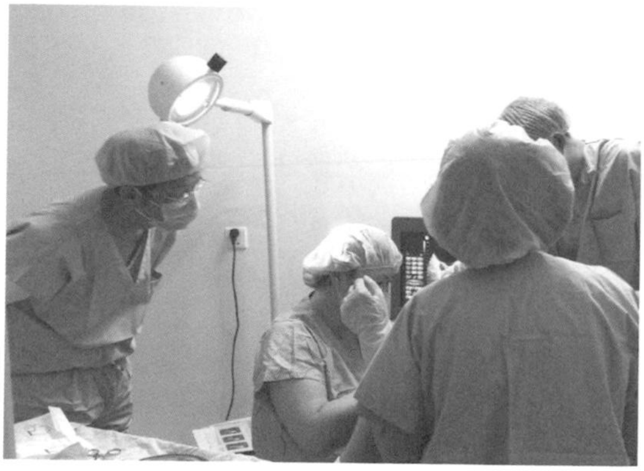

1 楊博凱示範取卵手術。

2 姚翊琳教導卵子及胚胎的培養、精蟲顯微注射等技術。

3 陳思原（左一）教導蒙古國醫師胚胎植入手術。

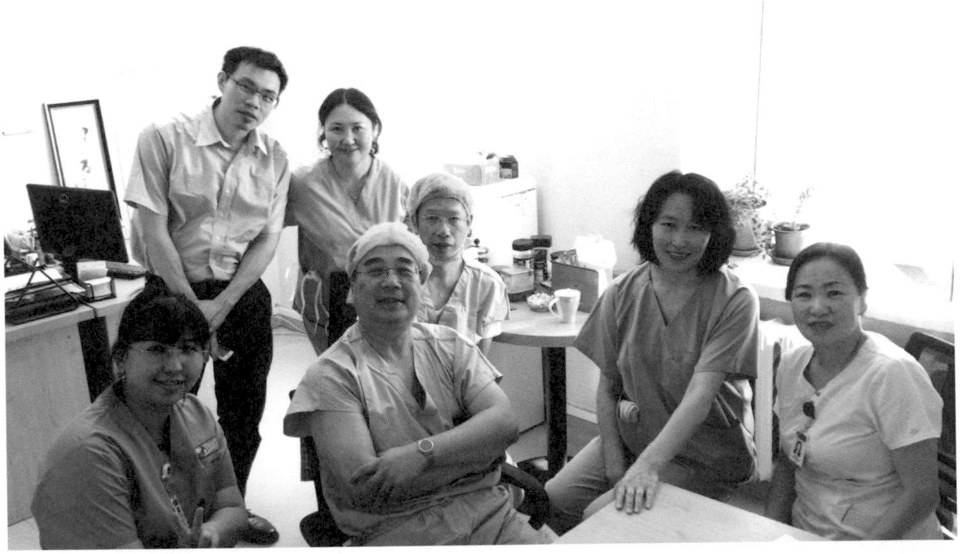

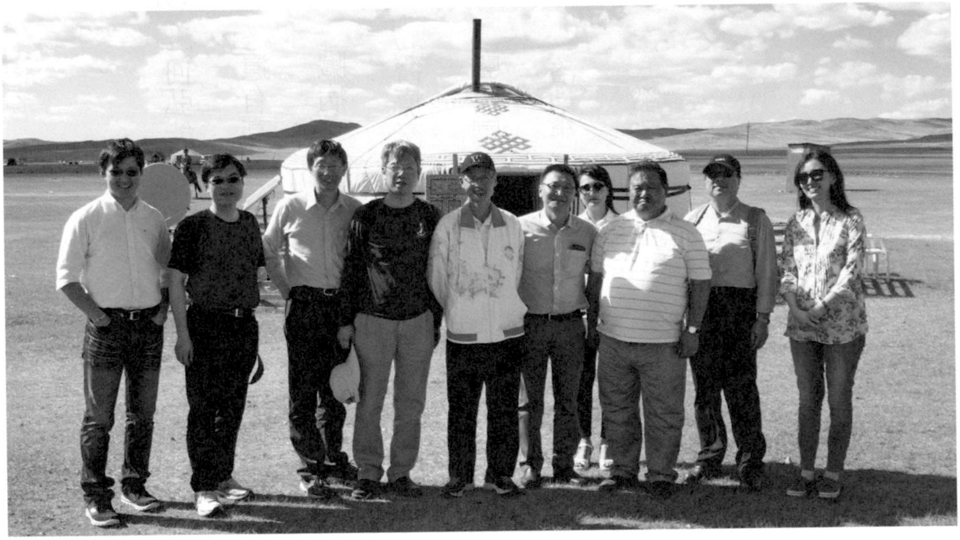

1 楊友仕（前排左二）率團隊協助蒙古國國立婦幼健康中心完成該院首例試管嬰兒。

2 蒙古國第三中央醫院院長（右五）與臺大醫院醫療團合影於蒙古國草原上。

互派團隊，交流模式成功

臺大醫院前院長、婦產部兼任主治醫師何弘能⑩說，蒙古國最重大的問題是車禍，嚴格講是「馬禍」——騎馬墜落。此外還有高血壓、心臟病、腎臟病。所以臺大醫院一開始是去幫忙加護病房、洗腎及心臟病。

何弘能個人認為，臺大醫院與蒙古國的醫療交流模式相當成功。「以前跟利比亞、沙烏地阿拉伯交流，是臺大醫院直接派醫療團過去看診或經營醫院，比較沒有帶當地醫師學習，讓台灣的醫療技術或制度落地生根，但是隨著國際醫療交流的經驗愈來愈豐富，跟越南、蒙古國的交流模式已經改變了。」

註

⑩ 何弘能，婦產科權威，曾任臺大醫院第14任院長，現為臺北醫學大學總顧問。

他說，對方不是派一個人來臺大醫院學習，而是一整個團隊來。「我們教他們後，還跟著過去幫他們做一段時間，或者人留在那邊教他們一段時間，然後才回來。我們還會去追蹤他們有沒有依照我們教的去做，如果做不好，問題在哪裡？他們應該再派什麼人來學習？或者評估我們需不需要再派一批人去教導他們？」截至2019年底，已有155位蒙古國醫事人員在臺大醫院代訓，臺大醫院也派遣116人次醫事人員至蒙古國醫院進行教研合作。

舉例來說，臺大醫院去幫蒙古國婦幼醫院做試管嬰兒，做了約10個個案就有4個懷孕了，「胎兒出生時，我還記得抱著嬰兒拍照。不過那時候發現，雖然臺大醫院教過他們做試管嬰兒的技術，他們也送人過來受訓，但是過去一年他們沒有成功

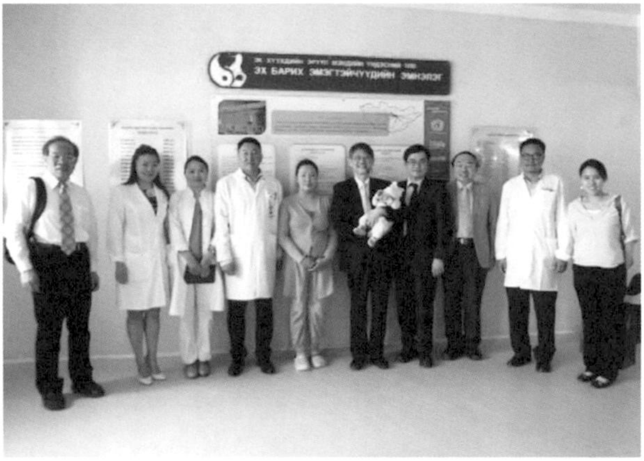

1　2016年何弘能（右五）率參訪團與試管嬰兒成功案例合影。

案例。他們看了流程，也學了技術，可是回國後在協調跟整合上可能做得不夠到位，影響結果。我們就請他們再過來臺大醫院，第二年我們派醫療團隊去提供臨床協助，成果就比較理想。」

教技術容易，建立文化難

生殖醫學不是靠單一醫師個人的表現，而是靠團隊每個成員把每個環節做到細緻和精準，成功率才會提高。

何弘能觀察發現，蒙方醫師的問題是，雖然受過訓練，但回去以後在操作上，特別是在判別用藥、卵泡成長的程度，或者是取出來的卵怎麼培養、怎麼植入、整個試管嬰兒照顧的過程，怎麼給藥、追蹤等等細節，其實沒有真正學會。「他們學的是片段，不是整體。」

他認為，每個細節都做到精準，需要一定的文化。「要教一個人會一樣技術，容易；但是要教一個團隊合作，把醫療做好，那又是一個層次。要教會這個人、這個團隊的精神、文化、照顧病人的態度，還有長期的追蹤，又要更久才學得會。」

病歷在病人手上，醫師難整合

臺大醫院雲林分院副院長陳健弘曾3度前往蒙古國交流。2010年主要是演講及參訪，2012年是到國立傳染病醫院（National Center of Communicable Diseases，NCCD）醫院

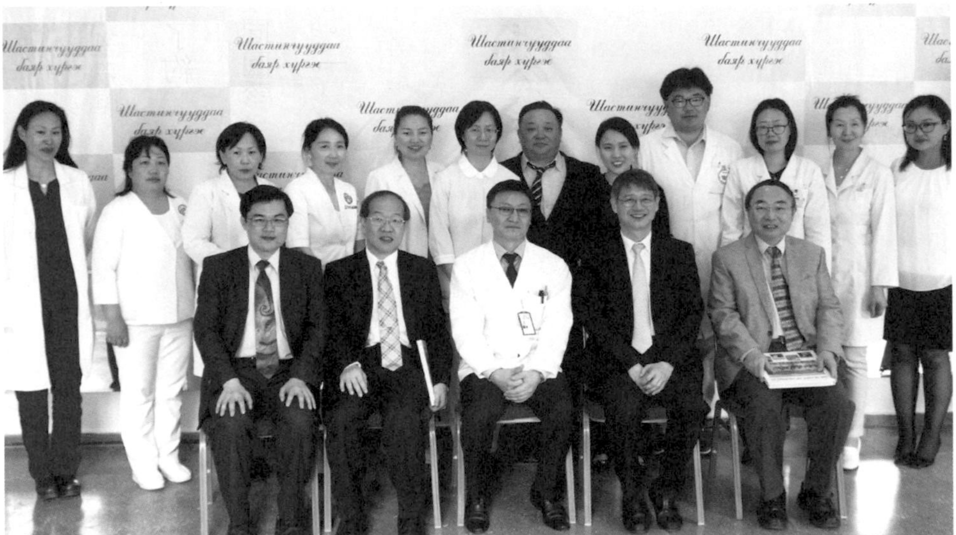

1　2016年臺大醫院團隊與第三中央醫院合影。

參與病例研討會、演講，及第二意見諮詢。2014年是到蒙古國的第二中央醫院（Second State Central Hospital），總共做了4次演講（慢性B、C型肝炎治療及處置的最新進展，肝癌的經血管治療），提供了約65個病人的第二意見諮詢、20個病人的超音波檢查、5個急診及加護病房的共同回診醫療諮詢。

「在蒙古國，語言是個問題，」他回憶。「只有年輕的一代會英文，資深的一代是學俄文，所以溝通上相當困難。此外，沒有時間觀念更是個問題。在蒙古國的某個醫院，把臺大醫院去的醫師當成人力，安排許多臨床服務工作。這些都是指令傳遞不當或沒有溝通清楚造成的誤會。」

此外，蒙古國所有的病歷資料都在病人端，醫師很難整合資料。他說，

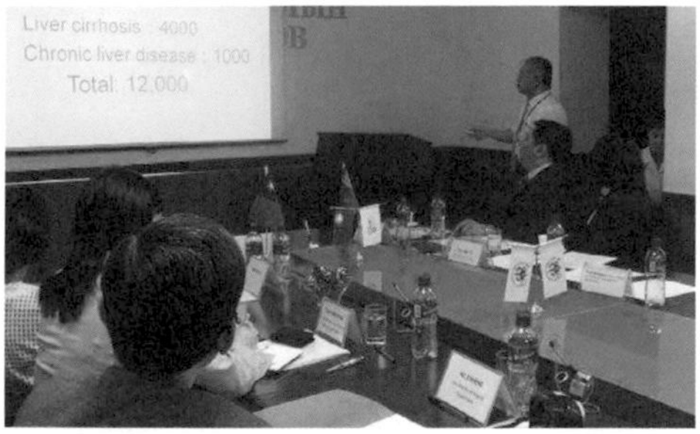

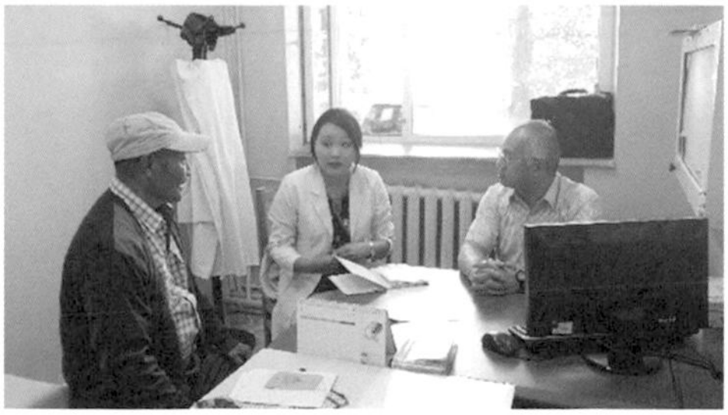

2　2010年陳健弘在蒙古國醫院演講情形。

3　陳健弘在蒙古國提供病人第二意見諮詢。

臺大醫院合作的對象都是公立醫院，醫師的薪水通常不高，他私下打聽，公立醫院醫師的薪水與烏蘭巴托其他私人醫院比較起來，私人醫院的醫師薪水可以是第二中央醫院醫師的3～5倍，最好的設備都不在公立醫院，都是在私人醫院。「所以如果臺大醫院和蒙方交流的對象一直鎖定政府級的醫院，我們可能一直跟二軍在合作，這樣的合作是否能達到我們原來所預期，可能需要做內部的檢討與深思。」

國際交流拓展視野，也看到城鄉差距

醫師最開心的事，莫過於減輕病人的痛苦，尤其聽力，攸關生活品質。「能發揮自己的專長，跟當地醫師合作，處理一些本來沒辦法解決的問題，幫助到病人，真的是很好，」吳振吉分享。

蒙方也曾邀吳振吉去參加國際研討會，蒙古國跟韓國地理位置近，醫療方面也有密切交流，藉著去蒙古國參加研討會，也有機會與韓國醫界幾位教授近距離互動，擴大國際合作的聯絡網路。

國際交流，如同打開一扇門窗，體驗外面完全不同的風土人情。蒙古國有大城市，也有地廣人稀、一望無際的草原，與台灣的景致完全不同；而當地人直爽粗曠、大口吃肉大口喝酒，也讓人印象深刻。「蒙古國不是只有草原。第一次去蒙古國前，以為在那裡要騎著馬，帶著診療包，跋涉到蒙古包中去看病人，」蔡力凱說，其實蒙古國的首都（烏蘭巴托）已高度都市化，高樓大廈林立，許多豐田及賓士車滿街跑，也有許多高級飯店。

蒙古國的醫師多數是女士，心思細膩，也多有求知欲。「雖然起初診療能力還未顯成熟，但經過幾年的訓練及合作，醫療水準顯著提升。」

蔡力凱在當地時，每天都有許多醫師及院內外病患帶著資料來會診，每日都安排院內演講，且常有院外醫師前來聆聽，並接受蒙古國媒體訪問，「表示他們十分尊重專家。」反觀郊區民眾則受限於經濟能力、就醫不便及知識不普及，常得不到較好的醫療照護。台灣國民知識水準及生活品質較高，全民健保質優而價廉，更需要珍惜。

與其錦上添花，不如雪中送炭

許榮彬說，從醫者的角度來看，「看到當地醫療的需要我們都可以幫忙，很興奮，希望能幫他們把流程、制度建立起來。一個國家剛好在起步、他們最需要的時候，我們去幫忙，其實是最好的時機，與其錦上添花，不如雪中送炭。」

與國外交流，醫護人員共同的感受是：台灣人很幸運，生活在醫療進步，資源相對充足的地方。張玉娟說，不管哪個國家的護理師，其實目標都一樣，就是希望病人康復。「所以很樂意貢獻所學，互相交流經驗、知識。蒙古國也有值得我們學習的地方，譬如環境清潔做得很徹底，病房亮晶晶的。」拓展眼界，互相學習，

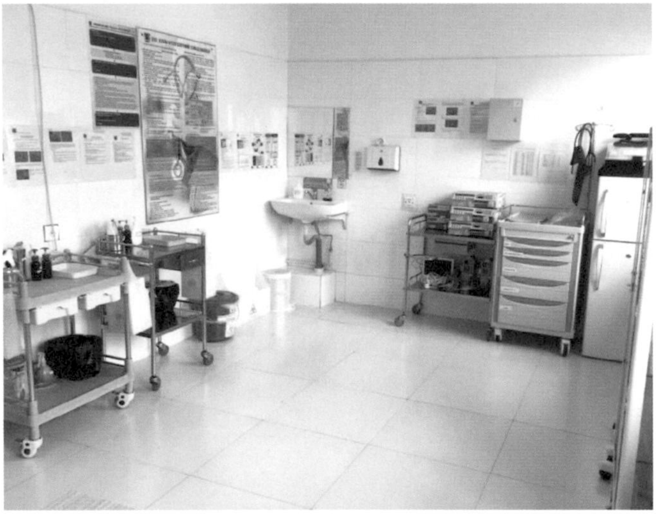

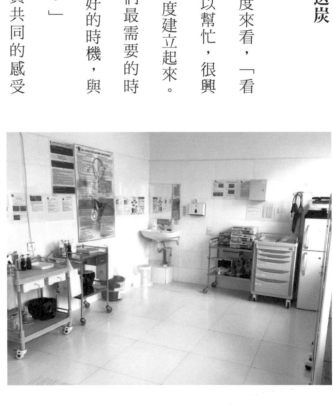

醫療交流便有了不同的意義。

藉國際醫療交流展現實力，建立口碑，其實是最有效的「宣傳」。從國外受訓醫師願將家人送到臺大醫院治療便可見端倪。何弘能說，在臺大醫院受訓的醫師回去以後，當他們的親戚朋友碰到當地醫療解決不了的問題、沒辦法照顧，會越洋送到臺大醫院治療。蒙古國就有好幾位。他也曾在柬埔寨碰到一位華人，以前家人生病都送到新加坡治療，本來新加坡評估他爸爸可能活不過一年，後來他發現台灣醫療進步，送爸爸到臺大醫院，才住院一星期，調整一下呼吸器，病情就維持穩定，現在還健在。

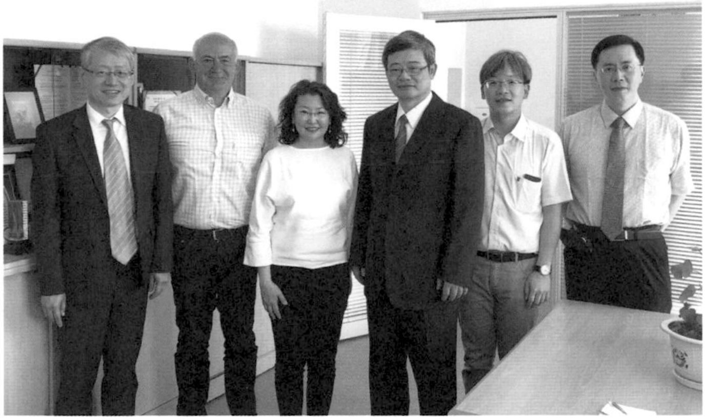

1　蒙古國醫院病房整潔明亮。

2　2019 年臺大醫院參訪團與第三中央醫院心血管中心主任（左三）及盧森堡籍醫師（左二）合影。

醫師能幫多少忙？政治改革才是根本

何弘能擔任副院長時，曾到東非的馬拉威（Malawi）評估醫療交流可行性。有一天他突然打電話給太太，問：「我可不可以留在這裡？」「學醫的時候，我們一直被教導要具備『史懷哲的精神』，每天都看到這麼可憐的人在那邊受苦，馬拉威的首都有家醫院有一千床，但是住院的病人永遠是一千三百多個人，沒有病床就睡地上，病人家屬就在醫院中庭搭帳篷住下。這是另一個世界，會激發醫者『我們應該去幫忙』的熱忱，但是回過頭想，你真的能幫多少？我回台灣後，跟當時的李源德院長報告，我們雖然有熱情，但能幫的忙有限，根本上要從他們的政治開始改革，否則醫療難有進步。」

他說，從後來跟其他國家的交流，慢慢可以看到每個國家的領導階層想法不太一樣。「臺大醫院跟蒙古國、印尼的交流是機構對機構、醫院對醫院、學校對學校，方式就比較政治、有制度的感覺，就會合作得比較好。我們也慢慢知道在不同的國家，我們要怎麼幫忙，不是套用我們的想法，而是去了解他們的需求，還有他們的制度怎麼運作，這樣成功率才會比較高。」

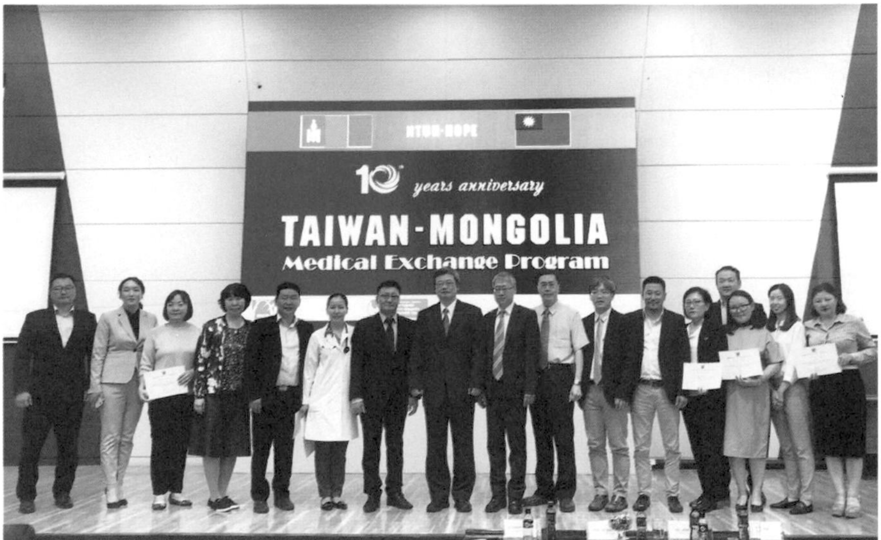

1

1 2019 年於第三中央醫院舉辦 NTUH-HOPE 臺蒙醫療交流計畫十周年慶祝活動。

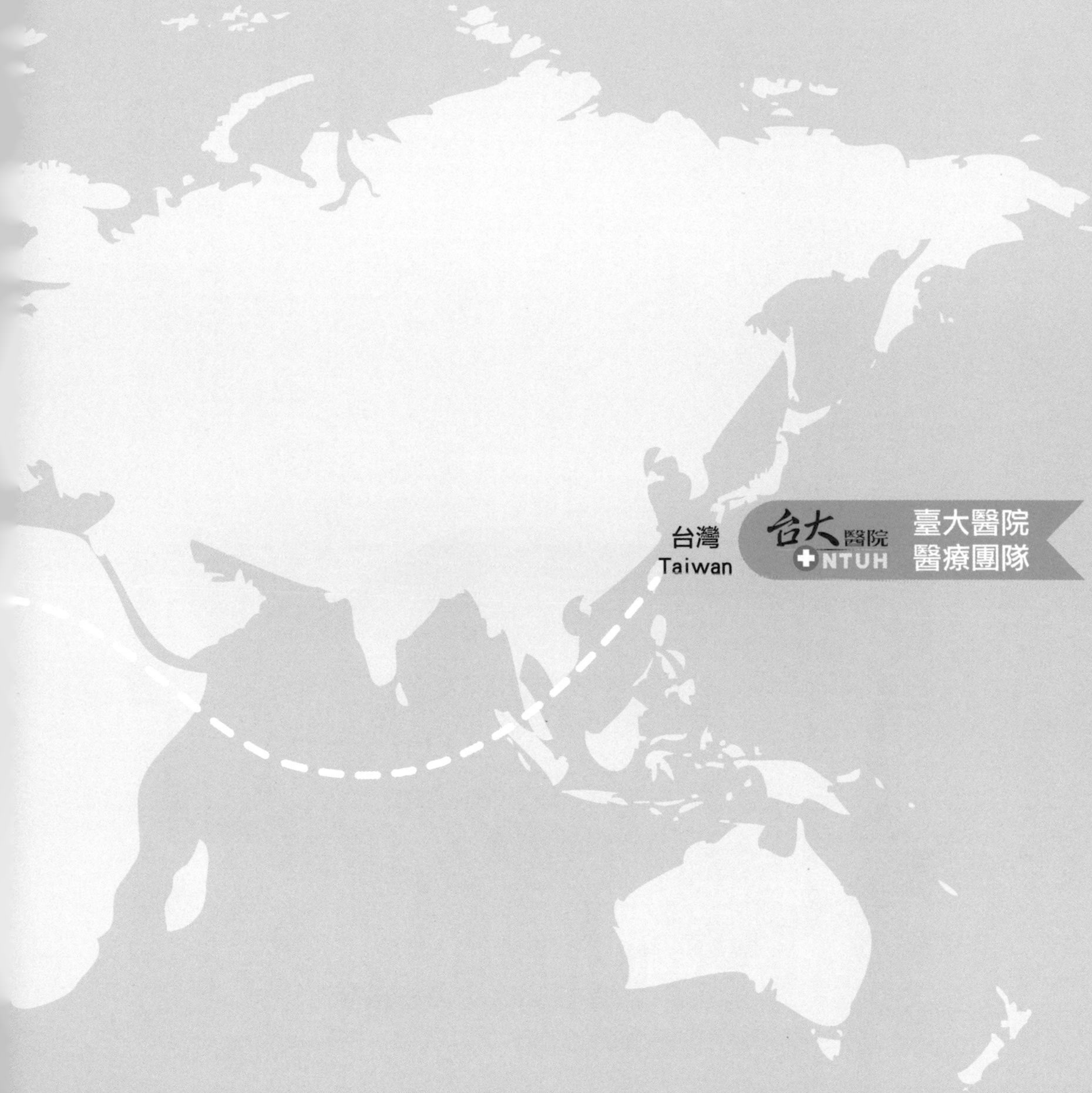
台灣
Taiwan
台大醫院
NTUH
臺大醫院
醫療團隊

Part

5

新南向攜手產業共進

印尼

Indonesia

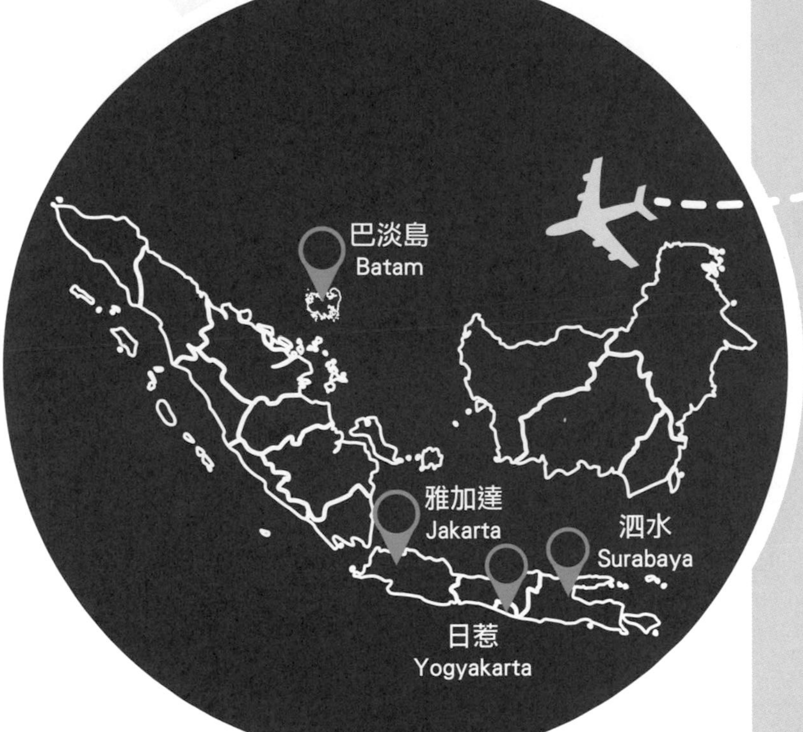

臺印醫療服務大事紀

2012 年

- 2012 年起，臺大醫院復健部與雅加達 RSUPN Dr. Cipto Mangunkusumo 醫院復健部交流。

2014 年

- 開始執行 NTUH-HOPE 臺印醫療交流計畫。
- 印尼膽道閉鎖病童來臺大醫院完成肝臟移植手術。

2017 年

- 臺大醫院雲林分院與泗水的醫院展開交流。

2018 年

- 臺大醫院承辦衛生福利部「新南向醫衛合作與產業發展計畫」，成為「一國一中心」代表醫院之一。
- 邀請 52 位印尼醫界高層來訪，印尼外賓對於台灣的醫療科技給予相當高的評價。
- 赴印尼醫院舉辦雙邊研討會及健康講座。臺大醫院醫療團隊參訪印尼交流醫院時，也邀請醫衛相關產業人員同行，建立產業搭橋機制。
- 營造印尼文化友善環境，協助印尼代訓醫事人員儘速適應新環境、降低文化衝擊；另於臺大醫院東址 10 樓規劃設置穆斯林祈禱室供穆斯林友人朝拜使用。
- 至 2020 年底為止，已代訓 150 位印尼交流醫院醫事人員，為期至少一個月的臨床訓練，並針對 38 位中階主管，特別安排 3 場為期一週的研習營，內容以醫療品質、病人安全與醫務管理為主。

迄今持續交流中

印尼 *Indonesia*

透過印尼留台校友會的協助，臺大醫院從２０１２年開始與印尼醫療機構展開交流，並在當地舉辦健康諮詢講座，了解民眾的就醫需求。

印尼是東南亞國協最大的國家，由１萬７千多個島嶼組成，是世界上最大的群島國家，別稱「萬島之國」，人口高達２．８億，天然資源豐富，也是台灣拓展醫療外交的重要對象。

基於過去與越南、蒙古國等國家醫院的交流經驗及基礎，臺大醫院國際醫療中心也開始規劃與印尼醫界發展長期的交流合作，2014年起每年執行NTUH-HOPE臺印醫療交流計畫，透過實際參訪印尼醫院及醫療交流，了解當地醫院及醫療服務現況，另一方面也將臺大醫院的醫療成果介紹給對方，逐步建立關係。

藉著臺印醫療交流計畫，截至2020年底，臺大醫院已陸續與印尼最具代表性的國立醫院RSUPN Dr. Cipto Mangunkusumo Hospital、Dr. Sardjito General Hospital、Universitas Gadjah Mada Hospital、Mayapada Healthcare Group、National Cardiovascular Center Harapan

地理位置

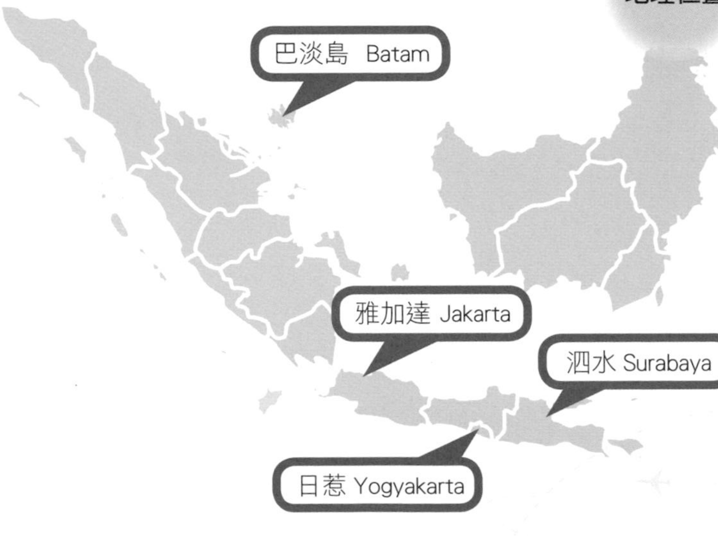

Kita、BP Batam Hospital 及 Dr. Kariadi Semarang Hospital 等 7 間醫院簽署交流合作協議，訂定未來合作的議題與方向，並邀請印尼多位醫療衛生高階官員來訪，增進臺印雙方醫療界交流。

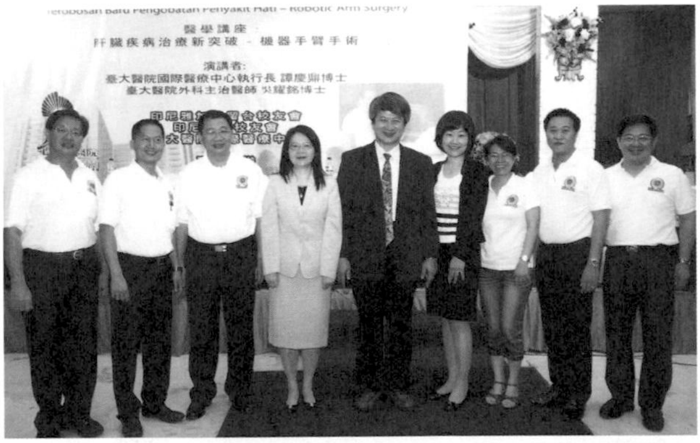

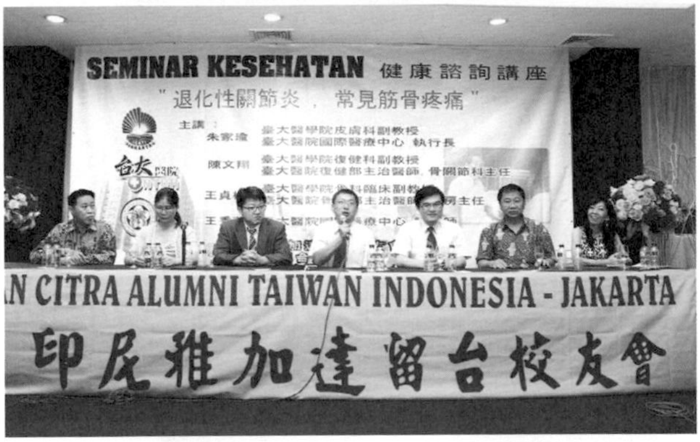

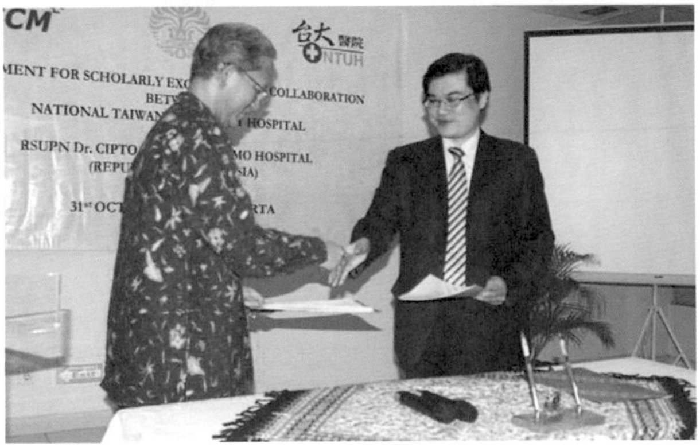

1 2012 年於印尼雅加達舉辦醫學講座。
2 2014 年於印尼雅加達舉辦健康諮詢講座。
3 2014 年由朱家瑜（右）代表臺大醫院與 RSUPN Dr. Cipto Mangunkusumo Hospital 院長交換交流合作協議。

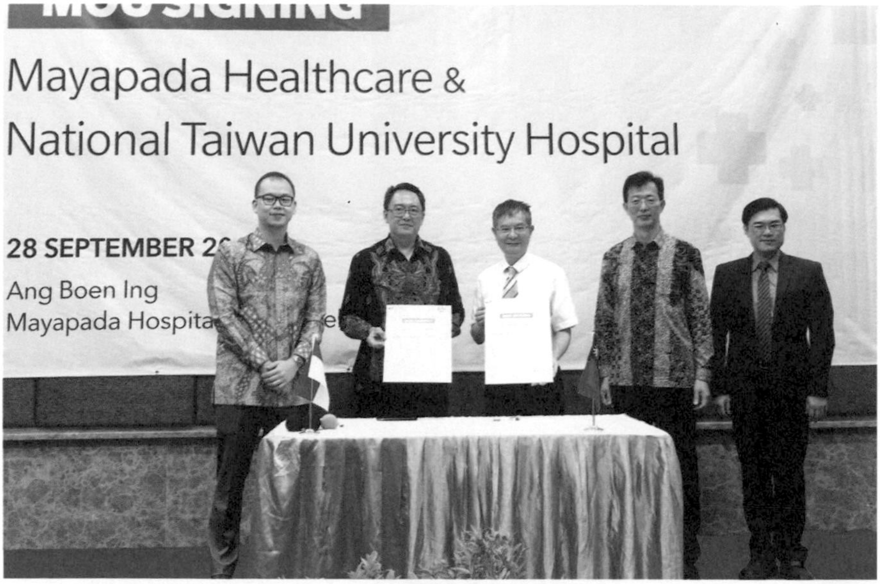

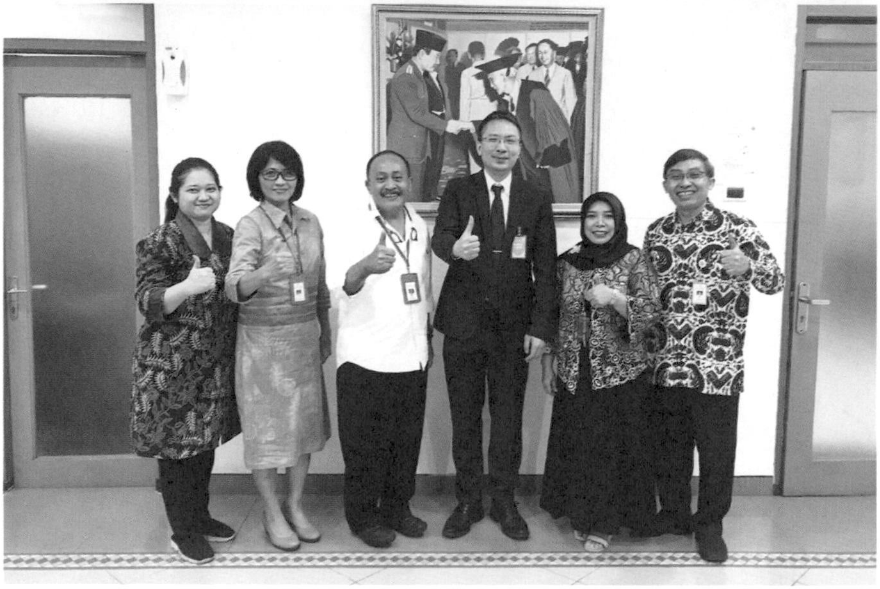

1
2

1　2018 年賴飛羆醫務秘書（中）代表臺大醫院與 Mayapada Healthcare Group 在雅加達簽署合作備忘錄。
2　2019 年，吳振吉（右三）赴日惹與 Dr. Sardjito 醫院進行醫療交流。

響應新南向政策，深耕臺印醫療交流

經過幾年的努力，臺大醫院已與印尼醫界建立穩健的交流關係。為響應政府的「新南向政策」，臺大醫院國際醫療中心獲衛生福利部委託辦理「106年度臺灣印尼國際醫療交流合作計畫」，進一步拓展及深化與印尼多面向的交流。

2018年衛生福利部以一國一中心模式（一個新南向國家由一間醫院主責交流業務）推動「新南向醫衛合作與產業發展計畫」，臺大醫院憑藉過往交流的經驗與實力，在眾多投標醫院中獲衛生福利部評選為序位第一，成為「一國一中心」代表醫院之一，主責與印尼的交流，協同政府相關機構及其他醫院共同推動台灣的優質醫療，並整合醫療與產業，建立產業搭橋機制，帶動產業鏈發展。而為了協助新南向國家人士就醫，臺大醫院也於2018年正式設立新南向人員健康服務中心，提供新南向國家人員相關醫療服務。

2019年，臺大醫院再度成為衛生福利部「新南向醫衛合作與產業發展」計畫主責印尼的醫院，計畫為期兩年（至2020年）。除了與印尼各醫院持續推展醫療合作關係及培訓更多印尼醫事人員外，也帶領醫療相關產業發展，與印尼產業建立經貿夥伴關係，深耕台灣與印尼的合作網絡。

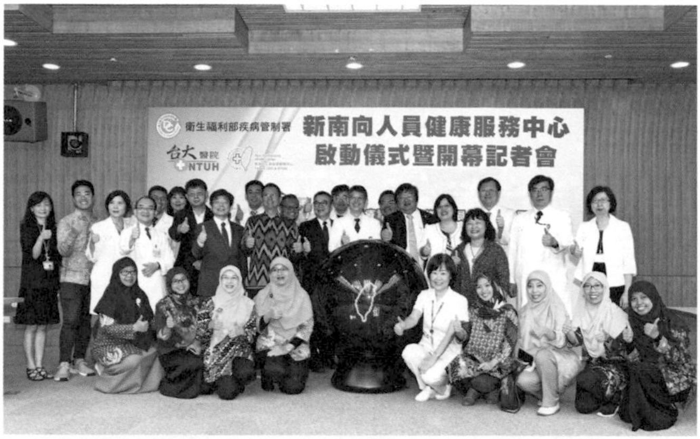

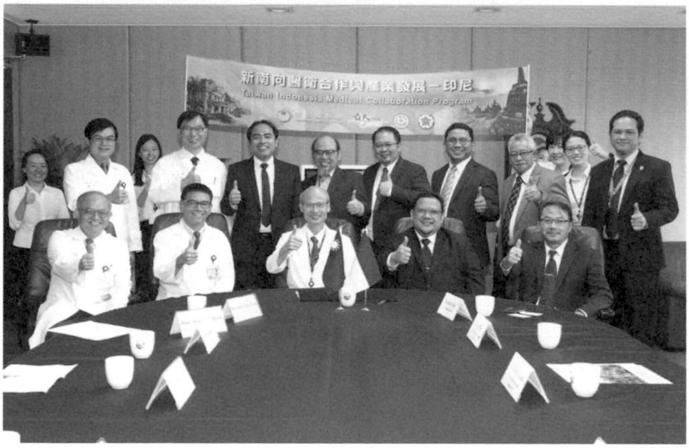

1　2018 年 8 月 31 日新南向人員健康服務中心啟動儀式。

2　2019 年，臺大醫院與 National Cardiovascular Center Harapan Kita 簽署交流合約。

一封來自印尼的電子郵件，意外促成交流

臺大醫院副院長、復健部主治醫師王亭貴說，當社會進步到一定程度，才會重視生活品質，復健這個領域也才會連帶受重視，「如果罹癌後活不到5年，很難談生活品質。」所以，復健通常不是國際醫療交流的優先項目，「對方通常想解決的會是攸關性命的問題，比如心臟病、腎臟衰竭、新生兒死亡率過高等。」

會跟印尼交流復健醫學，王亭貴形容是「意外的插曲」。2011年某日，王亭貴收到一位印尼醫師的電子郵件，說想研究吞嚥障礙，印尼醫師發現亞洲研究吞嚥障礙較知名的有3個機構，一是韓國首爾大學，二是日本藤田醫科大學，再來就是臺灣大學，於是她就直接寫信問王亭貴，王亭貴建議對方如果有興趣，可來臺大醫院看一看。

這位印尼大學醫學院復健部的 Luh Karunia Wahyuni 醫師，來台後每天不是在復健科學習、向王亭貴請益、就是在圖書館查資料，非常認真、有活力，並稱讚臺

大醫院復健科是很好的學習環境，希望能送年輕醫師來臺大醫院受訓，甚至後來多次邀請王亭貴赴印尼擔任專科醫師的口試委員。

臺大醫院復健部主任陳文翔說，Luh 醫師來臺大醫院交流 3 個月後回印尼，又介紹她的老師 Angela Bibiana Maria Tulaar 醫師來臺大醫院短暫交流。Tulaar 醫師是印尼復健醫學之母，雙方開始長期交流。也因此，之後臺大醫院有機會與印尼其他醫院、醫學院簽訂合作備忘錄，展開多學科交流。

印尼醫師學習超音波，測量唇顎裂孩童的吞嚥功能

王亭貴說，台灣研究吞嚥障礙主要是跟高齡化有關，老人家容易有吞嚥障礙，但印尼還沒有進入高齡社會，研究這個領域是為了唇顎裂的孩子。「研究方向完全不同，所以我還要跟 Luh 醫師學習。」

他說，台灣在用超音波測量吞嚥功能方面很有經驗，Luh 醫師便學習將超音波應

用在測量唇顎裂孩童的吞嚥功能上，這樣也可避免孩童暴露在X光。後來她也做了一個簡單的研究，研究母親在哺乳時，唇顎裂跟沒有唇顎裂的幼兒口腔內舌頭的動作。

復健科有幾個次專科，比如神經（包括中風、巴金森氏症等）、骨骼肌肉（如疼痛）、小兒、心肺、癌症、老人等，台灣比較熱門的是癌症及老人。

後來印尼大學醫學院復健部陸續送主治醫師來跟王亭貴學吞嚥障礙，及學習做骨骼肌肉超音波，「骨骼肌肉超音波比較偏向技術層面，容易學，但復健要靠團隊，只送一個人來是不太夠的。」

Luh醫師也了解這點，所以又派兩位護理師來病房實習了一、兩個月。「下一步應該要訓練物理治療師、職能治療師、語言治療師、臨床心理師，甚至社工，而不只是在醫師的層級，這樣復健團隊才完整，」王亭貴強調。

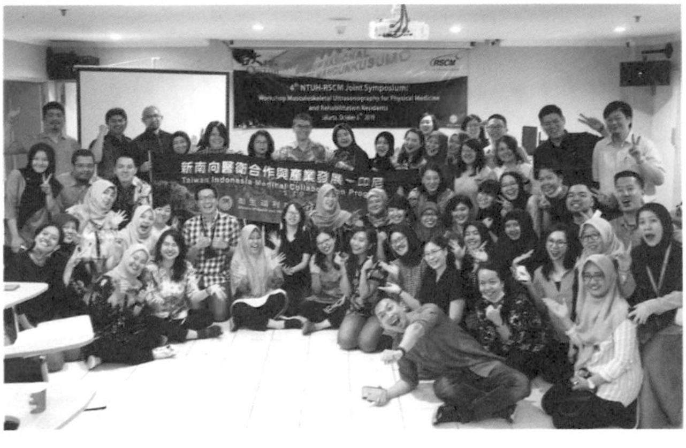

1

1 2019 年王亭貴受邀到 RSUPN Dr. Cipto Mangunkusumo Hospital 參加復健科研討會。

長短腳的孩子經手術、復健，又能踢球了

王亭貴去印尼交流時曾協助看診。有位小朋友先天後腳筋有些問題，有長短腳，本來很喜歡踢足球，卻因為腳的限制無法如願。

王亭貴評估，小朋友的狀況不能單靠復健，還需手術，後來他安排小朋友來臺大醫院接受手術，他再給予復健處方，之後小朋友終於可以回到球場踢球。小朋友每一、兩年回診一次，最近一次已經是高中生了。

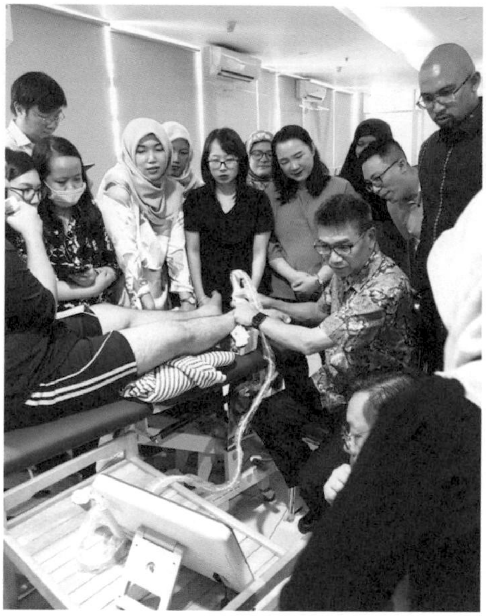

1 王亭貴在印尼示範軟組織超音波檢查。

建構緊急醫療系統，搶救垂危生命

臺大醫院內科部心臟內科主任陳文鍾曾擔任過急診部主任，去印尼兩次主要都是演講。其中一次的主題是「如何建構急救系統」。

他回憶：「當時大約是1998年，馬英九先生擔任台北市長，我們開始推動台灣第一個醫療指導醫師制度，由急診醫師指導消防局119救護技術員（EMT）救護知識及技能。剛開始我們也派急診醫師跟救護技術員一起出勤。現在台灣的救護車平均7、8分鐘就會到達現場，偶爾有心跳停止的病人，救護技術員可以立刻做急救電擊，不用等送到醫院才處理。訓練強大的救護技術員（EMT），不是講一講就可以做到，而是要建構一個系統。我去印尼演講時，花很多時間跟當地醫師溝通，把經驗傳授給他們。要幫忙病人存活，不是只有靠醫師而已，要建構一套從到院前至到院後，很緊密的流程。」

前端有EMT趕到現場做初步處置、穩定生命跡象，到醫院後，還需要建立很快速的急救團隊。「比方我們在急診設立重症區，把輕、重症病人分開來，保留一群醫護人員專注處理可能致命的重症。當重症病人穩定下來，迅速跟心臟科聯繫，由心臟科接手進一步照顧病人。我們可以做到24小時、365天運轉，把病人馬上送進導管室動手術。某些情形下，我們會呼叫外科的ECMO（葉克膜）小組接手處理。假如病情需要，還有低溫治療團隊，把病人的體溫降到33～36度，來保護大腦跟心臟，提升存活率，減少病人變成植物人的風險。」

「印尼醫師對台灣的緊急醫療制度很讚嘆，」陳文鍾指出。「不過實話實說，台灣能建立這麼強的急救系統，是因為119緊急專線的預算來自政府。以印尼的

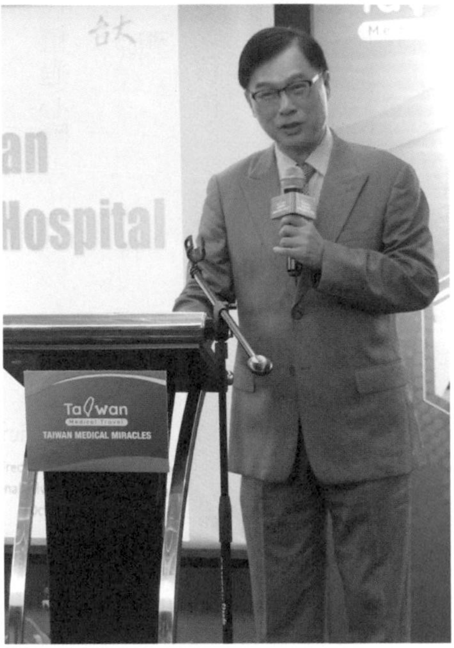

1　陳文鍾在印尼演講。

財務結構或人力資源，要做到這樣可能有困難，印尼醫師自己也這麼覺得，不敢有太多盼望。」

想成功移植器官，不能只靠外科醫師

緊急醫療需建構從到院前至到院後完整的系統，移植醫學同樣需要建立從前端到後端的強大團隊。陳文鍾說，印尼的人口高達兩億多，罹患嚴重心臟病者會有移植心臟的需求，但到目前印尼還沒有移植過心臟，各醫院都躍躍欲試，想完成第一例心臟移植手術。

陳文鍾那時跟印尼醫師分享，想成功移植心臟，並不是只靠心臟外科醫師動手術，需要病理科、免疫科、感染科、心臟內科、心臟外科、重症支持系統等各方面的專業。「還需要有人能夠照顧重度心臟衰竭的病人，他才有機會等到心臟、進行移植手術；做完手術可能會排斥，所以要有能力做心肌切片，需要心臟內科醫師，還需要病理學家診斷排斥的嚴重度，及免疫學家處理免疫失調、排斥的問題；病人術後可能出現莫名其妙的感染，感染科醫師要會處理，當然還要訓練能照顧器官移植病人的護理師。」

團隊完整學習，才可能發展移植醫學

他建議印尼醫師，要派就派一支醫療團隊來臺大醫院，學習完整的器官移植流程，這樣才有可能成功。不過，他從來臺大醫院交流、進修的印尼醫師身上發現，心臟移植是院方的夢想、醫院要能脫穎而出最重要的目標，各醫院都想搶「印尼心臟移植第一例」的美名，但年輕醫師卻偏向學實用、可以很快上手、當地目前缺乏的技術，比如照顧加護病房的病人、心導管手術，或者學習超音波，「學習領先的技術，這對他職涯有幫助，一步一步往前進。也就是說，院方與醫師的目標恐怕是不同的。」

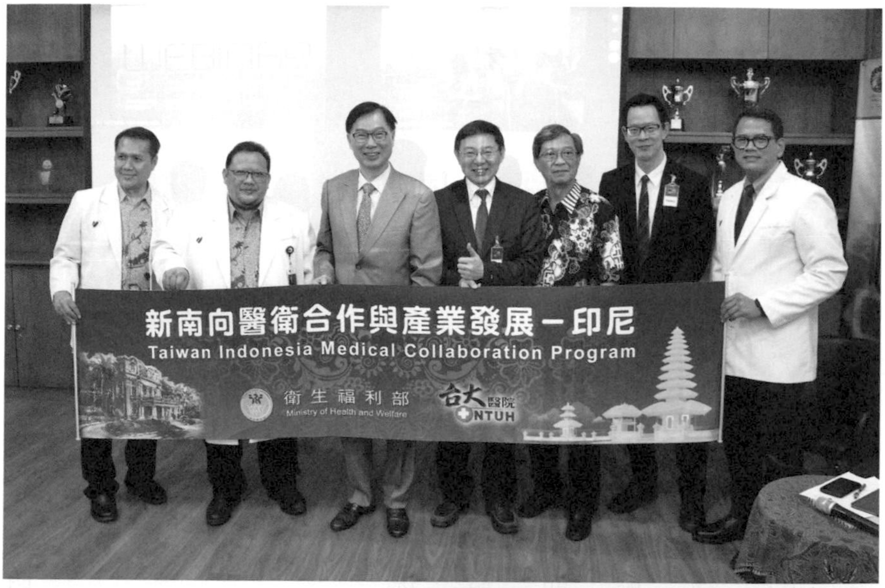

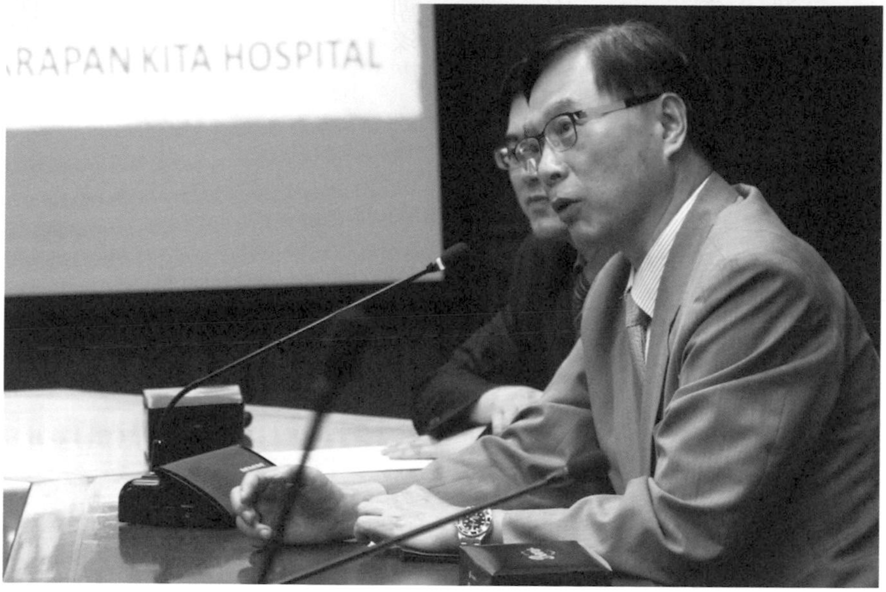

1 陳文鍾（左三）、洪冠予（左四）與印尼心臟醫院院長合照。
2 陳文鍾至印尼國立心臟醫院交流與指導。

台灣基層醫療普及，膽道閉鎖有機會治療成功

臺大醫院新竹臺大分院外科部主任何明志曾前往印尼交流肝臟移植經驗。當地小兒科醫師帶他去看膽道閉鎖的小朋友，「我沒想到有這麼多！」

膽道閉鎖是指膽管異常，所以膽汁無法從肝臟流至膽囊儲存，膽汁淤積在肝臟，變成肝硬化。「如果在出生後兩個月內動手術引流膽汁，肝硬化可能沒那麼嚴重，有機會治療成功，小朋友也不需要接受肝臟移植；但是如果超過兩個月肝硬化已嚴重，再動手術引流，效果就不好，這時就會考慮不做引流，直接進行肝臟移植，」何明志解釋。台灣基層醫療普及，小兒科醫師推廣使用「大便卡」，父母知道用大便卡來對照嬰幼兒糞便的顏色，如有異常可盡快就醫，醫師可藉此初步判斷有無黃疸（膽道閉鎖的症狀），所以台灣的孩子如有膽道閉鎖，通常出生沒多久就被診斷出來，及時接受膽道引流，需要接受肝臟移植者相對比較少。

膽道閉鎖的印尼幼兒，等不到未來

但是印尼地大、島嶼分散，偏遠地區的基層醫療較不普及，父母也較缺乏警覺性，嬰幼兒常因為太晚診斷出膽道閉鎖，而根本沒有機會接受膽道引流的手術，如果沒有做膽道引流手術，七、八成病童活不過兩歲。

他指出，愈晚發現膽道閉鎖，治療方式愈有限，勢必走向移植。「但是從基層醫療到器官移植，中間需要有小兒科醫師、小兒外科醫師、能動移植手術的外科醫師，這個落差要能補起來。而且，器官移植手術也不是每家醫院都有能力做。」

何明志看到這些膽道閉鎖的病童有黃疸，甚至惡化為肝硬化，醫師能做的就是處理併發症、減輕他們的不舒服，「就這樣子，沒有接下來，」他感慨。

兩個孩子來台移植肝臟，重獲新生

2014年，罹患膽道閉鎖的印尼小女孩Sherlyn，雖然在印尼進行過葛西氏手術，但仍然呈現嚴重黃疸，在移植前她已經出現多重器官衰竭，需要藉助呼吸器幫助呼吸。

雖然移植手術的風險極高，但Sherlyn的家人仍決心讓她接受活體肝臟移植。家人帶著她跨海來臺大醫院就醫，媽媽捐贈左側葉肝臟，由移植團隊完成移植手術，手術後兩天雖然因凝血問題需要再次手術清除血塊，但最終順利出院，重獲新生，現在已長成活潑可愛的小女孩。

Sherlyn的家人回到印尼，發現朋友的孩子

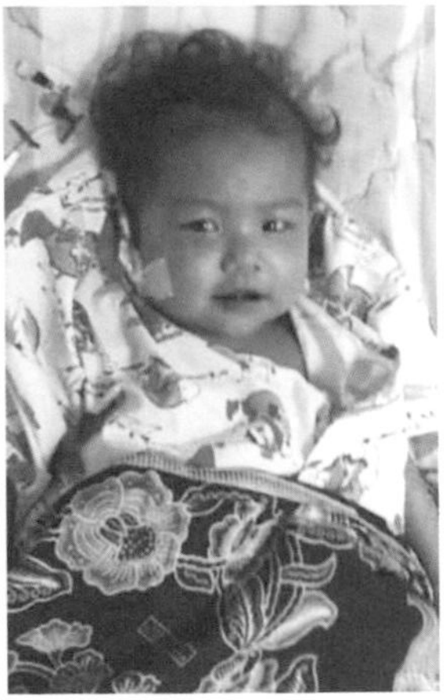

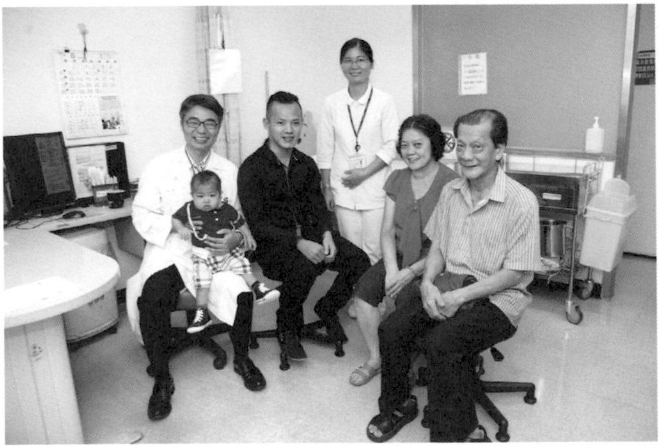

1　2014 年 10 月 9 日，Sherlyn 進行活體肝臟移植手術後 24 天轉一般病房。
2　印尼肝臟移植病童 David 及家屬對何明志與臺大醫院醫療團隊充滿感謝。

David 也有膽道閉鎖的問題，便建議朋友來臺大醫院就醫，由移植團隊操刀，完成肝臟移植。手術的成功，讓這兩個印尼家庭得以完整，過幸福快樂的生活。家屬們特別跨海傳遞感謝，感謝臺大醫院把最好的治療與技術都給了 Sherlyn，同時也感謝臺大醫院團隊的努力付出，提供最好的醫療照顧，讓 Sherlyn 現在不僅健康又有活力。

註

① 陳慧玲，臺大醫院小兒部主治醫師，院長室醫務祕書。

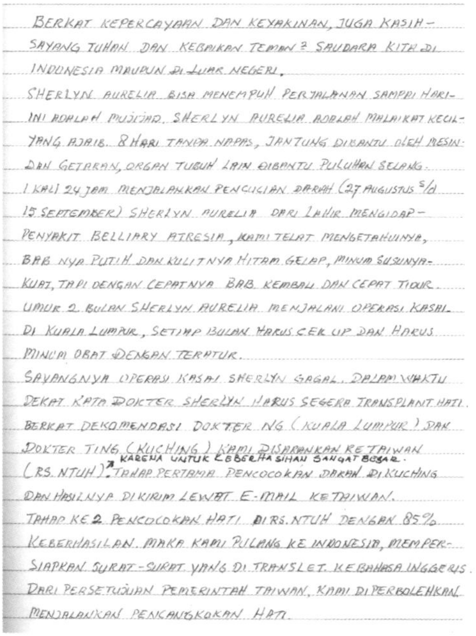

BERKAT KEPERCAYAAN DAN KEYAKINAN, JUGA KASIH-
SAYANG TUHAN DAN KEBAIKAN TEMAN² SAUDARA KITA DI
INDONESIA MAUPUN DI LUAR NEGERI.
SHERLYN AURELIA BISA MENEMPUH PERJALANAN SAMPAI HARI-
INI ADALAH MUJIJAD. SHERLYN AURELIA ADALAH MALAIKAT KECIL-
YANG AJAIB. 8 HARI TANPA NAPAS, JANTUNG DIBANTU OLEH MESIN-
DAN GETARAN, ORGAN TUBUH LAIN DIBANTU PULUHAN SELANG.
1 KALI 24 JAM MENJALANKAN PENCUCIAN DARAH (27 AUGUSTUS s/d
15 SEPTEMBER) SHERLYN AURELIA DARI LAHIR MENGIDAP-
PENYAKIT BELLIARY ATRESIA, KAMI TELAT MENGETAHUINYA,
BAB NYA PUTIH DAN KULITNYA HITAM GELAP, MINUM SUSUNYA-
KUAT, TAPI DENGAN CEPATNYA BAB KEMBALI DAN CEPAT TIDUR.
UMUR 2 BULAN SHERLYN AURELIA MENJALANI OPERASI KASAI.
DI KUALA LUMPUR, SETIAP BULAN HARUS CEK UP DAN HARUS
MINUM OBAT DENGAN TERATUR.
SAYANGNYA OPERASI KASAI SHERLYN GAGAL. DALAM WAKTU
DEKAT KATA DOKTER SHERLYN HARUS SEGERA TRANSPLANT HATI.
BERKAT DEKOMENDASI DOKTER NG (KUALA LUMPUR) DAN
DOKTER TING (KUCHING) KAMI DISARANKAN KE TAIWAN
(RS. NTUH) KARENA UNTUK KEBERHASIHAN SANGAT BESAR. TAHAP PERTAMA PENCOCOKAN DARAH DI KUCHING
DAN HASILNYA DIKIRIM LEWAT E-MAIL KE TAIWAN.
TAHAP KE 2 PENCOCOKAN HATI DI RS. NTUH DENGAN 85%
KEBERHASILAN. MAKA KAMI PULANG KE INDONESIA, MEMPER-
SIAPKAN SURAT-SURAT YANG DI TRANSLET KE BAHASA INGGERIS.
DARI PERSETUJUAN PEMERINTAH TAIWAN, KAMI DI PERBOLEHKAN
MENJALANKAN PENCANGKOKAN HATI.

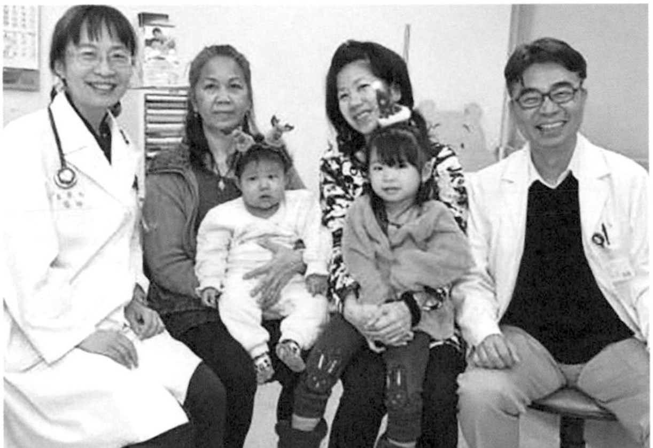

3 家屬們特別以印尼文跨海向臺大醫院醫療團隊表達感謝。

4 2014 年聖誕節前夕，Sherlyn 全家與何明志（右一）及陳慧玲①（左一）合影。

兵分兩路，推動國際醫療

臺大醫院雲林分院副院長、臺大醫院急診醫學部主治醫師馬惠明說，雲林分院因為要準備升格成為醫學中心，而成為醫學中心的必要條件之一是配合國家衛生醫療政策，參與國際衛生活動，這便成為雲林分院推動國際醫療的契機。

一開始的計畫是兵分兩路，一是與國合會合作，派遣醫療團長到當時跟台灣尚有邦交的非洲國家布吉納法索，二是跟臺大醫院總院已有交流的印尼進行國際醫療交流。

布吉納法索醫療資源匱乏，雲林分院內科王馨儀②醫師擔起人道醫療團團長的重任，篳路藍縷，一切靠自己。她完成了一項從無到有的創舉，在當地的醫院打造了一間4張床的加護病房，讓方圓一百萬人口地區的重症病人終能得到完整的照護。

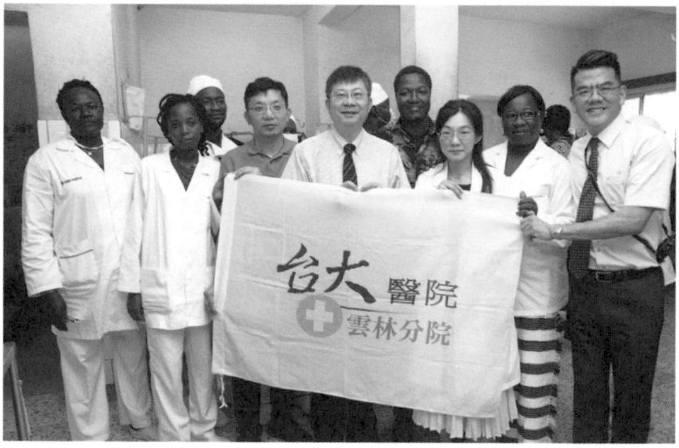

1 臺大醫院雲林分院黃瑞仁院長（右五）、馬惠明副院長（右一）、王馨儀（右三）攝於布吉納法索。

而布吉納法索也派4位醫護人員來臺大醫院受訓，不過2018年，正當雲林分院在籌備下一梯次的代訓時，布吉納法索宣布與台灣斷交，醫療交流也嘎然而止。

遊戲中學習跨科合作，提升效率

臺大醫院雲林分院與印尼交流的關鍵人物是印尼醫師Ali Haedar。馬惠明的專長是急診醫學，參與緊急救護的國際研究網絡，也擔任亞洲緊急醫療救護協會（Asian Association for Emergency Medial Services—AAEMS）理事長，而Ali醫師是印尼的代表。經由他牽線，雲林分院開始與印尼東爪哇有「東南亞小巴黎」之稱的瑪琅（Malang）、布拉維加亞（Brawijaya）大學附設醫院開始交流，後來也跟位在泗水、印尼排名前5的艾爾朗加（Airlangga）大學附設醫院合作。

註

②王馨儀，臺大醫院雲林分院胸腔內科主治醫師，將曾在布吉納法索的經歷寫成《醫路向西非：臺大醫院雲林分院海外醫療之路》一書。

2018年，臺大醫院雲林分院到布拉維加亞大學舉辦了兩天的工作坊。「這兩個工作坊的內容，在台灣分別拿到國家生技醫療產業策進會國家品質標章（SNQ）的銀獎及銅獎，銀獎代表水準達到亞洲第一，銅獎則是全國第一，」馬惠明說。

其中一個活動是急診急救團隊合作，「我的本行就是急診醫學，所以我們就去分享怎麼精進急救而且如何團隊合作，提升效率。這其實是跨科、跨領域的合作，印尼醫護人員回饋說，以前從來沒有一個活動能把外科醫師、婦產科醫師、急診醫師放在一起玩遊戲，他們其實很傳統，大家各做各的。我們帶去的新觀念、

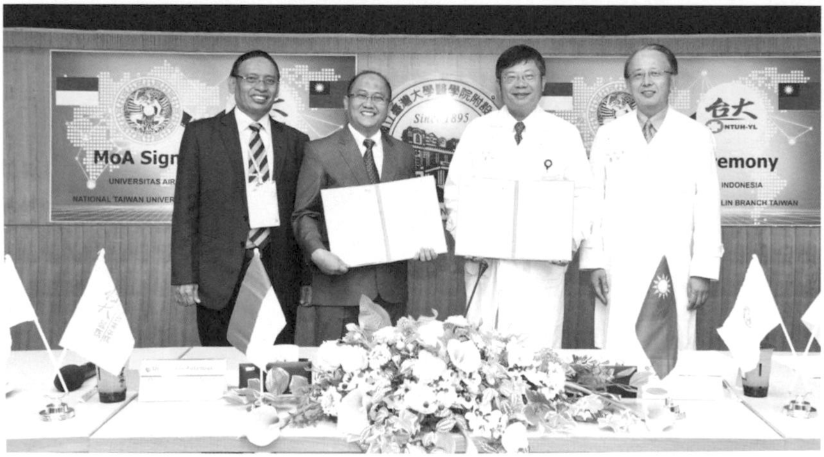

2 | 1

1 臺大醫院雲林分院與印尼泗水艾爾朗加大學附設醫院簽署交流合約，開啟雲林分院的國際醫療之門。

2 2018 年，在印尼舉行急救講習。

新做法就是跨領域的討論，讓不同科別的醫師敞開心胸一起討論。這種團隊合作的訓練，在他們以前的文化或工作流程中，都是前所未有的。」

教學相長，馬惠明也從印尼學員身上學到很多。「他們比我們更活潑、更主動，這種訓練我們在台灣也常常做，每當講師問問題，台灣的學員通常都不講話，印尼學員則是一直發言，勇於表達。」

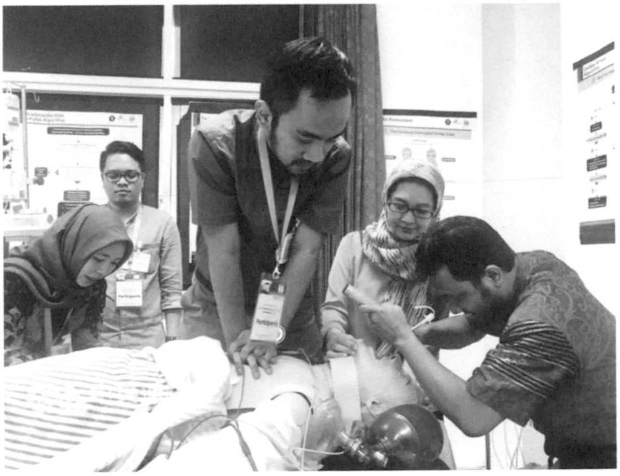

護理團隊快速補位支援，解決問題

第二個是護理團隊小組的活動，快速反應團隊（RRT，Rapid Response Team）。「這是一個有趣的概念，」馬惠明解釋，快速反應團隊的護理師出身重症照護，但並不是固定待在加護病房，而是在病房到處穿梭，幫助解決病人的問題，「等於是加護病房的延伸，病房遇到什麼問題，團隊就會去幫忙解決，加護病房的病人剛回到一般病房，團隊會主動地去巡房、關心；另外，開刀房或加護病房人力吃緊時，快速反應團隊也會暫時去幫忙。」

後來對方醫院也派急診、胸腔、護理等人員到臺大醫院雲林分院受訓一星期，參與在救護車上實際救助病患的演練。「印尼的緊急醫療體系相對沒那麼完善，沒有很好的救護技術員（EMT）。我相信他們可以從台灣的經驗學到很多。」

不只學醫術，更重要的是醫院管理

馬惠明與印尼醫界交流後發現，印尼醫護人員偏向學習臨床知識及技能，因為可以立即應用在照顧病人，同時他們也很想學管理。「他們不完全是學醫術，更重要的是管理。其實台灣在管理方面很有經驗，包括醫院營運管理、醫院品質管理、護理體系、資訊體系等，這是台灣可以對外交流的強項。另外，台灣的護理人員撐起醫院的半邊天，醫院最有紀律、最有制度的其實就是護理人員，他們的經驗與技能都很值得分享。」

但是醫院管理不像醫療技術可以示範，該怎麼教？

馬惠明說，要學管理，應該是要用完成一個 project（計畫）的方式學習，或甚至以後由臺大醫院派老師去對方的醫院，就像以前我們從國外聘請顧問，引進很多的技術、知識。「對方要派人來學管理，一星期是沒有用的，要來可能就是要3、4個月，或者我們的人去當導師，也是要3、4個月。如何教人管理，這才是厲害的地方。」

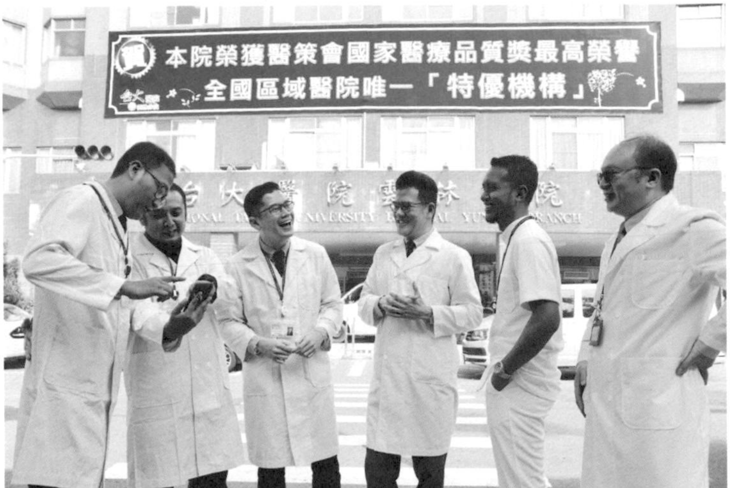
本院榮獲醫策會國家醫療品質獎最高榮譽
全國區域醫院唯一「特優機構」

1　印尼代訓醫師在臺大醫院雲林分院學習。

1

藉醫療交流傳遞思想與行為的DNA

他也認為，需要跟對方的 young star、rising star、醫界菁英建立關係。「臺大醫院總院經營印尼爪哇西部、中部，雲林分院經營爪哇東部，都是跟領導品牌級的醫院交流。更重要的是年輕菁英、助理教授這些人，應該跟他們建立非常深化的交流，不只是參訪拍照而已。國際交流等於可以把我們思想與行為的 DNA 傳遞到不同的地方去。以後，這群人會把台灣視為親切的老師。」

2017年馬惠明去蒙古國，在當地醫院的急診室看到臺大醫院急診團隊精心發展出的一個架構，被翻譯成蒙古文貼在牆壁上。「這真的讓人高興。我們發展了一套團隊合作的組織模式，每個人都有各自的角色任務，可以馬上合體一起工作。我的學生在幫蒙古國醫師上課時，把它秀出來，他們就把它帶回去，應用在當地。」

把價值觀與信念留在異國，影響力難以估計

「這種交流真的很有趣，最重要的是思想跟行為ＤＮＡ的傳播。我們把這些思想和經驗傳到印尼、非洲、蒙古國去，雖然可能已經不知道當初是誰教的，但是精神會留在那裡，影響力難以估計。這是非常有意義的事。臺大醫院做很多事情會有一點點跟別人不一樣，那代表我們的價值觀與信念，都內化成ＤＮＡ，再透過國際醫療把它傳遞出去。」

他覺得可惜的是，因為台灣無法參與ＷＨＯ，失去多邊合作的機會。「全世界有這麼多的國家、有那麼多的問題，其實大部分的問題可以用類似的方法解決。ＷＨＯ在做的事，就是簡化問題。不同國家在ＷＨＯ這個體系裡，就會有共同的語言、共同的方法來解決問題。台灣被排除在ＷＨＯ外快50年了，所以就發展出自己獨特的方法，就像馬達加斯加島，或是澳洲的塔斯馬尼亞，因為位置獨立，就演化出特別的物種。不過，在政治隔閡下，如何找到與世界共同的語言，並訓練

大家講共同語言還是重要的。我們必須花時間了解世界上其他人做事的方法與共同的語言。」

培訓當地醫護人員成為種子教官

2016年，NTUH-HOPE醫療交流計畫轉向印尼，臺大醫院內科部主治醫師陳健弘當時輪調到雲林分院，由於雲林分院之前沒有國際醫療的經驗，他便協助雲林分院執行國際醫療，連續3年（2017年至2019年）都到印尼。

當時衛福部已經推出「一國一中心」的政策，由臺大醫院總院負責印尼，總院負責印尼的西爪哇及中爪哇地區，雲林分院則負責東爪哇地

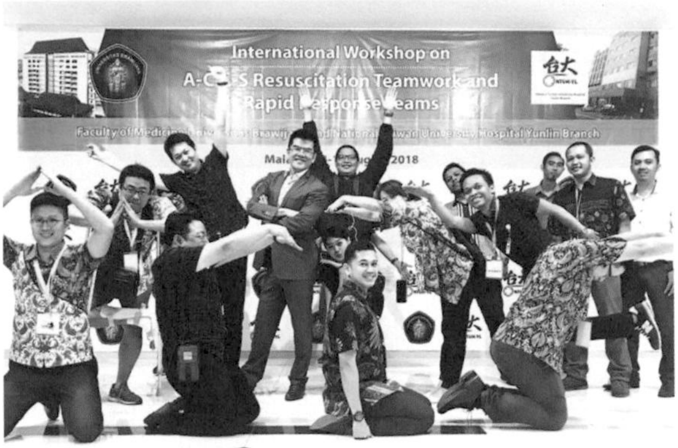

區，主要藉由研討會及演講做雙向交流及溝通。

「2017是一個關鍵年，雲林分院在這一年，打開了與東爪哇進行國際醫療的通路。」

「與其他國家第一次交流時，由於彼此還不了解，所以我們推論對方的需求，有時不一定是對方真正的需求，」他說，會盡量事先以email溝通，看對方的需求，但對方醫院也常常沒辦法明確講出他們的需求到底為何。印尼比較好一點，能具體敘述他們的需求。」

「由於有與越南及蒙古國交流的經驗，所以到雲林分院後，我們去印尼做國際醫療，目標放在培訓當地的醫療人員為主軸，讓一部分醫療人員成為種子教官，再發揚光大。」

不過還是有力有未逮之處。他說，雲林分院原本想將護理的快速反應團隊推廣

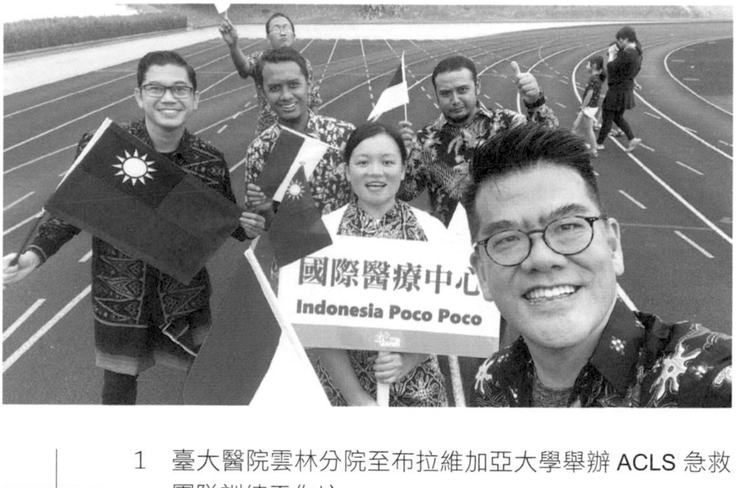

1　臺大醫院雲林分院至布拉維加亞大學舉辦ACLS急救團隊訓練工作坊。
2　印尼代訓醫師參與雲林分院運動會。

到印尼，「去了才知道，這似乎目前不太符合他們的需要，因為基礎護理照護還有很多方面需要落實。」

分享制度與經驗，台灣當仁不讓

陳健弘認為，雖然還有先進國家做得比台灣好，可是台灣目前做為醫療制度及技術輸出國，是當仁不讓的。「我們應該基於世界社會責任，主動幫助鄰近國家，改善他們的醫療現況。國際醫療不應只是為了醫院評鑑而做，臺大醫院早在國際醫療列入醫院評鑑項目之前，就已積極投入國際醫療交流。」

另外一項更重要的，就是國際醫療需要外交部的大力配合。他建議，當該國的國民或華僑，想到台灣來就醫時，可以考慮在入境許可上給予較彈性的做法。

移植台灣經驗並非易事

陳文鍾說，看到國外的醫療運作，就知道台灣做得還不錯，「但是要把這些經驗、制度移植到國外，並沒有想像中這麼容易，因為需要人、需要設備、需要文化、需要錢。技術層面相對容易學，但其他層面的障礙還有待克服。」國際醫療交流其實不能脫離當地文化背景。比如台灣的醫療給付制度可能可以幫助印尼降低醫療支出，「可是他們連健保局都沒有，給付系統五彩繽紛，台灣的制度不見得適用。」

他說，國際醫療所有的努力，都會有成果。「如果目的是為了交朋友，我們應該達到了。臺大醫院跟很多國家的醫院簽了建教合作的約，把我們的強項一步一步傳授給他們，我們幫他們訓練了很多心臟科醫師，有來學超音波的，有來學加護病房照顧的，有來學心導管的，但最後都是要靠他們回去發揮，就像早年我們的師長去美國學技術一樣。」

不過國際醫療交流有不同的面向，「如果目標是讓印尼民眾來台灣看病，老實說，我從印尼回來後只看過一個印尼病人，非常少。因為印尼最富裕的人會去歐洲看病，中上階層的去新加坡看病，因為飛到新加坡只需1小時，而且新加坡是多民族國家，熟悉伊斯蘭文化，很多人會講印尼語。泰國的美容醫學能夠成功吸引外籍人士，除了天氣好、物價便宜，也靠著泰國政府法規鬆綁及各界的努力，比如穆斯林去到那裡，不會吃到豬肉、提供經過清真認證的食物、有地方可以朝拜祈禱等等。台灣準備好這些了嗎？所以我認為，台灣要在國際醫療佔有一席之地，並不容易，需要漫長的努力，從研究、教學等方面一步一步來，可能也不是短期內看得到成果的。」

出發點單純，收穫反而出乎意料

王亭貴說，推動國際醫療交流，臺大醫院的出發都是站在照顧病人，從來沒想從中得到什麼好處，「就是因為初心單純，所以最後的收穫反而出乎意料。當時幫忙 Luh 醫師，哪有想到她後來會成為印尼復健醫學會理事長及印尼總統醫療小組成員，是重要人物。藉著持續交流，雙方後來變成好朋友，甚至後來我去印尼，她還安排我們去外交部拜會。如果一開始動機複雜，對方很快就看破你的手腳，就不會跟你深交。」

「這跟交女朋友一樣，不能靠送她名貴的東西來維持感情，靠物質建立的關係不會長久，」他打趣比喻。「醫療交流絕對不能脫離以病人跟教育為主，要靠醫療專業得到肯定。」

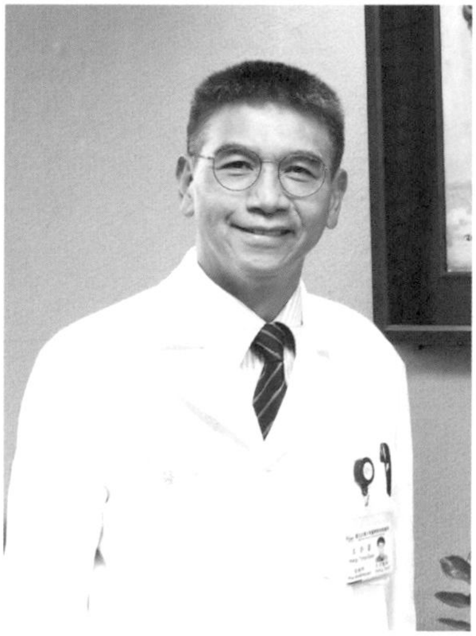

1 王亭貴認為國際醫療交流是互相交流、教學相長的好機會。

有能力，就應該回饋國際

對醫師個人而言，王亭貴認為國際醫療交流則是教學相長的好機會。比如為了教別人，自己會做更多準備；用英語跟印尼醫師溝通，語言能力會進步，在國際會議上就會有自信及勇氣發言；再者，每個國家文化不同、病人的病情不同，都有值得了解、學習之處。

有人批評慈善團體捐款給國外，不幫台灣人；也有人批評醫院發展國際醫療，忽略了台灣的病人。王亭貴認為，其實兩者並不衝突，「如果要等有錢再來捐錢，就永遠不會捐，因為人永遠不覺得自己夠有錢。以前台灣醫師要學復建，都是去美國、日本，現在我們的復健醫學已有一定水準，有能力就應該回饋國際。」

專欄 1

半世紀醫療外交耕耘
新時代國際舞台增輝

臺大醫院歷史超過雙甲子，創立之初為東南亞最先進的醫院，是具有國際格局的醫院，近年更加速國際化，醫療技術與品質已與國際接軌，有多項突破性醫學研究在國際上發光，但國際醫療服務與國際交流，仍有相當的發展空間。

國際醫療交流是臺大醫院重要的歷史發展脈絡之一，醫療衛生軟實力也是新南向政策的四大連結策略之一，展望未來，臺大醫院將持續與外交部、衛生福利部及財團法人國際合作發展基金會等單位合作，配合政策，致力國際醫療援助，為台灣艱困的外交處境盡力。

在配合政府新南向政策方面，臺大醫院以印尼為主要合作國家，將持續促進醫衛合作與產業的連結，完成政府「一國一中心」醫療衛生合作計畫，另方面也培育醫事人員的國際交流能力，開拓國際視野。未來發展方向包括：

1、**向國際推廣醫療強項：**國際醫療服務必須配合政府的政策與開放的程度，在此原則下，臺大醫院將持續向國際推廣醫療強項，例如心血管疾病治療、生殖醫學、及進階微創手術等，提升台灣優質醫療服務形象。

2、**掌握趨勢，創造雙贏：**在歷年交流基礎與經驗上，臺大醫院將再配合醫療專精化、國際化、產業化的趨勢，將多年培育醞釀的醫療技術、醫療人力資源與發展力推廣到國際，服務更多國際人士、發展國際醫療產業及參與國際人道醫療援助，創造政府、臺大醫院雙贏的目標。

3、**拓展交流合作的醫院：**臺大醫院國際醫療中心將持續開拓交流合作的醫院，讓更多人認識台灣及臺大醫院的醫療技術與服務品質，並持續結合政府與民間的資源，推動NTUH-HOPE醫療交流計畫，建立長期的醫療援助及交流關係，對醫療弱勢國家伸出援手，善盡世界公民的責任。

4、代訓外籍醫事人員：代訓醫事人員是直接提升該國醫療專業水準的重要方式之一，也是建立醫療網絡的重要管道，這些受訓人員未來也能成為種子，將台灣醫界與文化精神散播於當地，增進雙方友好關係。

因此，臺大醫院持續將代訓外籍醫事人員列為交流重點發展項目，並建立長久的機制，後續每年都提供交流合作醫院的醫事人員來臺大醫院受訓的機會，深化夥伴關係。

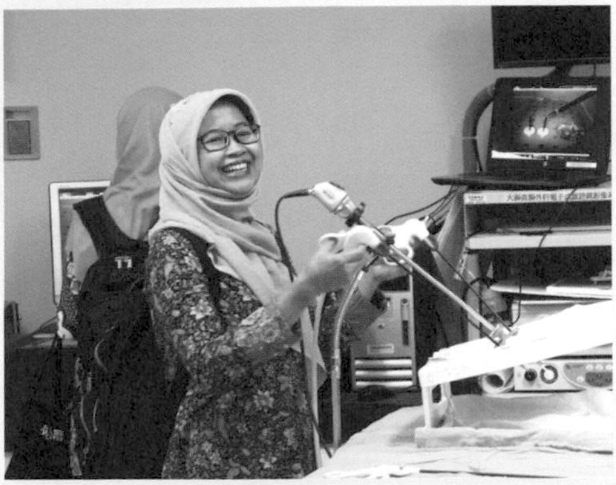

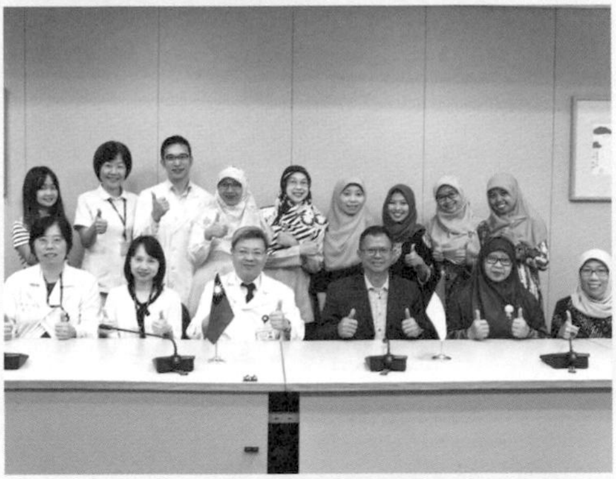

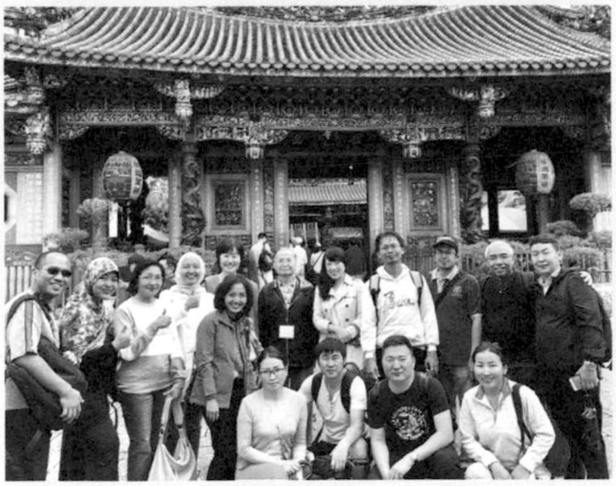

1 印尼代訓醫師於臺大醫院微創手術訓練中心學習。
2 印尼醫院中階主管研習營。
3 帶領代訓醫師文化參訪。

專欄 2

善盡世界公民責任 讓他國因台灣而改變

臺大醫院國際醫療中心前執行長、臺大醫院新竹臺大分院副院長譚慶鼎說，當時評估，臺大醫院在華人較多的國家比較能發揮影響力，所以除了穩固跟越南的交流之外，也開始經營印尼。此外也選擇比較偏遠、醫療資源相對不足的地方，如蒙古國。「外國的民眾可能連台灣（Taiwan）跟泰國（Thailand）都分不清楚。國際醫療的大方向就是台灣走出去、外國的民眾或醫療界走進來，從醫療層面認識台灣。臺大醫院的價值與定位，應該是藉由國際醫療的交流，加上對外的醫療援助，讓台灣被世界看見。」她說。

國際交流部分，過去臺大醫院常跟美國交流，後來更開拓日本、法國、波羅的海三國。臺大醫院醫師去觀摩法國醫師做整型、做變臉，而臺大醫院用新生兒基因篩檢、聽力檢測去跟對方交流；波羅的海三國比較有興趣的是臨床試驗。「國際醫療交流從開始推動、設定方向到建立制度，大概花了7年。之後朱家瑜執行長加入，更把觸角延伸到中美洲的瓜地馬拉，擴大交流的範圍。」

建立制度，才能長久

建立制度對國際醫療交流而言，是重要的一環。例如臺大醫院醫師去越南或蒙古國做醫

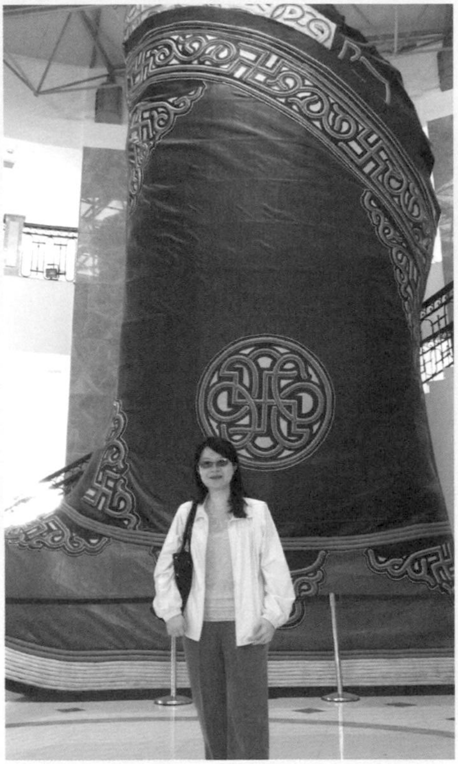

1　譚慶鼎多次參與越南和蒙古國的醫療交流活動。

療交流，一定要經過當地衛生主管機關許可，「不是醫院邀請我們就能去。我們也會擔心醫療糾紛或是其他法律問題。因為沒有往例可循，所以我們要建立制度。那時團隊同仁就把文件準備好，經對方的衛生主管機關批准核可後才去做。」

以醫療團隊的模式進行交流，也是慢慢建立的制度，例如不只派醫師去交流，護理師也去分享如何照顧病人，藥師及醫學工程等各領域專業人員也參與，幫助對方建立團隊，才能提供高品質的照護。

硬體部分，臺大醫院也建立醫療儀器再利用的計畫，將可用的醫療儀器捐給需要的國家。例如曾捐給蒙古國1台超音波，協助建立胸腔超音波檢查室，以及20台洗腎機，協助成立洗腎室。

推動國際醫療，在臺大醫院內部一樣需要建立制度。例如，如何不影響國內病

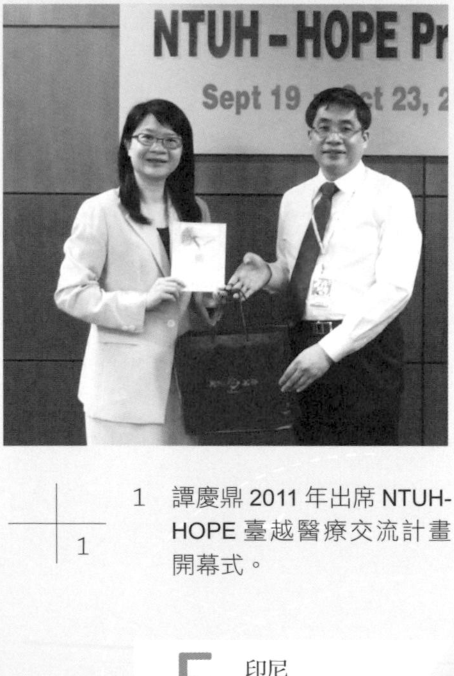

1 譚慶鼎 2011 年出席 NTUH-HOPE 臺越醫療交流計畫開幕式。

人的權益與醫師的教學研究，同時在醫師能力許可的範圍內支援國際醫療，「比較不會希望醫師一次出國一個月，通常是一兩星期，幫對方把醫療模式初步建立起來。這種模式的好處是，不會影響醫師在台灣的醫療服務與教學研究；再者，如果交流的時間是12週，只去一個科、一位醫事人員，影響力相對比較小，但如果一人去兩星期，12週就有6個人，可以是6個不同的科或不同的領域，發揮更大的影響力。」

多元推動國際醫療，善盡世界公民的責任

很多醫院在做義診，但她認為，義診較受限制，「我們希望國際醫療能建立長遠交流的制度。不過當然義診也有它的意義，可以直接、快速解決當地民眾的一些病痛。台灣的醫院就像一個大團隊，國際醫療也有不同的做法，大家用不同的方式去推動，每個領域都有醫院去幫忙，這樣很好。國外的醫療技術或制度，因為台灣的參與而有所改變、成長，那就是台灣善盡的責任。」

評估需求，創造最大效益

國際醫療交流一樣要重視效率，因此事前評估對方的需求格外重要。「我們的評估及決策不會每一次都對，有時候會受限制。我們盡量讓願意跟臺大醫院交流的醫院得到他們需要的幫助。」

她舉例，蒙古國的醫師想學習耳鼻喉科的手術，但缺乏器械，就算教會他們手術技巧也無法動手術。「後來我們發現他們有內視鏡，所以就教他們內視鏡的手術，這就是評估。當然也可能評估錯，但整體來說，成功還是多於失敗。」

她說，語言能力確實是國際醫療交流一大障礙，許多國家的醫護人員很難用英語溝通。此外，國外的醫院彼此也是競爭的，所以如何取得平衡，讓臺大醫院發揮影響力，就要非常小心。

不只交流醫療技術，更交流情誼

國際醫療交流的成效很難用制式的績效評估指標來衡量，「因為很多交流的成果都要多年後才看得到。例如有位蒙古國的醫師曾來臺大醫院胸腔科受訓，幾年後他成為醫院院長，影響力難以估計，台灣也多了一份國際友誼。」

她認為，如果要評估國際醫療交流成不成功，可從幾件事看出來：對方持續跟臺大醫院醫療團隊保持聯繫、遇到病情棘手的病人會跟臺大醫院團隊討論、將困難的個案轉來臺大醫院治療，「這就是成功。」

評估績效的指標會慢慢改變。「剛開始我們教他們釣魚，評估的指標是『會釣魚的醫師有多少？』然後在他還不熟悉釣魚技巧的時候，轉介到臺大醫院的重大疾病個案有多少？舉個簡單的例子，一開始臺大醫院醫療團隊全員去越南幫忙完成手術，隨著他們慢慢進步，只需一位臺大醫院醫師前去協助，後來他們自己的團隊可以獨力完成手術，這就是我們的績效。量化數據看起來是變少，反而代表對方可以自立，這就是國際醫療交流的成效。」

醫療交流的影響力，有時難以想像，也無法用量化數據來評估。不僅治療疾病、交流醫療技術，更是一份情感與友誼的交流。「臺大醫院李治學教授早在1992年就幫越南完成首例活體腎臟移植，林凱信教授1995年完成越南首例骨髓移植，10幾年後我們去越南交流，那裡的醫師還記得這些事。越南受到中國的壓力，很難提到台灣這兩個字，但我們去的時候還是會有新聞報導。去蒙古國時就更感動了，還看到國旗飄揚。」

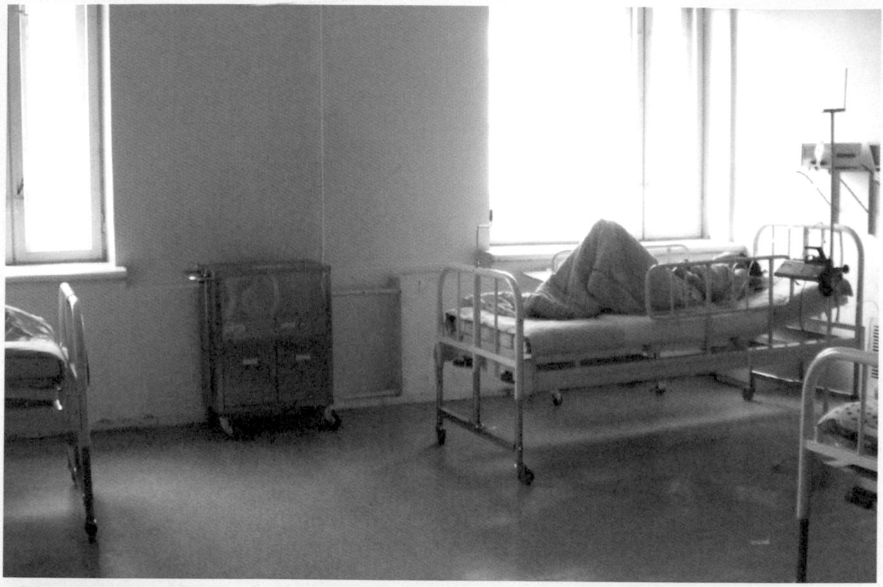

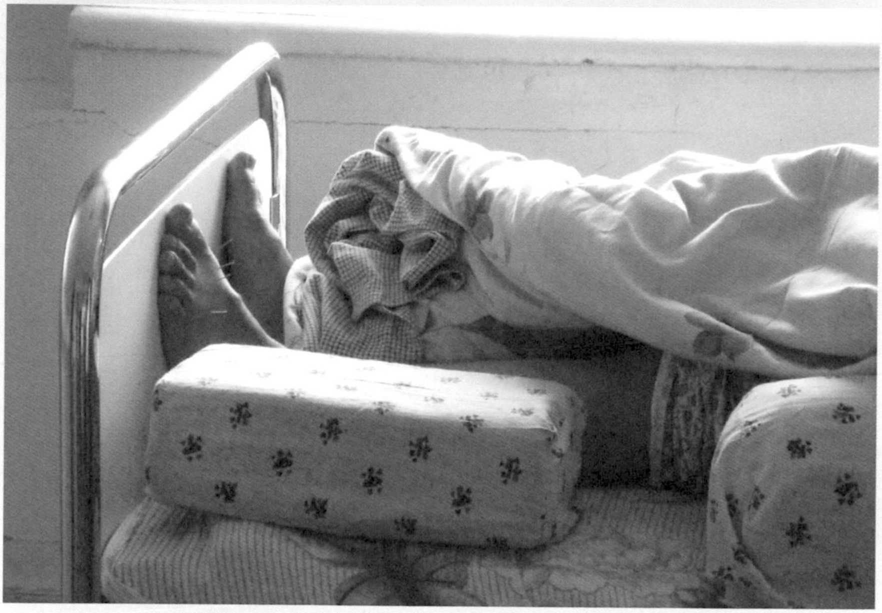

1 蒙古國醫院的病房。
2 蒙古國醫院加護病房的病人還會找民俗醫生來醫院針灸。

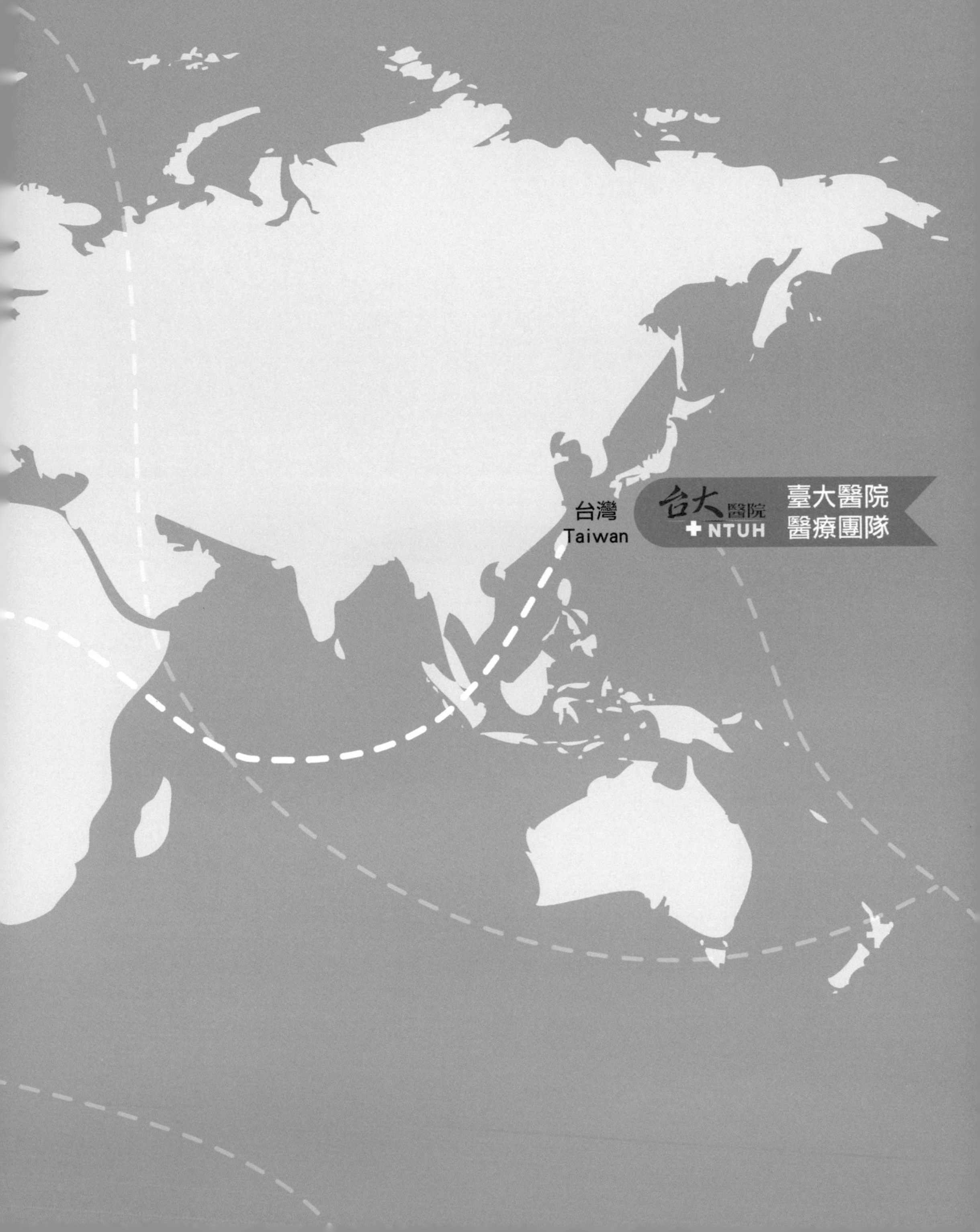
台灣
Taiwan
台大醫院
NTUH
臺大醫院
醫療團隊

Part 6

火山下婦幼健康提升

瓜地馬拉

Guatemala

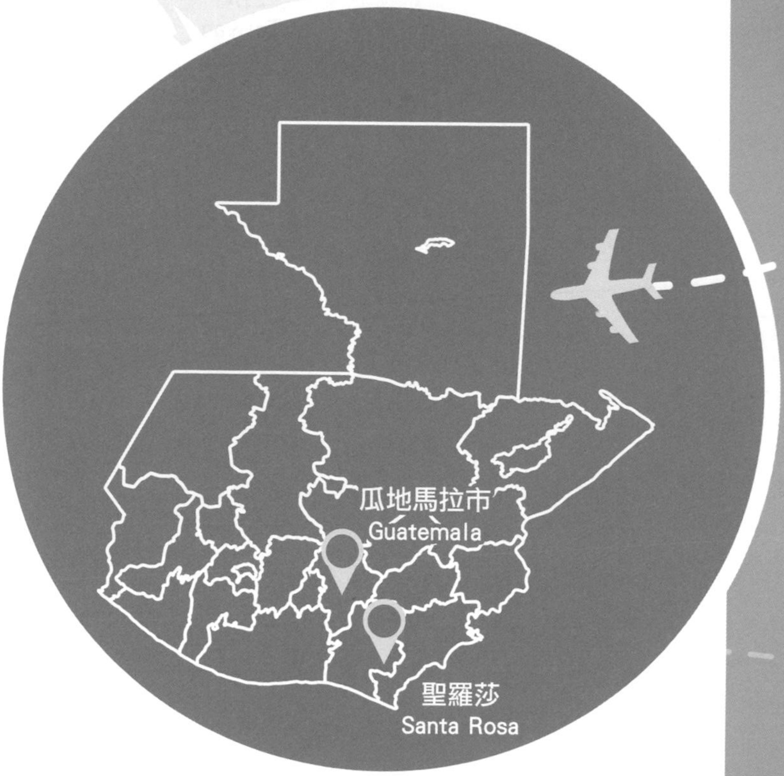

臺瓜醫療服務大事紀

2017 年

- 2017 年－ 2019 年，共有 9 位瓜國醫事人員來臺大醫院接受培訓，除學習醫療及照護技能，也在臺大醫院產科及新生兒科團隊指導下，完成 4 份孕產婦及嬰兒衛教海報。

2019 年

- 2019 年 4 月 1 日「瓜地馬拉運用醫療科技提升孕產婦與新生兒保健功能計畫」啟動。
- 瓜國前後任總統參訪臺大醫院兒童醫院。

2020 年

- 全球 COVID-19 疫情爆發，影響瓜國孕產婦就醫意願，國合會駐地經理、瓜國衛生部及曾來臺大醫院受訓的種子教師共同研擬 10 部孕產婦及嬰兒衛教系列影片，並由臺大醫院團隊提供專業意見，10 月 9 日由外交部次長及我國駐瓜地馬拉大使主持發布會，首支影片同日在 YouTube 首播。
- 持續改善瓜國醫院之產房動線設計。

迄今持續交流中

瓜地馬拉 *Guatemala*

瓜地馬拉是台灣中美洲邦交國之一，臺大醫院與瓜地馬拉的醫療交流緣起於瓜國第一夫人瑪洛晶女士（Hilda Patricia Marroquín de Morales）2016年5月受邀擔任蔡英文總統就職典禮嘉賓，於參訪臺大醫院時，對於台灣婦幼衛生照護成效留下深刻的印象。

由於提升婦幼醫療水準、改善婦幼健康，是該國重要的施政目標，外交部駐瓜地馬拉大使館委請國合會配合瓜國醫療衛生政策及國際組織援助發展重點，研擬「瓜地馬拉運用醫療科技提升孕產婦與新生兒保健功能計畫」，並媒合臺大醫院為合作對象，以推動瓜國基層醫護人員能力建構及基礎醫療單位能力提升為主軸，協助改善婦幼健康狀態及提升婦幼照護品質。

臺大醫院為配合政府援助友邦國家，自2016年起派遣產科與新生兒科專家與國合會人員赴瓜地馬拉考察評估，了解當地孕產婦及新生兒照護現況；2017年，臺大醫院又派遣產科與新生兒科專家與瓜國兩家公立醫院舉辦3場研習班；2019年

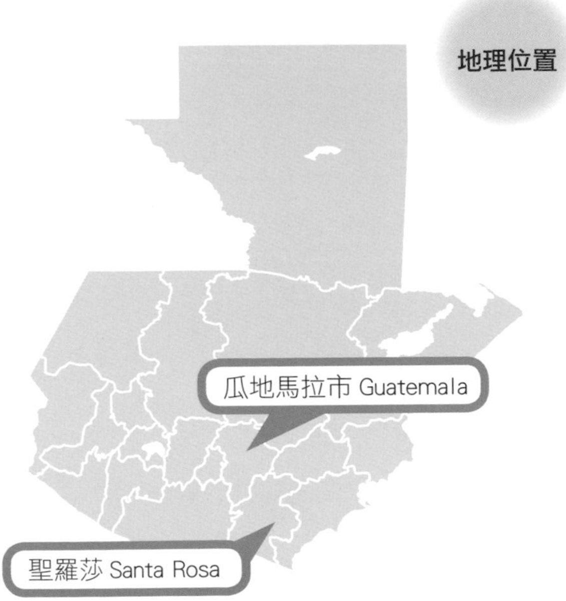

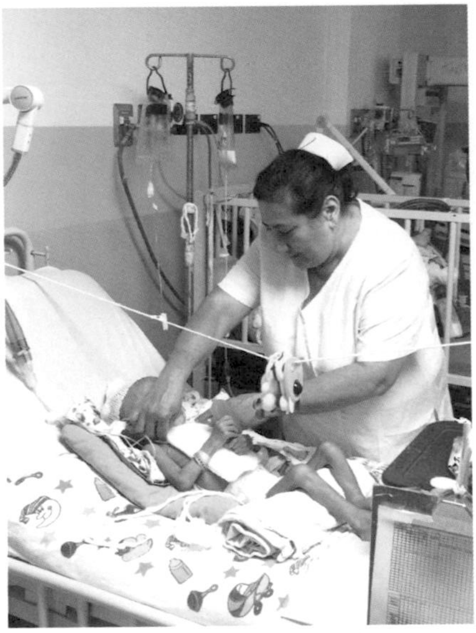

派遣產科與新生兒科專家與瓜國公立醫院聯合舉辦7場研習班，同時協助瓜地馬拉（Guatemala）省Amatitlán醫院與聖羅莎（Santa Rosa）省Cuilapa醫院規畫產後恢復室，並提供待產室、產房、剖腹產手術室、恢復室動線規畫建議報告。

2017年起，臺大醫院陸續接受瓜地馬拉共9位醫事人員至婦產部及新生兒科訓練，依對方需求規畫客製化訓練課程，並安排期中、期末評量與考試，以提升學習效益及孕產婦照護的能力。

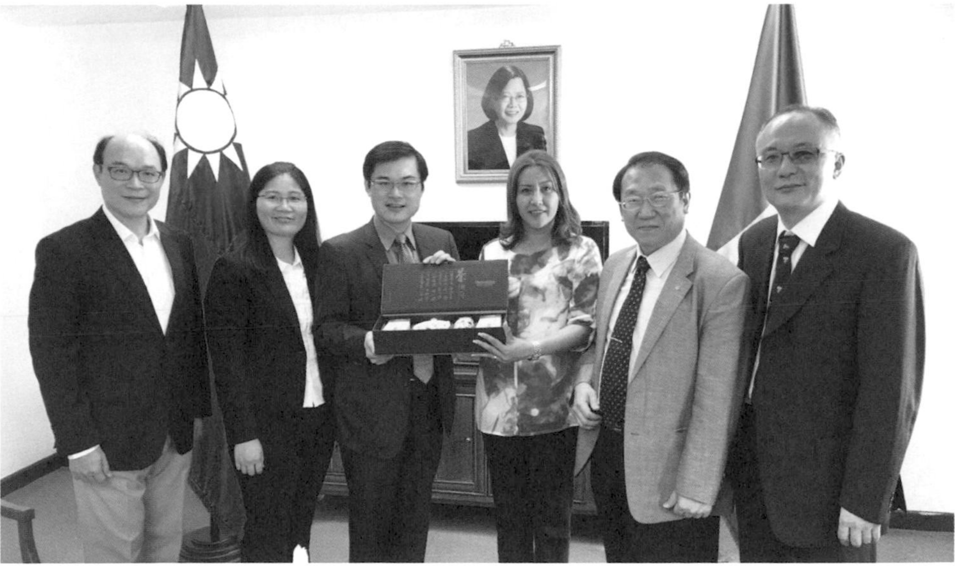

1　瓜國的新生兒常有營養不良、感染等問題。
2　臺大醫院致贈第一夫人禮物。

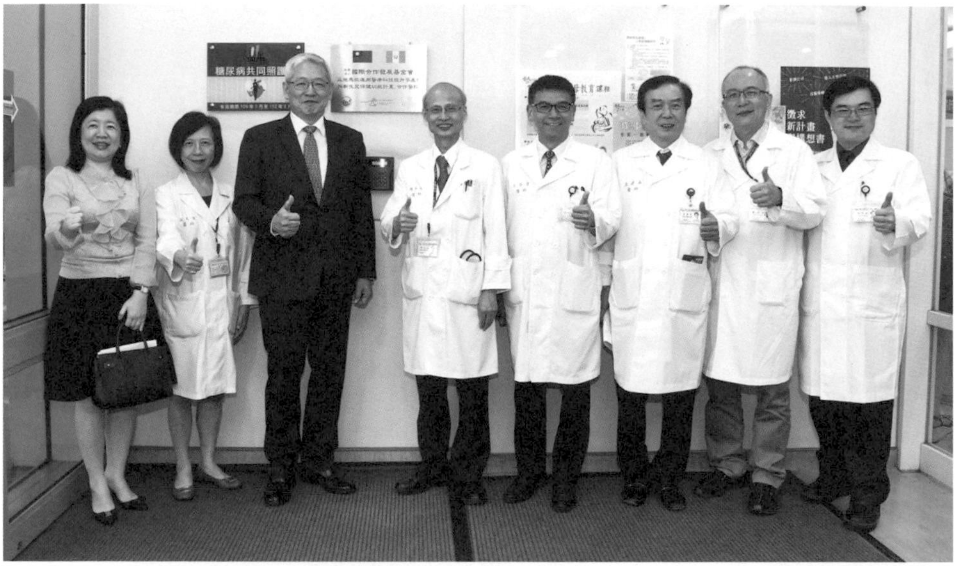

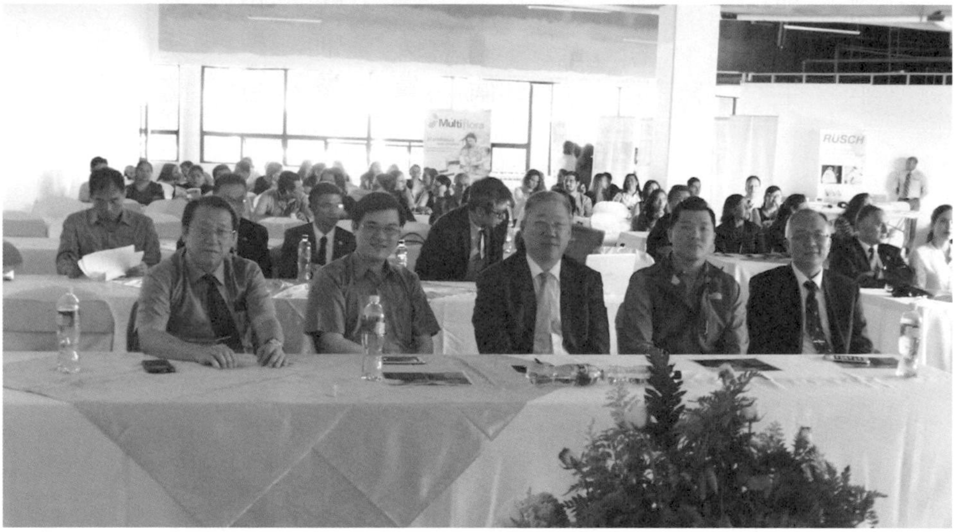

1 2019 年國合會於臺大醫院兒童醫院舉辦掛牌儀式。國合會與臺大醫院合作，在國際醫療中心的媒合之下，婦產科以及新生兒科醫師共赴瓜國，提升婦幼照護品質。

2 2017 年曹伯年（第一排右一）受邀擔任 Amatitlán 醫院在瓜地馬拉舉辦之小兒科年會講座。

台瓜雙方政府相當重視這項計畫，2018年初外交部安排瓜地馬拉外交部何葳（Emb. Sandra Erica Jovel Polanco）部長率領5位瓜方高層官員參訪臺大醫院；2019年瓜地馬拉總統莫拉雷斯（Jimmy Morales Cabrera）伉儷5月訪台期間，特別參訪臺大醫院兒童醫院；同年10月，總統當選人賈麥岱（Alejandro Eduardo Giammattei）閣下也率領衛生部長、外交部長、經濟部長、教育部長及國會議員等人參訪臺大醫院，了解醫療品質與設備，並關切醫療交流計畫的進度。

「瓜地馬拉運用醫療科技提升孕產婦與新生兒保健功能計畫」在2019年正式啟動，為期3年，目標為強化瓜國現有醫院、生產中心、衛生所、衛生服

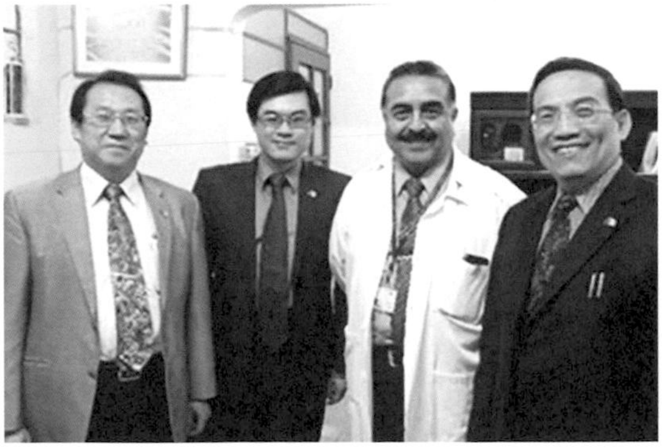

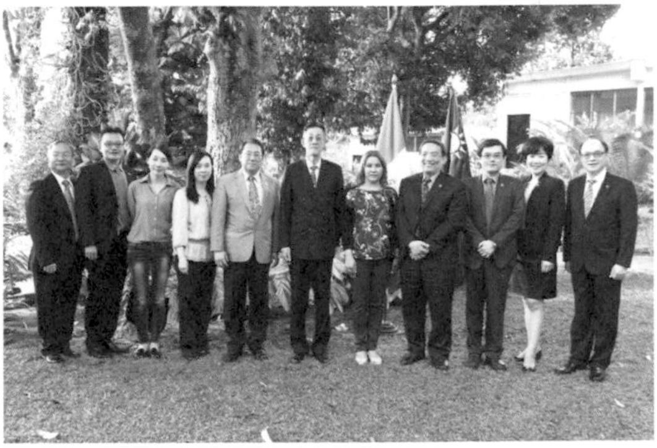

3 2016 年瓜國第一夫人（右五）接待臺大醫院任務團隊（現場特別準備兩國國旗）。

4 2016 年臺大醫院團隊與 Amatitlán 醫院院長（右二）合影。

務站及助產士轉診系統，讓急需醫療照護的孕產婦能即時接受救治，有效提升瓜國婦幼公衛醫療品質。

訓練當地醫護擔任種子教官，才能永續經營

瓜地馬拉孕產婦與新生兒死亡率極待改善，且該國現階段主要衛生政策議題（瓜國2014年提出5年戰略計畫）與國際組織對該國援助發展重點均為「改善婦幼健康」。

臺大醫院前院長陳石池曾率隊前往瓜地馬拉了解醫療需求，發現該國孕婦幾乎沒有接受規律的產前檢查，所以媽媽和寶寶的健康狀況都不清楚，萬一懷孕期間或生產時發生緊急狀況，往往措手不

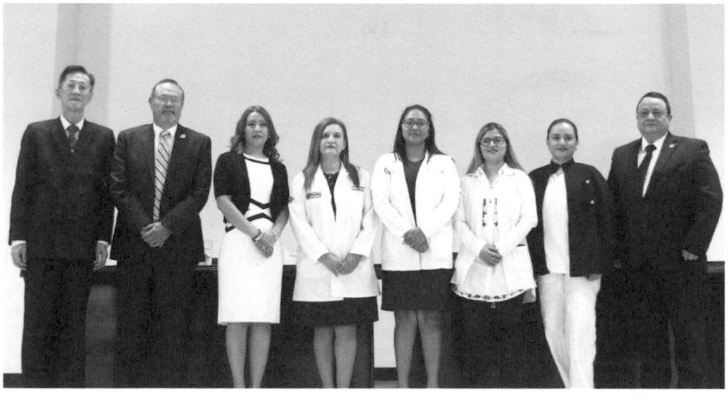

1 2019年在瓜國的啟動會議上賴建中大使（左一）、第一夫人 Patricia Marroquin de Morales（左三）、衛生部長 Dr. Carlos Soto Menegazz（左二）、衛生部次長 Dr. Julio García Colindres（右一）與即將至臺大醫院受訓的四名學員合影。

及；多數孕婦也不是由婦產科醫師接生，而是助產士。「設備較為缺乏，像台灣幾十年前的情形。我們建議他們要買超音波。」

醫院內的動線設計與感染控制也有待加強。比如，醫師換好無菌衣就應該馬上進入產房接生，但動線規畫不良讓他們還會經過共通走道，無菌衣恐有污染疑慮，等於也讓產婦、新生兒暴露在感染風險中。陳石池一行人也參觀瓜國醫院的加護病房，發現酒精瓶是空的，醫療物資的管理也有進步空間。

臺大醫院小兒部新生兒科主任曹伯年說，新生兒科參與的任務是降低瓜地馬拉新生兒的死亡率，因此首先要了解造成新生兒死亡的主要原因。

國合會派遣人道援助處王宏慈處長與時任臺大

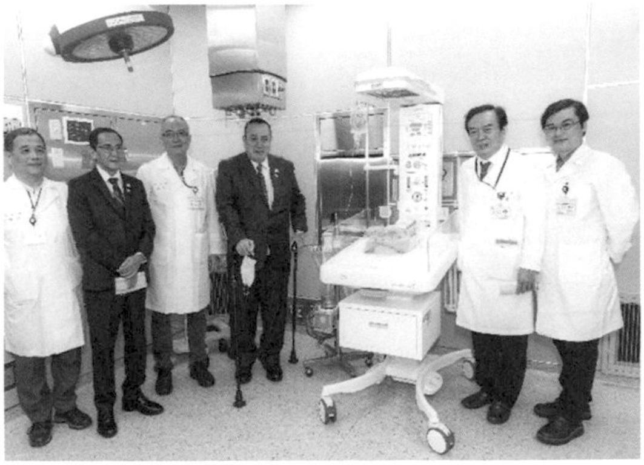

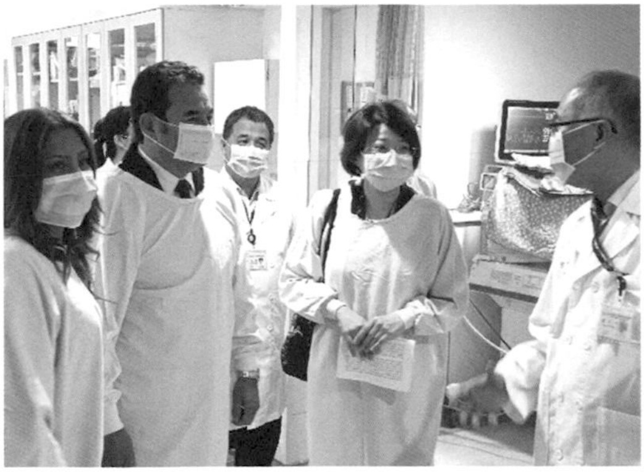

2　2019 年 10 月 22 日，瓜地馬拉新任總統當選人賈麥岱閣下（左四）參訪臺大醫院兒童醫院。

3　2019 年 5 月 1 日，瓜地馬拉總統莫拉雷斯閣下（左二）與第一夫人（左一）參訪臺大醫院兒童醫院。

醫院婦產部產科主任徐明洸、小兒部新生兒科主任曹伯年、國際醫療中心執行長朱家瑜及護理師王秀華等6人，於2017年7月15～23日共赴瓜國評估，實地考察醫療衛生機構（包括省級醫院、生產中心、衛生中心與衛生站），完成計畫界定的任務。「我們了解到新生兒主要死因以肺炎與感染性休克為主，同時醫護人員不足、教育訓練也不夠，而且新生兒加護病房血氧監視器與呼吸器普遍不足，」曹伯年說。

關於醫護人員的訓練不足，他建議採取的策略是先訓練出種子教官，再讓這些種子教官回國後定期舉辦教育訓練，「這樣才能永續經營，增進整體新生兒的照護水準。」

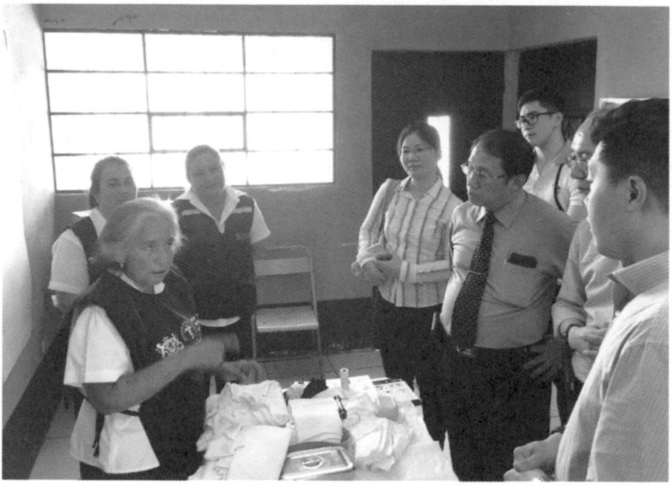

1 2017年瓜地馬拉 Amatitlán 生產中心助產士展示生產包。

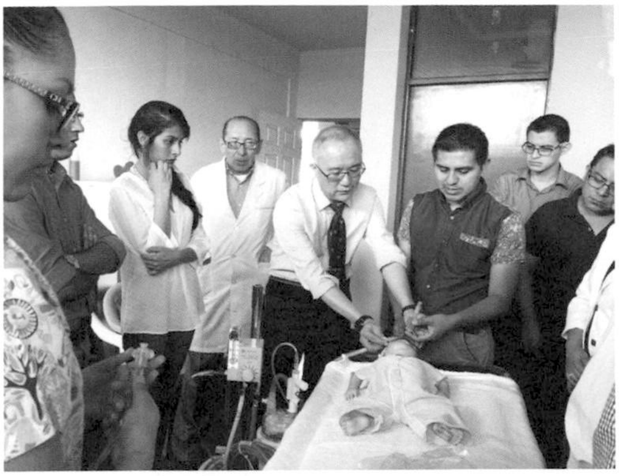

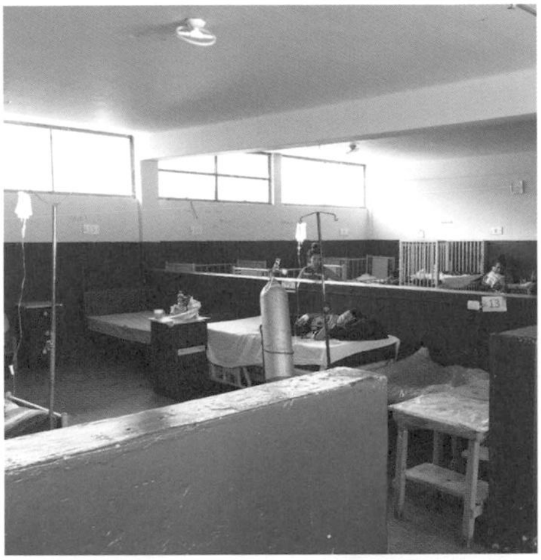

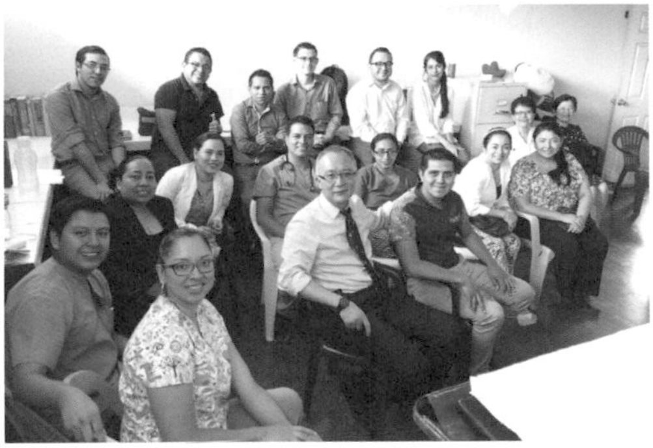

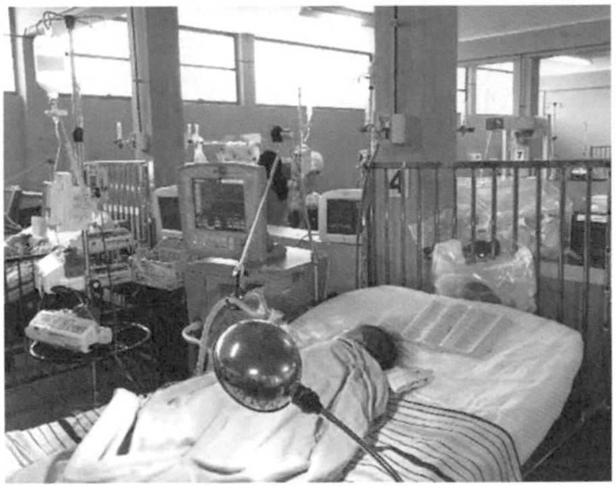

4	2
5	3

2 瓜地馬拉 Amatitlán 醫院的病房。
3 Amatitlán 醫院新生兒及小兒加護病房。
4 曹伯年於瓜地馬拉 Amatitlán 醫院專題演講並現場示範如何使用 bubble CPAP。
5 2017 年曹伯年協助臺大醫院訓練過的種子教官，進行瓜國種子教師教育訓練，並於課後留影。

同步提升軟硬體，搶救新生兒

而針對造成新生兒死亡最常見的肺炎，除了提供侵襲性經鼻正壓呼吸器（CPAP），也必須教導醫護人員使用時機，盡早為呼吸困難的新生兒使用。

曹伯年解釋，因為如果給予新生兒插管並用呼吸器，不只昂貴，而且有維修上的問題，一旦損壞只好棄置，十分可惜；而經鼻正壓呼吸器不僅相對便宜，且早期正確使用，可以避免插管使用呼吸器，進而提高新生兒因為呼吸困難導致死亡的機率。

不過最大的困難在於照顧新生兒的醫護人員

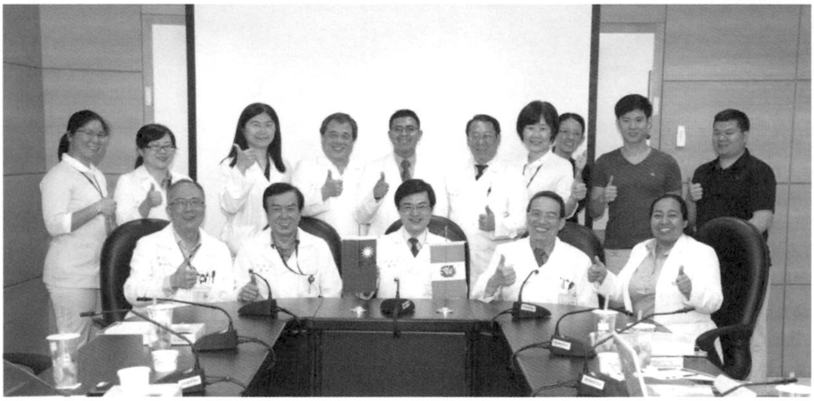

不足，「這點有賴瓜國衛生部願意為這個國際醫療合作所需投入的努力。」

曹伯年說，其實在和瓜國簽訂為期3年的「孕產婦及新生兒保健功能提升計畫」之前，臺大醫院早在2017年3月已開始著手訓練瓜國的醫護人員，制定新生兒及兒童心臟超音波的訓練計畫，為期2個月。之後陸續訓練兩批學員，總共9位婦兒科醫師，並規畫他們成為種子教官，回國後能定期舉行教育訓練，希望臺大醫院照顧新生兒的經驗能幫助瓜國降低新生兒死亡率。

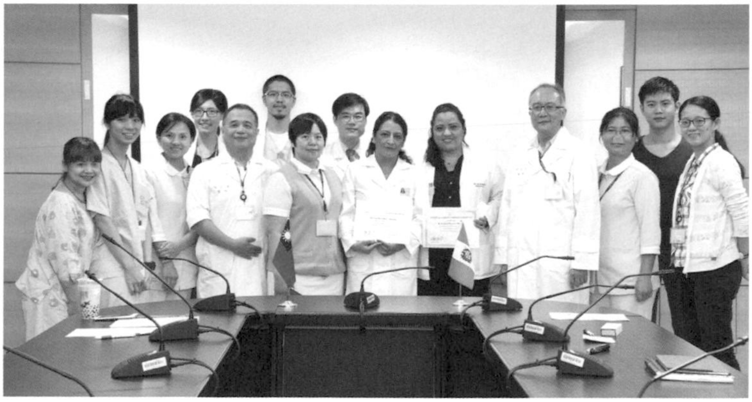

2 | 1

1 2017 年第一批瓜地馬拉種子學員結訓典禮。
2 2018 年第二批瓜地馬拉種子學員結訓典禮。

看到助產士接生，彷彿時光倒流

此外，醫療援助計畫中也規畫要在臺大醫院兒童醫院再訓練12位從事孕產婦與新生兒科照護工作的醫護人員，以提升照顧素質。「不過困難的是語言不通，增加教育訓練的難度，因當地使用西班牙語，英文不是很好溝通，因此訓練時常需精通西班牙語的翻譯在場方能傳達正確意思。」

曹伯年回憶去瓜地馬拉考察的情景，當地的醫療人員與環境和台灣30、40幾年前類似，有些醫院還是以大隔間來區隔病人，設備也相當簡單。「讓我驚訝的是遇到一位年紀不小的助產士，還在從事在家接生，使用我們小時候看過的槓桿秤錘幫新生兒量體重。」

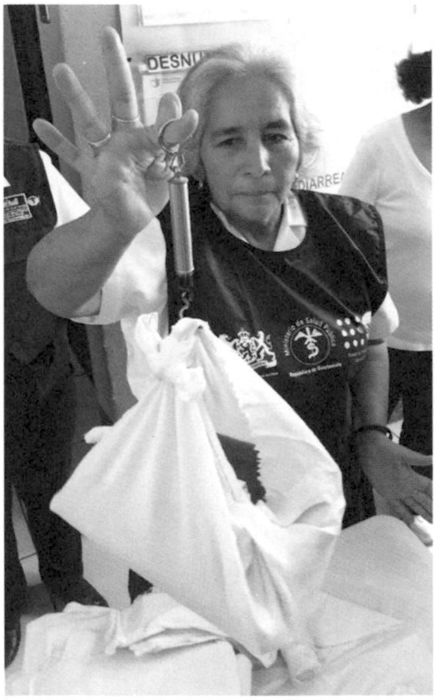

1 瓜地馬拉助產士使用槓桿秤錘幫新生兒量體重。

「人」是最重要的資源

除了提供醫療儀器（包括新生兒經鼻正壓呼吸器），更重要的是教他們學會使用。曹伯年一再強調，「人」是最重要的，「培育種子教官，回國後持續教育訓練。」因此，除了繼續在臺大醫院新生兒科病房訓練種子教官之外，臺大醫院也打算每年派新生兒科醫師與護理師組成的臺大醫院國際醫療團到瓜國，與國合會的駐地經理一起協助及督導瓜國種子教官在地的教育訓練，唯有長期、不間斷的交流才看得出效益，真正幫到當地民眾，久而久之，才能看到新生兒死亡率下降。

臺大醫院代訓瓜國護理師，回國後就能開班授課

臺大醫院前產科主任、現任雲林分院婦幼醫學中心主任徐明洸說，推動國際醫療可能產生一種困境：台灣醫師去國外幫病人看病，結果變成像在跟當地醫師競爭

病人，有時會引起對方的不快。「這樣意義不大，而且一旦台灣醫師離開，一切就恢復原狀，民眾也無法持續受益。所以我們要做的，是訓練種子教師，再由他們教導當地醫護人員。」

因此，協助對方培訓人才、讓他們回國發揮所長，才是國際醫療交流的關鍵。他舉例，臺大醫院曾代訓一位瓜地馬拉的護理師2、3個月，她很認真學習兒童心臟超音波，回國後，醫院買了一台超音波，由這位護理師開班授課，教導當地醫護人員嬰幼兒心臟超音波基本判讀方法；還有一位瓜地馬拉 Cuilapa 省區域級醫院小兒科醫師 Dr. Robert，回國兩年後，受聘到瓜地馬拉首都國家級 San Juan de Dios 公立醫院擔任新生兒科負責醫

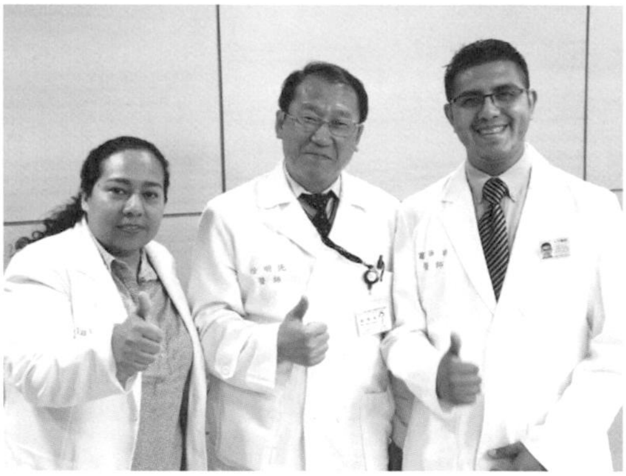

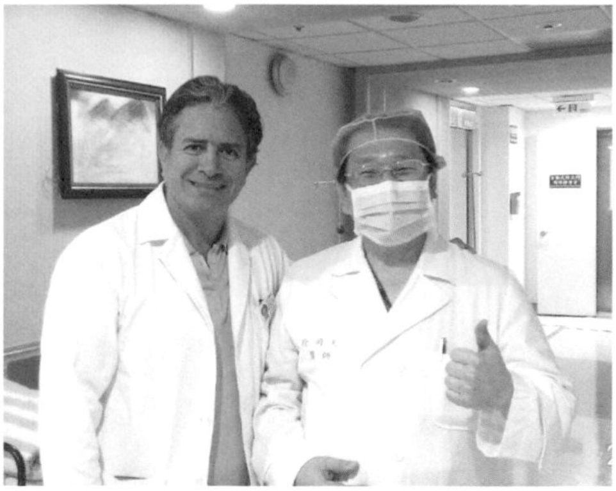

1 徐明洸與瓜國第一批受訓學員合影。左為護理師 Ms. Flor；右為小兒科醫師 Dr. Robert。

2 徐明洸與 Amatitlán 省級醫院副院長 Dr. Marco（左），攝於臺大醫院產房入口。

師；而Amatitlan省級醫院副院長Marco來台受訓後，回國就積極改善該院的環境衛生及新生兒急救設備。

不是幫忙接生，而是幫忙找出問題

說台灣是全世界生產最安全的國家，一點也不為過。在台灣母體直接因為生產而死亡的比率約每10萬個生產有6～8個；而瓜地馬拉的母親在2015年每10萬個生產死亡率，從首都的48人到偏鄉的230人，全國平均是115人，是台灣的6～40倍。「我們不可能去當地幫忙接生，而是要幫忙找出問題所在，協助解決，」他直指問題核心。

徐明洸去當地考察後，發現幾個主要問題：

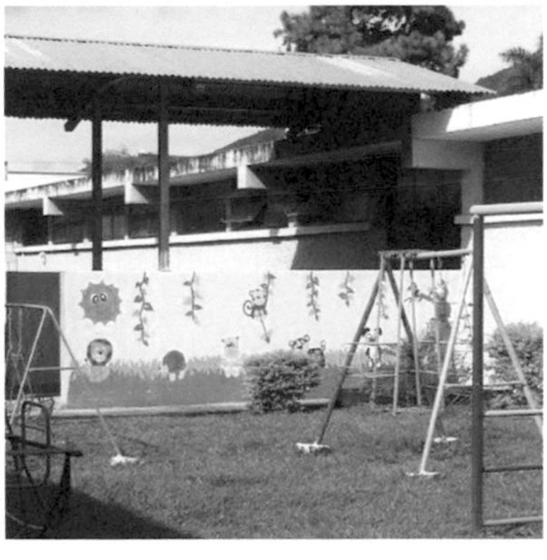

3 Dr. Marco受訓返國後所做的改變——彩繪牆。

1、**醫療行政的管理系統較為混亂**：至少有雙軌，也就是說地方跟基層的醫療可能歸地方政府，最上面類似台灣的衛生福利部，但是省級或者是國家級醫院又是由總統府第一夫人辦公室管轄。瓜地馬拉的第一夫人有正式的職務，負責社會福利、保險及醫療。不過他指出，2019年隨著瓜國新任總統上任後，全國醫政的管理系統有新的改變，下次前往考察才能進一步了解。

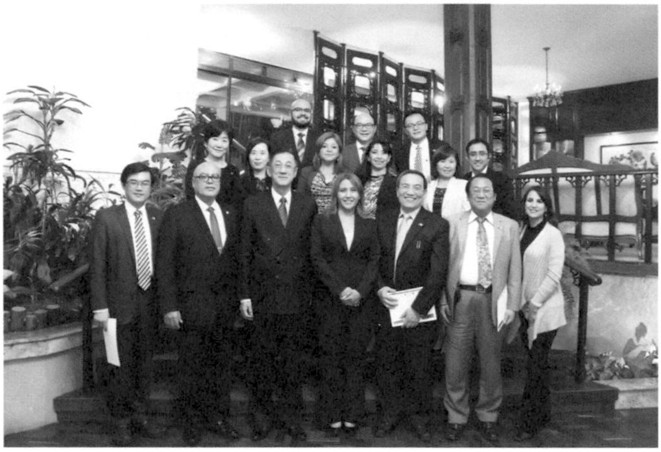

2、**婦產科醫師極度缺乏**：大概到了省級以下醫院就沒有經驗豐富的專科醫師，到基層衛生服務站幾乎全部都是助產士在接生，少數才由醫師接生，但可能是家醫科醫師，基層的婦產科醫師非常少。助產士通常沒有受過完整護理訓練，生過小孩、有點經驗的就來當助產士。她們無法做產檢，像產後大出血這樣危急的狀況，更是束手無策，產婦可能過量出血致死；傷口感染也沒有藥物可協助。

3、**欠缺婦幼醫學及護理的概念：**基層的產檢混亂，有些基層保健站有簡單的超音波，但僅有些許家醫科醫師會看超音波。

徐明洸去考察時建議當地醫師，盡量協助懷孕20週的女性做一次產檢。「因為他們沒有辦法規律產檢，起碼在20週的時候看一下胎兒發育，至少知道胎兒的大小、有幾個胎兒，是單胞胎還是雙胞胎。」有些女性生理期不規律，2、3個月才來一次月經，預產期可能也是亂算，藉著產檢，醫師才能幫孕婦推算較準確的預產期。懷孕20週時的子宮頸長度可以預測早產。

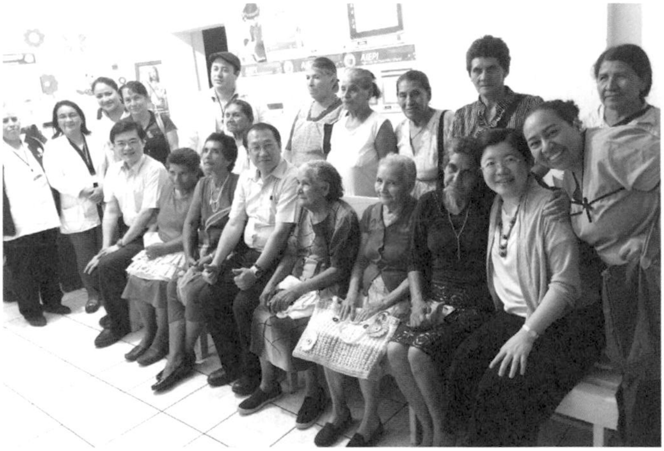

2 | 1

1 2016年臺大醫院團隊第一次前往瓜國考察時，在中華民國大使館與當時瓜國第一夫人Mad. Marroquin餐敘合影。

2 2017年臺大醫院醫療團隊訪視聖羅莎（Santa Rosa）省Cuilapa山區生產中心，與當地助產士合影。

因此徐明洸也建議當地醫師，要看一下準媽媽子宮頸的長度。「長度如果小於3公分，大概不到足月子宮頸就已經變薄，早產的機率就大，這些孕婦就要列管。這麼一個簡單的動作就可以救非常多新生兒。」

4、**低體重的新生兒死亡率高達60～70％：**這幾乎是台灣（5～6％）的10倍。醫護人員的緊急應變能力嚴重不足，胎便吸入、呼吸窘迫及感染等問題都無法有效處理。

5、**衛生教育不足：**不重視個人及環境衛生、缺乏產前教育。有些孕婦有高血壓或糖尿病也沒有處理，母嬰都暴露在風險中。最重要的是，孕婦仍然必須大量勞動、做粗活，無法充分休息，所以胎兒早產的機會很大；而醫護人員照顧早產兒的能力也不足，新生兒死亡率自然居高不下，大約是每千個新生兒有13．4個死亡，而台灣僅2．2個，瓜地馬拉是台灣的6倍以上。

6、**城鄉差距大、語言不通：**瓜地馬拉幅員遼闊，山高路遠，偏遠山區交通不便，孕產婦若有緊急狀況，根本來不及送到大醫院，造成生產死亡率高、新生兒死亡率也高。各級醫療院所間也沒有系統性的轉診機制。

再者，瓜地馬拉的官方語言是西班牙文，但方言至少超過10種，語言與文化的複雜程度超乎想像。「講西班牙文的人跟講各種方言的人好像是完全不同國家的人，政令自然無法順利傳達。」

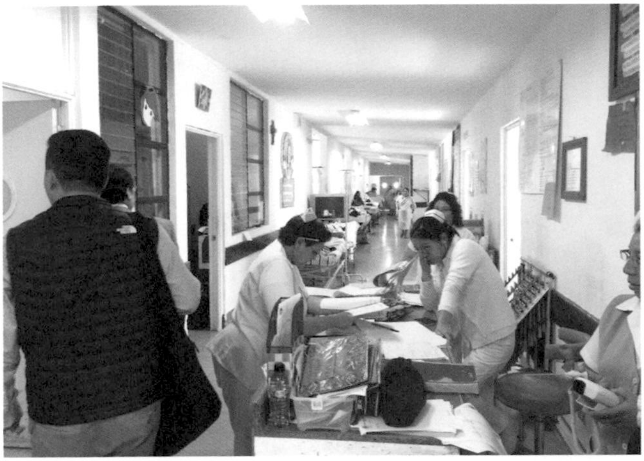

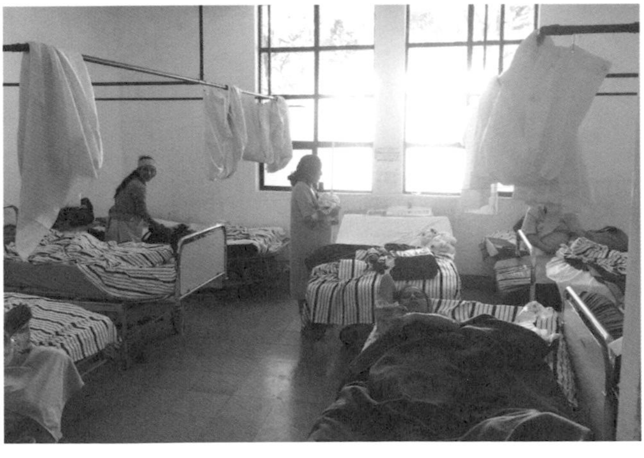

1 瓜國醫院產婦太多，走廊上也都是病床或護理師工作站。

2 簡陋的待產室中住了十幾個人，因為怕感染茲卡病毒與登革熱，還要掛蚊帳。

提升醫療水準，需要在地醫護自發投入

「實地考察後，了解到這個國家整體的問題所在，要把整個婦幼醫學的水準提高，非一朝一夕可達成。我們若只是派醫師去那裡幫民眾看病，那是沒有用的；而是一定要他們自發性地把整個組織結構建立起來，改變整個國家的醫療系統，」徐明洸當時建議，臺大醫院可以先從簡單的部分做起，如提供儀器，教他們怎麼使用，比如產前用超音波可以了解胎兒的發育速度是否正常，子宮頸長度是否足夠，避免早產。

「最起碼先把死亡率降低。產前該做的基本檢查、需要的設備都到位，我們先從旁輔導，然後希望他們派醫師來台灣受訓，當種子教官，再回去教他們的醫師，然後我們定期去考察他們做得怎樣。這在我們第一次去考察時就已經確定朝這個方向進行。」

比如，瓜國即使在國家級的公立醫院，生產時也沒有使用胎兒監測器，而是用

木製的聽筒去聽胎兒心跳，在跟臺大醫院醫療交流後回去改善設備，臺大醫院醫師再去考察，就希望他們要善用胎兒監測器。

先確保母子均安，再改善開刀技術

要提升婦幼醫療的水準，「簡單來講，就是確保生產前後，媽媽和胎兒都沒有問題，醫師最起碼把這件事做好，再慢慢改善開刀技術。」比如，植入性胎盤可能導致產後大出血，但瓜國醫師不知道怎麼處理，徐明洸在當地舉辦工作坊，特別指導他們不同的手術方式及事先應注意事項。

他解釋，如果女性前一胎採剖腹產，而下一次懷孕時，胚胎若正好著床在子宮內膜曾開刀的位置，該部位因為沒有內膜細胞的保護、胎盤發展的「剎車機制」已遭手術破壞，胎盤便可能穿過內膜、長進肌肉層，甚至穿透到膀胱。胎兒分娩後，胎盤開始剝落，可能連肌肉層、膀胱也跟著一起破開，就會引起大出血，造成母體生命危險。

徐明洸指導當地醫師，植入性胎盤可用立體彩色超音波，在產前檢查時看到，但因瓜國產檢不普及，無法提早發現，醫師又無法處理植入性胎盤造成的產後大出血，女性生產等於進一趟鬼門關。

孩子是未來的希望

臺大醫院新生兒加護病房護理長陳玉蓮曾於2019年至瓜地馬拉交流新生兒護理經驗。「瓜地馬拉的女性每人平均生3個孩子，以國家發展力而言，這是多令人羨慕的出生數啊，不論在哪都一樣，孩子是未來的希望，看著他們企盼閃亮的雙眼，真心希望能用我的專業幫助到他們，」她說。

瓜地馬拉人力及設備比較完善的醫院集中在都會區，城鄉差距大。一位曾到臺大醫院受訓的護理師告訴她，在非都會區，護理師的角色非常重要，因為醫師不足，產婦和新生兒如果發生狀況，都要由第一線護理師先處理，醫師還要從其他地方趕來。如果在山區，交通受限，產婦和新生兒更難及時得到良好的醫療照顧。

在地醫護求知欲強，討論熱絡

她認為，對瓜國醫護人員比較有幫助的是，臺大醫院醫療團到當地辦了一場醫護人員研習會，為期一天半，由曾至臺大醫院受訓的醫護人員擔任種子講師。「來臺大醫院受訓必須要完成的一份作業報告，就是要做一份教材帶回瓜地馬拉，再教當地的醫護人員，包含學理知識跟技術操作。我們也藉這場研習會評估他們來臺

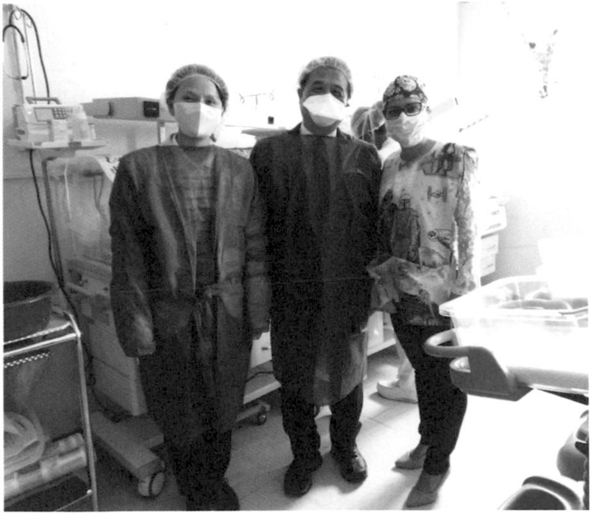

1 2019年陳玉蓮（左一）與周弘傑（中）提供瓜地馬拉 Cuilapa 醫院醫療人員新生兒加護臨床指導。

大醫院受訓的學習成效。」

研習會的主題是新生兒加護照護，有兩個重點：一個是新生兒急救，另一個是如何使用經鼻式正壓呼吸裝置。她解釋，早產兒因器官發育還不成熟，出生後常需要使用經鼻式正壓呼吸器幫助呼吸，或者一般足月的新生兒，在生產過程中可能因臍帶繞頸或吸入胎便等因素而產生呼吸窘迫，出生後也可能需要立即使用經鼻式正壓呼吸器，以在第一時間提供新生兒快速穩定的呼吸處理。

「他們很有求知欲，不論送來臺大醫院受訓的醫護人員，或我們在當地遇到的醫護人員，都很有學習的欲望。研習會現場氣氛熱絡，看得出他們很希望提升技術或觀念，幫助病人，」臺大醫院小兒部新生兒科主治醫師周弘傑印象深刻。

產婦集中，感染風險令人擔憂

評估新生兒重症加護的照護品質主要看死亡率和感染率兩個指標，瓜地馬拉仍偏高。感染管制跟死亡率相關，這部分瓜國的醫院仍有待提升。「比如洗手設備還是老式的，甚至整個國家的環境衛生也可以算是廣義的感染管制，」他指出。

陳玉蓮說，台灣的婦幼保健做得很完善，準媽媽都會領到「媽媽手冊」，什麼時間該做什麼檢查，一清二楚。然而瓜地馬拉對孕婦的產前照顧不足，生產後的感染問題也令人擔憂。「主要是環境衛生的問題，不論院內、院外都一樣。例如產婦生產後集中在一個大的隔間，缺乏獨立的病房，感染的風險高。之前知道登革熱及茲卡病毒對孕婦的影響較大，到瓜地馬拉後看到確實是這樣。他們的病床都還掛蚊帳。」

瓜國醫護人員非常想要學習，並且回去教他們的團隊。「那份積極與熱誠，我們都感受得到，」她說。但是醫療交流的成效，能不能反映在具體的數據，卻還是未知數。「很可惜，他們比較缺

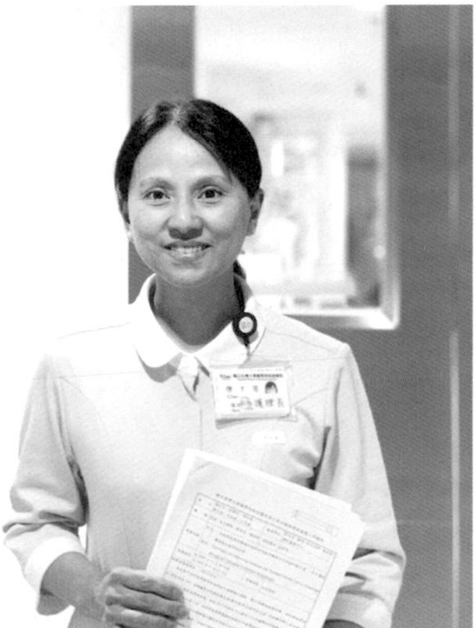

1 陳玉蓮回憶瓜地馬拉醫療交流，對瓜國醫護人員積極熱誠的學習態度印象深刻。

乏確實的統計資料。例如感染，我國醫院感染管制單位，對於感染個案會逐案紀錄並分析，有感染率的統計報告，但他們沒有掌握這些資料。聽了他們的醫療業務報告，發現資料是比較粗略的，部分統計也有誤，只能稍微參考，不像台灣做得這麼詳盡。我們建議他們必須要先建立好個案資料，分析了解感染可能的原因，進而知道感染途徑、預防方法、怎麼控制，這對制定將來的政策也會有幫助。」

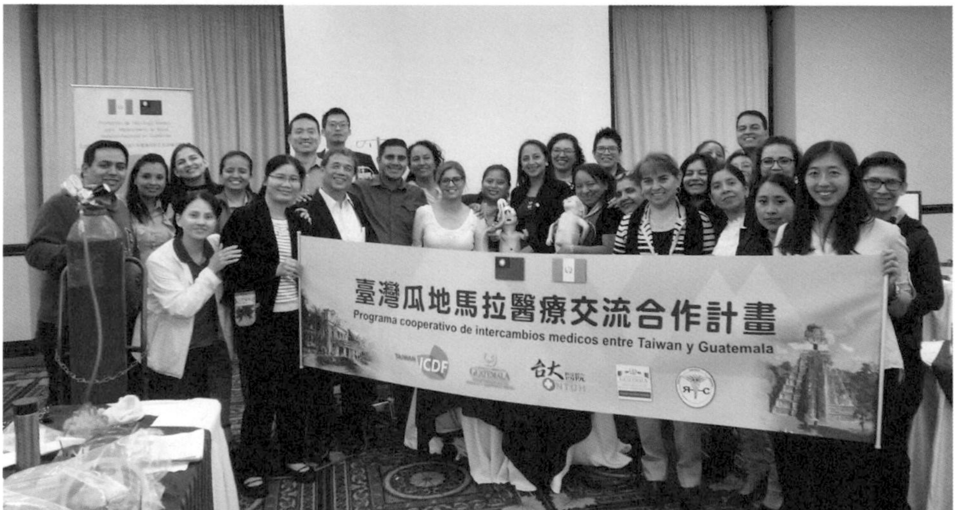
臺灣瓜地馬拉醫療交流合作計畫
Programa cooperativo de intercambios medicos entre Taiwan y Guatemala
ICDF

1　2019 年瓜地馬拉婦兒科種子教師訓練班結訓後合照。

黃金1分鐘，從鬼門關救回小生命

周弘傑說，新生兒比較重要的是呼吸照顧，WHO在宣導、推動「黃金1分鐘（The Golden Minute）」，也就是胎兒脫離母體後如果有異狀，要把握黃金時間，在1分鐘內開始急救，讓新生兒順利呼吸，維持生命。「本來以為我們去那裡可以宣導這個觀念，但到了現場，看到產房已掛滿WHO宣導『黃金1分鐘』的大海報，可見他們並不缺乏這方面的資訊，重點在有沒有落實而且普及。」

他說，可能是民情或醫療制度上的差異，台灣的產婦大約住院3天後出院，但瓜地馬拉的女性產後很快就回家了，新生兒待在醫院的時間很短，因此著力點確實應該放在「黃金1分鐘」。

小孩不是大人的翻版，新生兒也不是兒童的縮小版

另一重點是重症照護。「我們去交流的幾家醫院其實不缺機器，品質也不錯，很多歐美國家會捐給他們，但是運用機器的觀念及技術還有進步的空間。」

他舉例，新生兒的呼吸模式比較快，正常的呼吸速度是成年人的3倍，所以呼吸器的模式也應該調快，可是瓜國醫護人員使用呼吸器的模式仍然比較偏大人。「也就是說，他們是用照顧成年人的觀念與方式在照顧新生兒。」

「我跟他們強調，小孩不是大人的翻版，新生兒也不是兒童的縮小版。新生兒

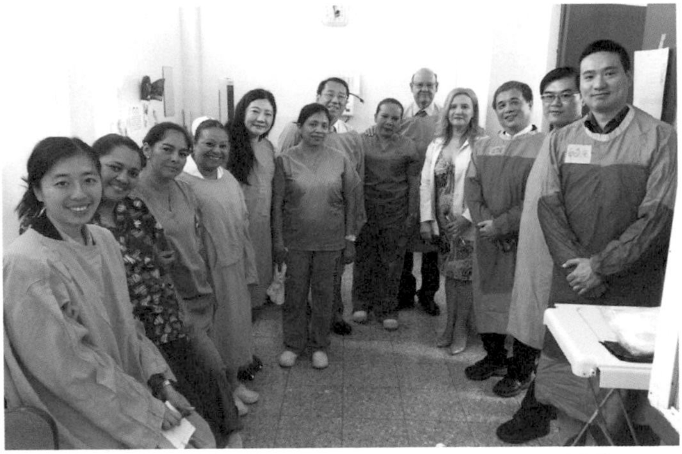

最大的不同，就是他們剛離開媽媽的子宮，需要花一段時間克服、適應環境，各種器官、身體的機能還在慢慢發展、成熟，所以如果他們生病，有時不像兒童生病容易治療。其實這些觀念也是師長從國外帶回台灣的，整個團隊才慢慢改變觀念，不能用照顧大人或兒童的方式照顧新生兒。」

交流新觀念，深化夥伴關係

「實地去過瓜地馬拉，才知道他們其實相對不缺硬體設備，而是缺乏新觀念。就像照顧重症的新生兒，他們的設備是夠的，但是可以進一步提供更精緻、個別化、符合新生兒需求的照顧，」周弘傑認為，接下來的臺瓜醫療交流，應該著重在「觀念溝通」，

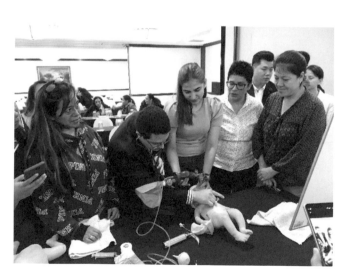

1 2019 年臺大醫院醫療團隊訪視 Amatitlán 醫院暨生產中心。
2 2019 年瓜地馬拉種子教師訓練班上課情形。

「他們的醫護人員肯學習、願意接受新觀念，這就是個契機。」

他建議將來可以用視訊連線方式維持臺瓜雙方聯絡，跳脫單純用捐贈設備的方式來做醫療交流，建立更細緻、深化的夥伴關係。醫學知識可以藉由討論來增進，比如醫界很重視個案討論（Case Discussion），也就是實際討論照顧病人時遇到的狀況，醫護人員交流經驗，從別人的經驗裡學習，將來遇到同樣狀況的病人就能及時處理。

產房有兒科醫師輪值，值得台灣借鏡

交流可以刺激反思，醫療團成員各自有不同收穫。周弘傑在瓜地馬拉一家醫院看到產房旁邊常駐一位小兒科醫師值班，他認為是很好的制度，值得台灣借鏡。「胎兒一出生，馬上可以接受兒科醫師的照顧，有緊急狀況也可以立刻處理。他們的生育率高，這位住院醫師只要一個月就很熟悉新生兒的各種狀況，經驗累積很可觀。

台灣醫院的產房就沒有小兒科醫師輪值，通常是胎兒出生後有狀況，才會緊急叫人去幫忙。」

彼此激盪，互相學習，醫療交流便有了更深層的意義。

中醫醫人，上醫醫國

曹伯年說，「瓜地馬拉運用醫療科技提升孕產婦與新生兒保健功能計畫」深獲瓜國政府重視，前後任總統也二度來臺大醫院兒童醫院參訪。「深深覺得，如果能做好這個合作計畫，不僅可以達成降低新生兒死亡率的目標，還可以幫忙鞏固我國和瓜國的外交關係，真的體會到『中醫可以醫人，而上醫可以醫國』的感覺。」

國合會人道援助處處長王宏慈記得，Marco 醫師是瓜國三級醫院 Amatitlán 醫院的醫

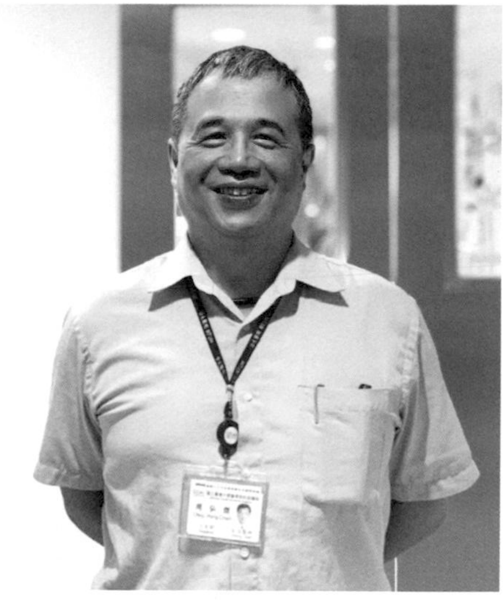

1 周弘傑認為醫療交流更深層的意義在於刺激反思，彼此學習。

院管理主管，2017年他被瓜國衛生部推薦來臺大醫院學習醫院管理，剛來國合會開訓時，王宏慈看得出他心情不是很好，他很誠實地說，他其實很忙，不想來台灣受訓（其實很多學員剛來時都是這樣的心態）。

但是他到臺大醫院後沒多久，想法完全改變。臺大醫院的基礎設施完善、先進的科學設備以及團隊合作，在在令他印象深刻。甚至父親在受訓期間過世，他仍忍住悲傷繼續學習，結訓時非常感謝國合會與臺大醫院提供訓練，透過與醫師及教授的交流，有機會認識臺大醫院整個運作功能與小兒科、婦產科與ICU的運作模式。

2017年7月國合會與臺大醫院到瓜國出評估任務時，Marco醫師邀請當地廠商贊助為婦產科徐明洸醫師辦理一場「子宮出血處置：產前與產後出血」專題演講，深獲出席醫護人員好評，會後踴躍向醫師請教。

生平第一次，由學員頒發感謝狀

2017年3～5月間，Cuilapa醫院護理師Flor Orantes來台接受超音波訓練，結訓典禮當天，王宏慈收到了生平第一張由學員頒發的感謝狀，驚喜不已，「過去一向都是我頒感謝狀給合作夥伴！」

她受訓返國後，已成為瓜國公立醫院第一位會操作新生兒超音波掃描的護理人員，2017年7月國合會再去瓜地馬拉評估時，她已完成3例小兒心臟超音波檢查，並擔綱瓜地馬拉心臟血管手術中心舉辦的超音波訓練課程講師，協助訓練30位瓜國醫師，可見來台受訓帶來顯著的改變。

她感念在台期間深獲臺大醫院許多同仁的照顧，當臺大醫院一行人造訪她任職的醫院時，她媽媽親自準備點心並在門口迎接，讓他們一嘗當地食物，「相當溫馨、感動。」

凡事起頭難，改善生產死亡率需30年

「瓜地馬拉要降低生產死亡率，大概至少還要30年，」徐明洸感慨。不過他相信，凡事只要願意開始，總是好的。台灣也是慢慢努力，累積幾十年才有現在的進步。

他第3次去瓜國時，已初步看到成效。比如，本來開刀房的污染區與無菌區混在一起，開刀房旁邊就有洗拖把的地方，增加感染風險。經他建議，該院也重新設計動線，將無菌區與其他區域完全隔離，因此也多出手術空間。「先從兩家國家級的醫院去改，提升醫療素質，並且讓醫師知道怎麼教導其他人員。至於基層醫療的服務品質提升，恐怕還有很長的路要走。」

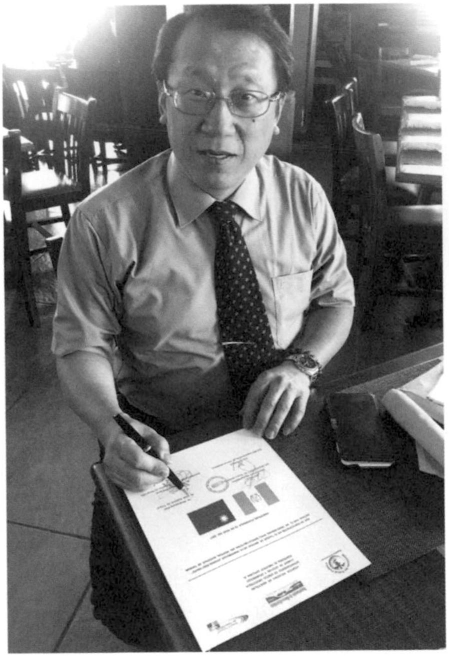

1 徐明洸曾多次前往瓜地馬拉進行醫療交流，他強調改變並非立即可見而是日積月累。

臺瓜雙方共同努力，才看得到成效

陳石池強調，臺大醫院做的國際醫療交流，跟一般的義診不同，「義診是短期協助醫療上比較弱勢的區域，但國際醫療交流是以協助提升對方的醫療水準為目標。」

要評估瓜地馬拉的婦幼醫療水準是否改善，他認為重點不在產檢比例提升到多高，而是要評估產檢之後，產婦及新生兒的死亡率是否明顯下降，這才看得出較明確的成效。「其實端看施政者的態度。他們的政府愈重視、

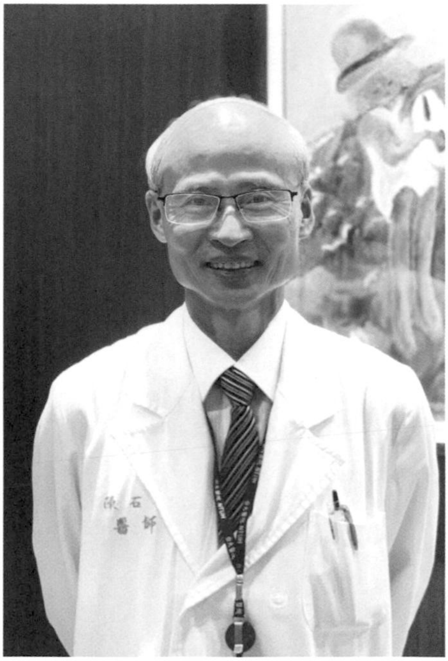

2 陳石池認為國際醫療交流的目標就是協助提升對方的醫療水準。

愈支持，國家的醫療就會進步得很快；他們願意派人來主動學習，就有機會縮短達到目標的時間。這不是我們單方重視就能做到，是要雙方有共識，一起努力才能達成。」

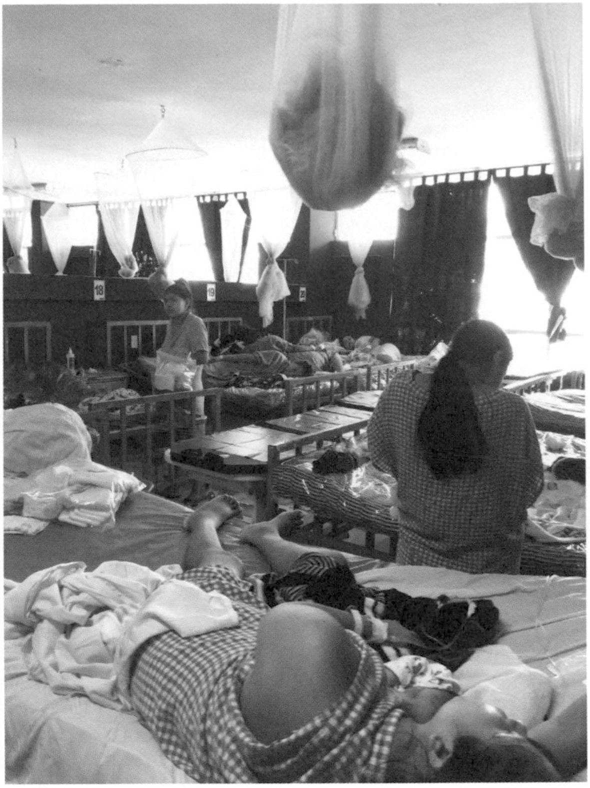

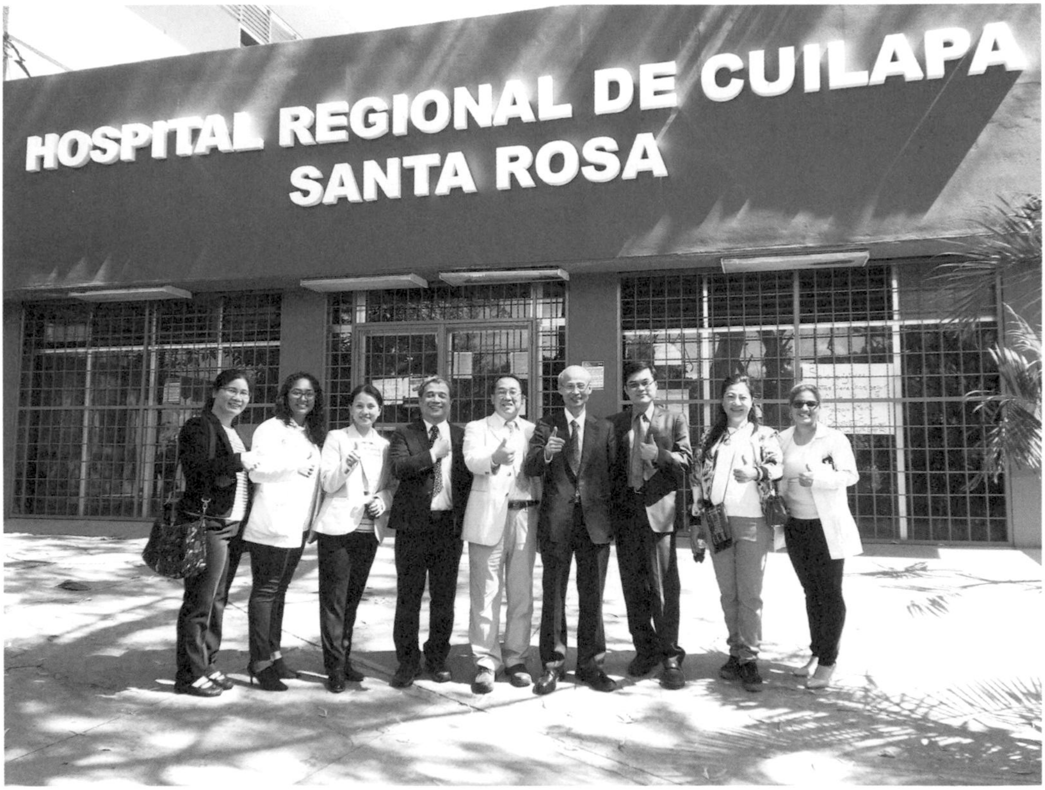

1 Cuilapa 醫院的待產室與產科病房。

2 2019 年陳石池（右四）帶領臺大醫院團隊於瓜地馬拉 Cuilapa 醫院前合影。

結語

朱家瑜

臺大醫院國際醫療中心執行長

實踐人道精神 重新思考醫學的本質

「你為什麼會去做國際醫療？」很多人這樣問臺大醫院國際醫療中心執行長朱家瑜。他的專長是皮膚科、藥物過敏，但皮膚科通常不是國際醫療交流的主要項目。他會開始參與國際醫療，是因為2008～2010年去法國擔任客座教授，順便進修，回台後，院方希望他幫忙拓展跟歐洲的國家交流，先是擔任國際醫療中心顧問，2014年更接下執行長的職務。

「臺大醫院是國家級的醫學中心，最重要的任務便是發揮人道精神，而國際醫療交流最大的意義也是在實踐人道精神，」他說，臺大醫院很多同仁自動自發參與國際醫療服務隊，去尼泊爾、馬拉威服務。「我們沒有辦法像史懷哲一樣去非洲久住行醫，可是在能力範圍內，還是希望盡一些責任和義務去幫助有需要的人。這種付出與收穫，不是金錢可以衡量的。」

看看別人，才知道自己多幸福

與蒙古國、印尼、瓜地馬拉的交流，是從朱家瑜接任執行長後開始茁壯，蒙古國他去了4次，印尼他更是去了10次以上，包括許多離島，瓜地馬拉也去了3次。「很大的收穫就是可以多看看不同國家的醫療體系，真的差很多。很多醫師，即使是資深醫師，並不知道其他國家的醫療制度、現況跟台灣完全不同。台灣醫療的照顧率、服務的比率高，我們應該可以說是很幸福的。從跟別人的互動交流中，就會知道台灣的優勢，當然也可以知道缺點，增廣見聞。」

他2014年第一次去印尼，當地醫師說印尼要開始推動全民健保；2015年、2016年，印尼幾家醫院的院長陸續來臺大醫院參訪，看到他就說：「台灣實施全民健保在世界上很有名，你們的醫療技術又這麼發達，醫院裡這麼多教授，寫了這麼多有影響力的論文，醫院到底是怎麼留下醫生的？靠加薪嗎？印尼正面臨了實施全民健保，導致醫師收入減少、全體出走的困境。」

「實際去看、去聽、跟國外交流，就會知道我們習以為常的東西其實得來不易，值得珍惜，」他有感而發。

提升基礎設施，保障母嬰平安

與瓜地馬拉的交流，更讓朱家瑜感觸很深。「台灣的孕婦如果不舒服，到急診一定會接上胎兒監測器，監測胎心音，孕婦子宮收縮也要監測，如果有異常就要立刻處理；可是在瓜國，這些基本的監測設備都是『奢侈品』，全院可能只有一台。他們的新生兒死亡率很高，產婦送到醫院時都已經發生胎兒窘迫，有臍帶繞頸、提早破水等狀況，胎兒生出來已經發黑了。」

他說，瓜國婦女產檢的比率其實不低，有85%可以做到3次以上，「可是做的檢查太低階了，大部分是簡單的內診、問診，沒有超音波，幾乎無法得知胎兒發育的情形。再者，他們也欠缺轉診系統，我們去一家醫院參訪時，遇到一個民眾，他開了8小時的車，翻山越嶺，找到第4家醫院才順利就醫，前面3家醫院都滿床。我跟瓜國衛生部長說：『硬體不夠，相對好解決，更重要的問題在整個infrastructure（基礎設施）。完整的產檢，應該要能辨識出高危險妊娠，提早把高風險的孕婦轉診到大醫院，而不是等到生產

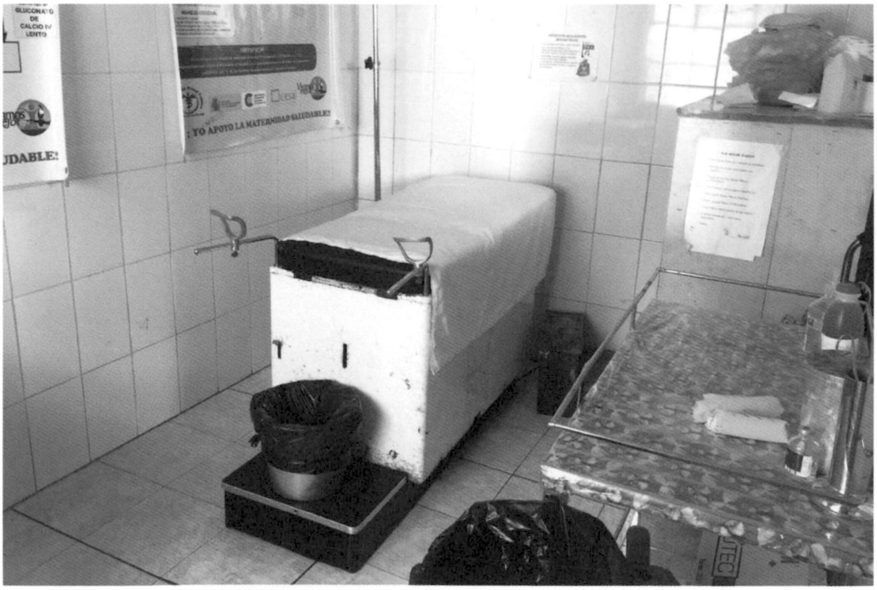

時才發現問題，舟車勞頓趕到大醫院，產婦、胎兒都快不行了。』」

他說，台灣經過數十年的努力，孕婦的轉診網絡已建構得很好。比如基層衛生所醫師或開業醫師幫孕婦產檢時發現高危險妊娠，會將個案轉給有能力處理的醫院接手，上下游合作，母嬰才能均安。

此外，瓜地馬拉的產婦多半很年輕，才20歲左右。「有些年輕女孩有骨盆腔感染，沒有用抗

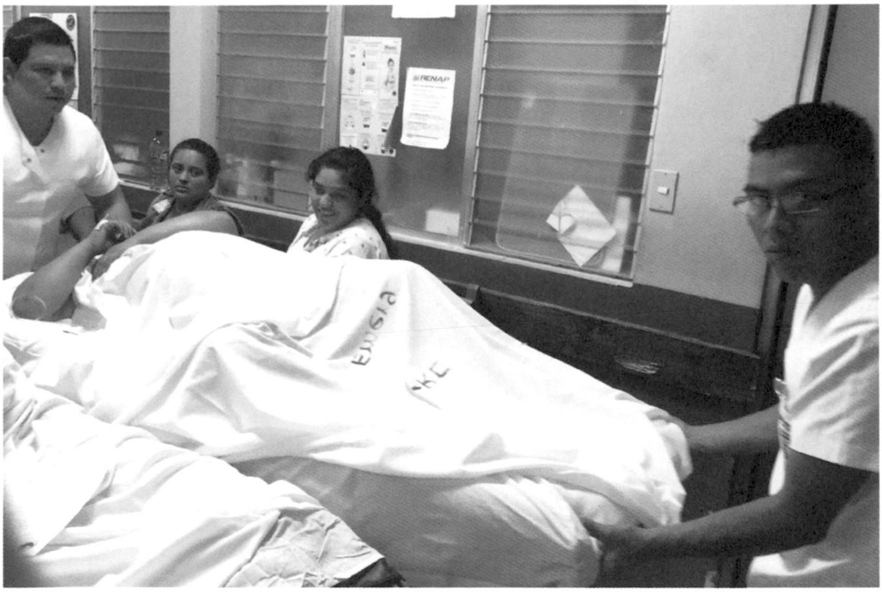

1 瓜國馬雅部落衛生站簡易的產檯。

2 瓜國醫院的產房動線設計不良，即將生產的產婦推床得要通過狹長的走道。

生素治療徹底、痊癒，在這樣的狀態下懷孕，母嬰的健康都會受到影響。」

走遍山區，找出真正的問題

跟瓜地馬拉的醫療交流是該國國家級計畫，所以總統或第一夫人會接見臺大醫療團隊，然後由醫療團隊簡報此行見聞，並提出建議。朱家瑜回憶：「當時的第一夫人很感動，說：『你們是第一個國外來的醫療團隊，認真思考我們的問題在哪裡。其他國家多半是捐醫療設備，每個月派一位醫生協助手術、提供指導，不會像你們願意花三天兩夜走遍附近的每個衛生所跟醫院。』我們去山區，一開車上山就兩個小時，下山又花兩個半小時，路況很差。我們帶著翻譯去問在地醫師：『你覺得這邊的問題是什麼？

為什麼沒辦法後送產婦？』然後彙整見聞，晚上回到飯店11點還要開會，準備跟第一夫人簡報，提出具體的解決方案。」

他說，這些解決方案牽涉到人員訓練、改善制度與流程，很難短期見效，至少要3年才能看到初步成果。「第一年大概只看得到上了幾堂課、訓練了多少護理師、幫忙處理多少個困難案例，但這不是我們的主要目的。比較希望在第一年的基本功後，第二年他們能自己運作、解決問題，第三年我們去驗收成果，他們能告訴我們：『你們不在的時候，我做了哪些事？』」

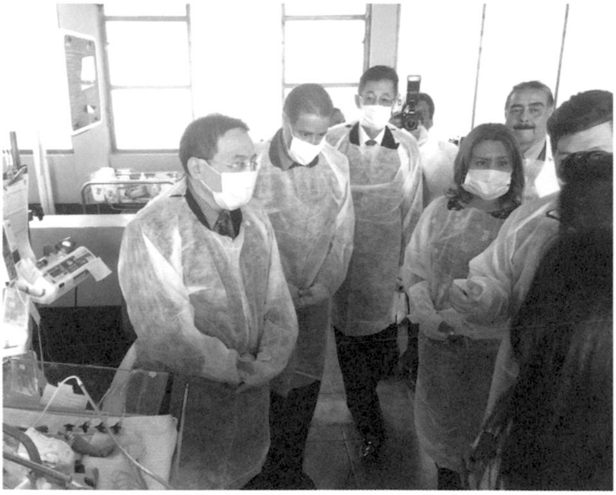

1 瓜國第一夫人非常認真地聆聽臺大醫院醫療團隊給予瓜國醫院的建議。

先問對方需要什麼，不直接提供解方

臺大醫院幾乎不做義診，「因為義診不見得符合對方的需求，」他強調：「在評估醫療交流的項目前，我們常反問對方：『你們想學什麼？想解決什麼問題？今年的發展重點是什麼？』而不是一開始就由我們提出解方。然後雙方先互訪，他們看看我們有什麼，我們看看他們有什麼，再擬定計畫，而不是一廂情願，派一位資深的某科醫師去交流，結果並不是對方需要、有興趣的領域，演講完送禮物、拍照留念就結束。」

協助蒙古國的醫院設立腦中風中心是個成功的例子。蒙古國腦中風的盛行率很高，有一年，他們表示想要設腦中風中心，因為曾送醫師來臺大醫院神經科的腦中風中心觀摩，發現病人從進急診到送至腦中風中心只需很短的時間，可以盡快解決腦部栓塞的問題，他們就想來學。

學完後，第二年就換臺大醫院的醫師去驗收成果、看看哪裡可以做得更好，並協助看困難的案例；甚至將來對方遇到無法處理的個案，會主動轉介給臺大醫院。「那時候最能夠展現我們的長處。如果是去義診，可能50個病人中有40個靠當地醫師就可以解決了，不一定需要我們。」

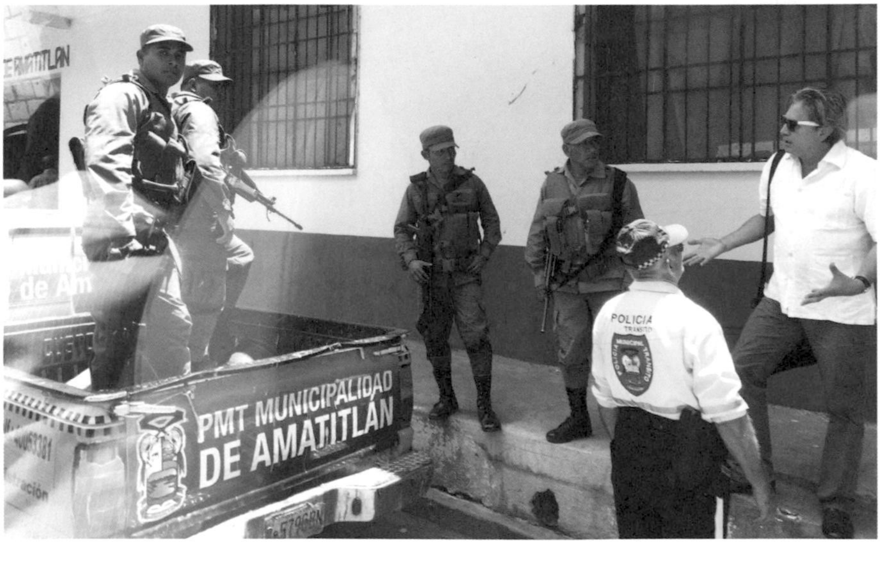

1 因為治安不好，槍殺案頻傳，瓜國總統府還派出全副武裝的特勤隨行保護醫療團的安全。

回歸醫師基本功，復習基礎知識

朱家瑜帶團去國外交流，「大部分時間我都無用武之地，」他笑說。因為醫療資源相對不足的國家，最迫切想解決的是攸關性命的問題，比如心臟病、腎臟病、中風等，「皮膚科對他們來說很遙遠。」

他去蒙古國的時候，問對方：「皮膚科有沒有我可以幫忙的地方？」但對方好像突然想不起來皮膚科要做什麼。他提醒：「皮膚科可以看免疫的重症，或是傳染病、性傳染病。」對方回答：「這當然很重要，不過我們有性傳染病醫院在處理。」這也讓他了解到國際醫療交流的第一步，便是評估對方的需求。

「我回到了當醫師的基本功，不斷復習基礎知識，比如孕婦要做幾次產檢、產檢的方式、要怎麼用超音波監控胎兒的狀況，還有產房的設計及動線、到急診後如何減少感染風險……」，「這其實是實習醫師在學的，我身為皮膚科醫師，其實這些已經離我很遠了。我帶著臺大醫院的專家去交流，我也會在旁邊聽，有時候出出點子，如果對方覺得窒礙難行，我會幫忙說服對方的醫院：『其實你只要想怎麼做，還是可以部分先做到，然後後續再來改善。』」

印尼是少數例外。因為他們對藥物過敏有興趣，朱家瑜正好發揮本業，跟他們交流藥物疹怎麼預防、嚴重藥物過敏怎麼處理。從2015年起，朱家瑜幾乎每年都去印尼3次以上，每次都去指導印尼不同醫院診治嚴重藥物過敏的病人，從雅加達、萬隆、日惹到泗水，甚至遠赴加里曼丹島，都曾舉辦多場的演講與工作坊，也陸續指導了8名印尼皮膚科醫師與護理師來臺大醫院進修。

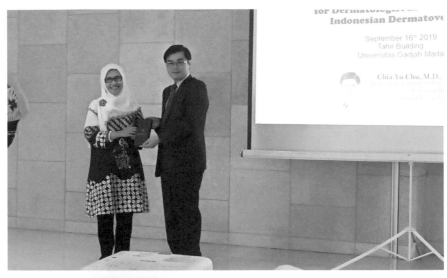

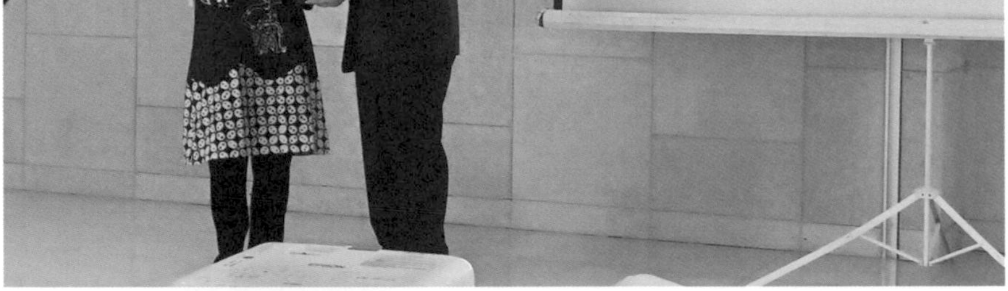

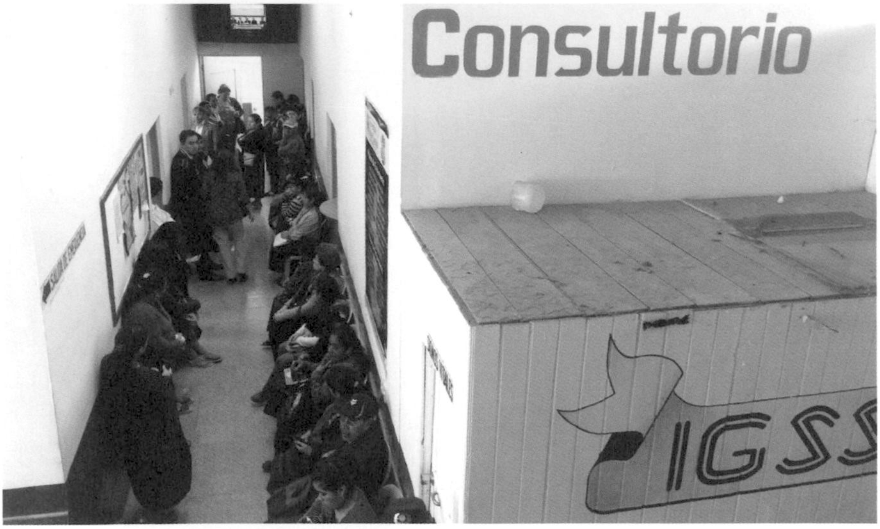

1 朱家瑜在印尼日惹大學講學。

2 參與國際醫療常常讓朱家瑜思考怎麼去改變整個制度，才能解決問題。

資源受限還能救人，才是真本事

參與國際醫療交流，朱家瑜的第一個感觸是：珍惜台灣現在的一切。「接著會思考『我們是怎麼做到的？』然後想怎麼把經驗分享給這些國家。通常不只是捐一些醫療器材或是辦個訓練班而已，還要思考怎麼改變制度。這就可以提升醫師對醫學不同層面的了解。在台灣很簡單的事情，可是到了那裡卻要從頭來，在這個過程中，就會把自己對醫學的理解又提升到另一個境界，用更大的格局思考，視野更廣，這是有別於臨床服務的收穫。」

他舉例，臺大醫療團隊去蒙古國幫他們做肝臟手術，手術器械品質不理想，但還是必須完成手術。在巧婦難為無米之炊的情況下，怎麼盡到醫師的本分？而那個才是醫師真正的技術。現在各種醫療設備、儀器進步，醫師反而容易失去問診、理學檢查等基本功。要回歸到最原始的狀態下，依舊保有初心，在有限的條件下還是可以救人。所以臺大醫院很多資深醫師都帶學生去做國際醫療交流，精進醫術，也重新思考醫學的本質。

要做就做到最好，不然就不要做

文化衝擊也是無形的收穫。「不同國家醫師的形象、對醫師的期許也不同，」他舉例，印尼醫師曾去日本、韓國學肝臟及心臟移植，但做了少數幾例都失敗，就不做了，因為沒什麼好處。他們對具有挑戰、風險高的醫療處置，比較保守、缺乏企圖心。台灣或至少臺大醫院的醫師常有『要做就做到最好，不然就不要做』的特質，如果能學會某種技術、做成功，也許就是台灣第一或亞洲第一，充滿榮譽感、使命感。所以臺大醫院才會在1968年完成亞洲第一例腎臟移植。但印尼的醫師不大能理解，覺得怎麼會有醫生這麼傻，錢不賺，去鑽研這種危險的手術？他們的觀念是，反正看看一般的病一樣賺錢，為什麼要做風險高、病人可能救不活、醫院還會賠錢的事？我說：『可是我們不做，台灣就沒有人會做了！』」

藉醫療交流協助他國解決問題、減輕芸芸眾生的病苦，體現人道精神，在這個過程中，參與者也有所成長與收穫，國際醫療交流便有了更深層的意義。

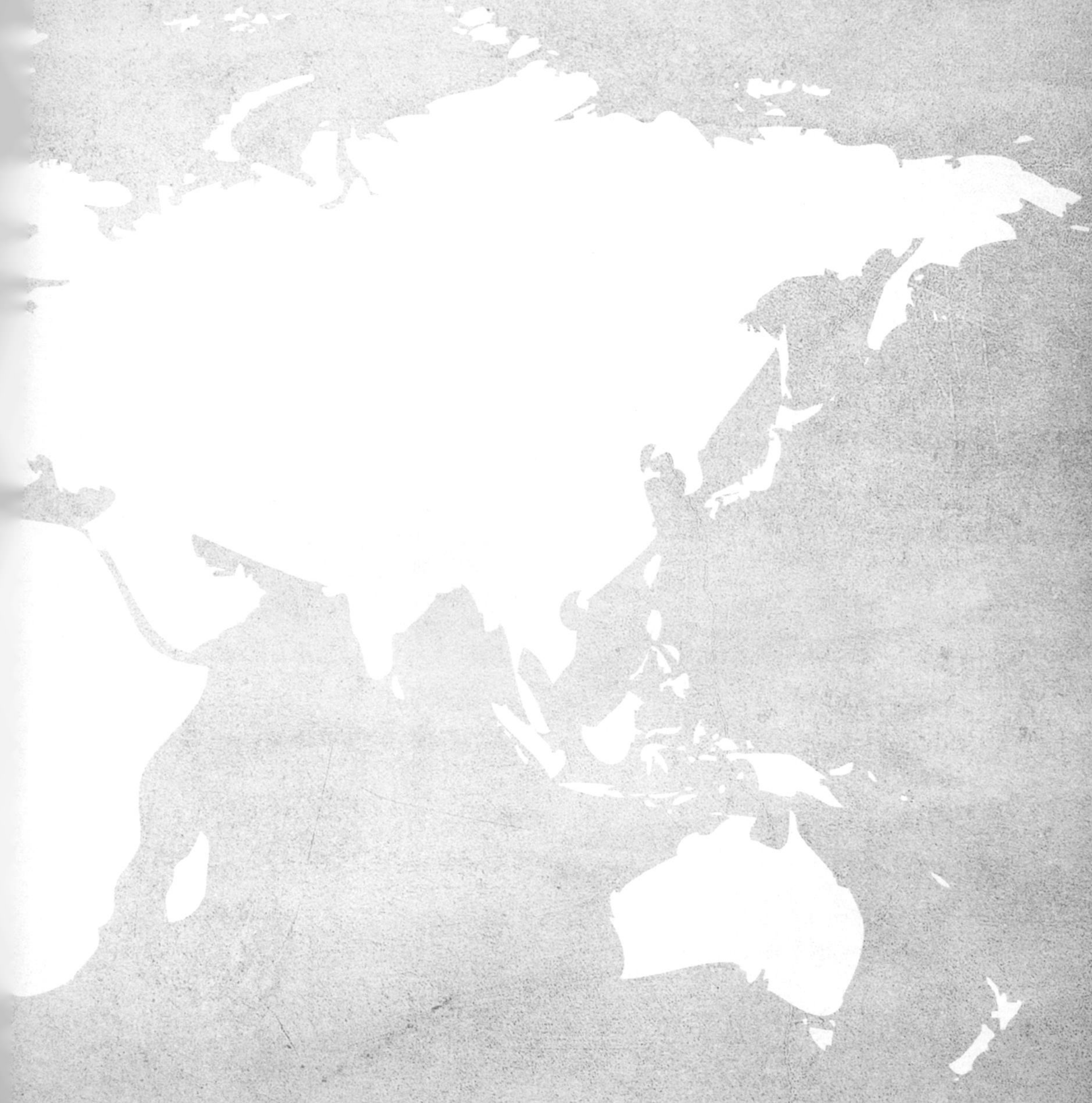

悅讀健康系列 HD3173

跨國界白袍紀事

——半世紀臺大醫院國際醫療史

總 策 劃／吳明賢
作　　者／張靜慧
企劃執行／臺大醫院國際醫療中心
總 校 閱／朱家瑜、蕭菁、古家瑜
選　　書／林小鈴
企劃編輯／梁瀞文

行銷經理／王維君
業務經理／羅越華
總 編 輯／林小鈴
發 行 人／何飛鵬
出　　版／原水文化
台北市民生東路二段 141 號 8 樓
電話：02-2500-7008　傳眞：02-2502-7676
網址：http://citeh2o.pixnet.net/blog　E-mail：H2O@cite.com.tw
發　　行／英屬蓋曼群島商家庭傳媒股份有限公司城邦分公司
台北市中山區民生東路二段 141 號 2 樓
書虫客服服務專線：02-25007718；02-25007719
24 小時傳眞專線：02-25001990；02-25001991
服務時間：週一至週五上午 09:30-12:00；下午 13:30-17:00
讀者服務信箱 E-mail：service@readingclub.com.tw
劃撥帳號／19863813；戶名：書虫股份有限公司
香港發行／香港灣仔駱克道193號東超商業中心1樓
電話：852-2508-6231　傳眞：852-2578-9337
電郵：hkcite@biznetvigator.com
馬新發行／城邦（馬新）出版集團
41, Jalan Radin Anum, Bandar Baru Sri Petaling,
57000 Kuala Lumpur, Malaysia.
電話：603-9057-8822　傳眞：603-9057-6622
電郵：cite@cite.com.my

美術設計／鄭子瑀
印　　刷／卡樂彩色製版印刷有限公司

初　　版／2021年9月2日
定　　價／500元

城邦讀書花園
www.cite.com.tw

ISBN　978-986-06439-8-5（平裝）
ISBN　978-986-06681-9-3（EPUB）

國家圖書館出版品預行編目資料

跨國界白袍紀事：半世紀臺大醫院國際醫療史 / 吳明賢總策劃 .
-- 初版 . -- 臺北市：原水文化出版：英屬蓋曼群島商家庭傳媒股份有限公司
城邦分公司發行 , 2021.09
面； 公分
ISBN 978-986-06439-8-5（平裝）

1. 國立臺灣大學醫學院附設醫院　2. 醫學　3. 醫療服務　4. 國際交流　5. 歷史

410　　110008782